わかりやすい病理学

改訂第7版

［監修］　　　［編集］
恒吉正澄　　小田義直　相島慎一

南江堂

●監　修

恒吉　正澄　　つねよし まさずみ　　福岡山王病院病理診断科顧問／国際医療福祉大学大学院特任教授／
　　　　　　　　　　　　　　　　　　九州大学名誉教授

●編　集

小田　義直　　おだ よしなお　　九州大学大学院医学研究院形態機能病理学分野教授／九州大学病
　　　　　　　　　　　　　　　　院病理診断科・病理部部長

相島　慎一　　あいしま しんいち　　佐賀大学医学部病因病態科学教授／佐賀大学病院病理部・病理診断部長

●執筆者（執筆順）

小田　義直　　おだ よしなお　　九州大学大学院医学研究院形態機能病理学分野教授／九州大学病
　　　　　　　　　　　　　　　　院病理診断科・病理部部長

相島　慎一　　あいしま しんいち　　佐賀大学医学部病因病態科学教授／佐賀大学病院病理部・病理診断部長

河野　裕夫　　かわの ひろお　　山口大学大学院医学系研究科保健学領域教授

加藤　誠也　　かとう せいや　　福岡県済生会福岡総合病院病理診断科主任部長

八尾　隆史　　やお たかし　　順天堂大学大学院医学研究科人体病理病態学教授

石丸　直澄　　いしまる なおずみ　　徳島大学大学院医歯薬学研究部口腔分子病態学分野教授

鈴木　忠樹　　すずき ただき　　国立感染症研究所感染病理部部長

長谷川秀樹　　はせがわ ひでき　　国立感染症研究所インフルエンザ・呼吸器系ウイルス研究セン
　　　　　　　　　　　　　　　　ターセンター長

藤原美奈子　　ふじわら みなこ　　国立病院機構九州医療センター病理診断科

大石　善丈　　おおいし よしひろ　　飯塚病院病理科部長

田宮　貞史　　たみや さだふみ　　北九州市立医療センター病理診断科主任部長

井上　　健　　いのうえ たけし　　大阪市立総合医療センター病理診断科部長

谷本　昭英　　たにもと あきひで　　鹿児島大学大学院医歯学総合研究科腫瘍学講座病理学分野教授

植田　初江　　うえだ はつえ　　北摂総合病院病理診断科部長

鍋島　一樹　　なべしま かずき　　福岡徳洲会病院病理診断センターセンター長

仙波伊知郎　　せんば いちろう　　鹿児島大学名誉教授

中山　敏幸　　なかやま としゆき　　産業医科大学医学部第2病理学教授

内藤　嘉紀　　ないとう よしき　　久留米大学病院臨床検査部診療部長・准教授

中島　正洋　　なかしま まさひろ　　長崎大学原爆後障害医療研究所腫瘍・診断病理学研究分野教授

河野　真司　　こうの しんじ　　原三信病院病理診断科部長

三上　芳喜　　みかみ よしき　　熊本大学病院病理診断科教授

梅北　善久　　うめきた よしひさ　　鳥取大学医学部病理学講座教授

竹下　盛重　　たけした もりしげ　　福岡県済生会八幡総合病院病理診断科部長

横尾　英明　　よこお ひであき　　群馬大学大学院医学系研究科病態病理学分野教授

田沼　順一　　たぬま じゅんいち　　新潟大学大学院医歯学総合研究科口腔病理学分野教授

久岡　正典　　ひさおか まさのり　　産業医科大学医学部第1病理学教授

新井　栄一　　あらい えいいち　　埼玉医科大学国際医療センター病理診断科教授

山田　壮亮　　やまだ そうすけ　　金沢医科大学臨床病理学教授

改訂第7版 序

　医学・医療の高度化・専門化が進む中でそれらの基本であり，かつ疾患の本質を大局的に理解するために欠かすことのできない病理学の学習はますます重要になってきている．本書の初版は平成元（1989）年に看護師，臨床検査技師，診療放射線技師，理学療法士，作業療法士，言語聴覚士，視能訓練士などの医療系技術者を目指す学生を対象とし，「わかりやすい」ことに主眼を置いて深い理解が得られるように編集・出版された．具体的にはシェーマなどの視覚的情報を効果的に用いながら基本的な病理学の知識が網羅的かつコンパクトにまとめられており，学ぶべき基本的事項が丁寧に解説されている．その後の医学・医療の進展に伴い改訂がなされてきたが，平成28（2016）年の『第6版』からは，より理解を容易にするために本文中のシェーマに多彩な色調を用い，必要に応じて病理組織像のカラー写真を挿入するようにした．また，総論の中に新たに「全身性疾患」の項目を設け，近年罹患率が増えている糖尿病，高血圧，メタボリックシンドロームおよび全身の自己免疫性疾患であるリウマチを取り上げ，病気の理解を全身的な観点から俯瞰的に解説した．

　今回の『第7版』では『第6版』が刊行されてから約5年が経過したため，この間の新知見を盛り込んだ．さらに第Ⅰ章序論，第Ⅱ章総論の「病因」「循環障害」「感染症」「先天異常と小児疾患」，第Ⅲ章各論の「呼吸器系」「消化器系（2〜8）」「神経系」「皮膚」「全身性疾患（1，2）」では執筆者が一新したことで，新たな視点が加わり一段と充実した内容となっている．また「全身性疾患」のリウマチの項では他の自己免疫性疾患も取り上げ「リウマチ・膠原病」とタイトルの変更を行った．今改訂ではイラストやシェーマを増やし，従来の特徴を引き継ぎ本書のエッセンシャルな内容をより深めるためのアドバンスな内容や臨床的知識，コラムは文字を小さくして記載することでより視覚的にも「わかりやすい」書籍を目指している．

　病理学は病気を理解する上で重要な学問であるが，この体系的な学問に基づいた日常診療における病理診断の重要性はますます増しており，病理診断によってその治療法方針が決定されると言っても過言ではない．特に腫瘍の領域ではゲノム時代の到来により，遺伝子や分子異常に対応した新規の分子標的薬が開発されるようになり，医療機関の制度として，がんゲノム中核拠点病院や連携病院が整備されるようになった．この動きは，従来のHE染色標本による病理診断に加えて，コンパニオン診断や遺伝子パネル検査と呼ばれる病理学が関わる検査法も治療方針に決定的な役割を果たすようになったことに呼応しており，『第7版』においても関連事項を取り上げている．

　今後，医学・医療はますます細分化，専門化していくのは必定であるが，その一方で医療従事者は患者の目線での配慮も求められてくる．医学全般や病気の本態を正しく理解する上で重要，かつ不可欠な「病理学」を学ぶ人に，本書「わかりやすい病理学」は必ずや大きく寄与し，座右

の書となることを確信している．時代の変化や医療技術の進歩によって，今後も記載内容の変更が必要になってくると思われるので，定期的な改訂を継続していき読者の皆様に必要な情報を届けることができるように努力していきたい．そのためにも読者の皆様からも忌憚のないご意見を是非お寄せいただきたい．

　最後に，前版に引き続いて改訂作業に尽力いただきました執筆者の先生方，ならびに新規に執筆陣に加わっていただきました執筆者の先生方に深く感謝の意を表したい．

　　令和3年2月

監修者編集者一同

初版 序

　いやしくも医学あるいは医学に関係のある分野の学習を志す場合には，病理学を理解すること
なくしては，とうていその目的を遂げることはできない．なぜならば，病理学は本書の「序論」
で述べられているように，疾患の本質を明らかにするもので，基礎医学，臨床医学の別を問わず
医学全体と密接な関係をもち，その基本をなす学問であるからである．例えば，英語の単語を
知っていても，熟語や文法を理解していないと，英語の文章を書くことはもちろん，その意味を
読み取ることもおぼつかないのと同様に，病理学の知識なくしては，医学を本当に理解すること
も，正しく実践することもできないのである．

　現代医学は，医師，ナース，臨床検査技師，診療放射線技師，理学療法士，薬剤師，その他の
医療にたずさわる人々のチームワークのもとで行われる．すなわち，現代の高度化した医療は，
医師のほかに，高度に専門化された多職種の人々が，それぞれの分野の専門技術を生かして医療
に従事することなしには成り立たないところまできているのである．このような現況を眺めると
き，将来，医療技術者として，専門医とともに，高度医療の一翼を担うことを目指す人々にとっ
て，正しい病理学の知識を身に着けることがどんなに大切か，改めて説く必要もないのである．

　ただ残念なのは，医学部学生に比べると，医療技術者を目指す人々を対象とするカリキュラム
の中で，病理学に割ける時間数が少なく，また病理学を理解するために必要な解剖・組織学，生
理学，生化学，その他の基礎科目の履修時間数も少ないことである．このことが医療技術者を目
指す人々に，病理学の理解を難しくしているのである．医療技術者を育成する教育現場で病理学
を担当していると，いつもどうしようもないもどかしさを覚えずにはおられない．本書はこれら
のことを念頭に置いて，できるだけ，病理学の理解に必要な解剖・組織学その他の基礎的事項の
解説を加え，病理学の理解を助けることを願って企画されたものである．幸い，大学や病院の病
理部，医学部，その他の教育機関などで，常日頃，病理学教育の第一線で活躍中の，志を同じく
する強力な執筆陣に恵まれ，また本書の出版を積極的にささえる出版社にも恵まれて本書は誕生
することができた．ページ数などの都合でかなりな数の図や表が割愛されねばならなかったのは
残念であるが，最初の意図はなお十分に生かされていると考えている．

　最後に病理学の勉強をこれから始める人々に，ぜひ心得ていてもらいたいことを付け加えさせ
て頂く．病理学を学ぶ目的の一つはいうまでもなく，これまでの先人の努力で明らかにされてい
る病理学的知識，すなわち生体に起こるいろいろな病変や疾患が，どんな原因で起こり（病因），
どんな変化を生じ（病変または疾患），どのように推移し（経過），最後にどうなるのか（転帰）など
の，いわゆる病変や疾患の本質をよく理解することである．それとともに大切なことは，そこに
使用されている病理学上の用語や医学用語の正しい意味（定義）と使い方を，しっかりと学びとる
ことである．もしこれを怠ったり，誤って覚えたりするようなことがあれば，以後の医学全体の

学習に大変な支障をきたすことになりかねないことを肝に銘じておくべきである．なぜならば，病理学上の用語はそのまま医学のいろいろな分野で用いられ，しかも病理学以外のところでは，改めてその厳密な定義について説明がなされることはきわめて少ないからである．とくに「総論」を学ぶときこのことを忘れないで学習してほしい．

平成元年3月

遠城寺宗知
岡 本 至 公
岩 田 隆 子

目　　次

8 先天異常と小児疾患

4 内分泌系
中島正洋 207

第 I 章
序　　論

　病理学は基礎医学と臨床医学の架け橋となる学問である．基礎医学の側面から眺めると，病理学の意義は解剖学，生化学，生理学，細胞生物学，免疫学といった学問において正常な生体の状態を学び，理解した上で細胞レベルから全身臓器のレベルに至る病気や病的状態を学ぶということにある．臨床医学の側面から眺めると，患者に起こっているさまざまな病理学的な病的状態を理解した上で診断や治療を行うということになる．言い換えれば，病理学は病気や病的状態の本質について研究する医学の一部門であり，総合医学と呼べるほどその包括する領域は大きい．

　病理学には大きく**実験病理**と**人体病理**という領域がある．実験病理は細胞や動物を用いてヒトの疾患に類似した病変の経時的変化を細胞形態，遺伝子レベルや分子レベルで解析し，得られた結果を実際のヒト疾患の診断や治療に応用するトランスレーショナル・リサーチと呼ばれる研究のおおもととなる．人体病理はより臨床医学と密接に関係した領域であり，これには**診断病理**と**病理解剖**が含まれる．診断病理にはヒトのさまざまな疾患において臓器から採取された組織からヘマトキシリン・エオジン染色(HE 染色)標本を作製し，病名を診断する病理組織診断と細胞を採取してパパニコロウ染色やギムザ染色などによって診断を行う細胞診断とがある．病理組織診断には HE 染色のほか，病原体を同定する特殊染色や細胞が発現する蛋白を同定する免疫組織化学染色，分子生物学的に細胞の遺伝子発現を同定する FISH 法などを用い，診断の正確性を向上させる方法もある．さらには，細胞から疾患特異的な融合遺伝子や遺伝子異常を検出し病理診断の補助とすることも行われている．病理組織診断と細胞診断は投薬や手術などと同様の医療行為である．病理解剖は剖検とも呼ばれ，臨床医の懸命な治療にもかかわらず不幸にして亡くなった患者を解剖し，全身諸臓器の病理学的解析を行い，生前の診断と病変の進展，進行度を正確に確認するとともに治療の妥当性を検証する．したがって，さまざまな疾患の診断と治療において病理解剖が医学の発展へ果たしてきた貢献は大きい．

　　近代病理学の歴史であるが，まずロキタンスキー(Baron Carl von Rokitansky)　は 19 世紀半ばに多数の病理解剖症例を通して肉眼的な記述病理学を発展させ，自身で 45 年間にわたり生涯に 3 万体の病理解剖を執刀し，7 万体の病理解剖の記録を行ったとされている．これによって彼は，世界で初めて 1844 年にウィーン総合病院に設置された病理解剖学の教授職に就任している．続いて，19 世紀後半にはドイツのウィルヒョウ(Rudolf Virchow)が，さまざまな細胞の障害や変化が疾病を引き起こすとする「細胞病理学」という学説を提唱し，ここに近代病理学が確立した．診断病理は，第二次世界大戦前には外科医や婦人科医などのように手術で特定の臓器を取り扱う臨床医が自身で標本を観察して診断を行っていたが，戦後になると病理医であるアッカーマン(Lauren V Ackerman)によって全臓器の病理診断に関する外科病理学(surgical pathology)という体系的な診断病理の学問が確立し，世界的に普及していった．現代ではさらに**分子病理学**(molecular pathology)と呼ばれる疾病の原因や病態機構の解明を遺伝子や分子レベルで行われるようになっている．

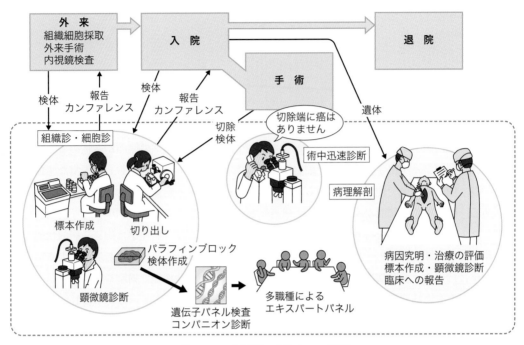

図 I・1・1　病理医の病院内での役割

　大学病院や大規模な病院には病理医が常勤で勤務しており，図 I・1・1 のように外来や入院検査で患者の**生検**や**細胞診**など，さまざまな検体の病理診断を行い，手術標本の標本作製ならびに病理診断を行っている．また，**術中迅速病理診断**では手術中に術者を通じ組織を採取し，病変部位の確認，腫瘍の良悪性の鑑別，リンパ節転移の有無，切除断端における腫瘍細胞残存の有無の判断をただちに行い，術式選定に決定的な役割を果たす．このように，病理医は病院において医療全体を俯瞰的に眺めることができ，疾患の治療方針を主治医に正確に提示することもできるため，Doctor's doctor とも呼ばれている．さらに近年，がん領域での**プレシジョン・メディシン**（☞ II-7 ⑥ コンパニオン診断とプレシジョン・メディシン，92 頁）のための**遺伝子パネル検査**においても，検査の出発点となる病理検体作成に関わることにより重要な役割を果たしている．

　以上をふまえて，本書が学問として，あるいは医療としての病理学とはいかなるものであるのかを理解する一助となれば幸いである．

第Ⅱ章
総　　　　論

1 病　　因

　疾病には必ず原因があり，疾病の原因となるものを病因という．病因には**内的要因(内因)**により生じるもの，**外的要因(外因)**により生じるものがあり，両者が複雑に関わり疾病が起こることが多いと考えられている．内因とは原因がはじめから体内に存在する場合であり，外因とは原因が体外から作用したり，体内に侵入して疾病が生じる場合である．生物の体には種々の防御機構が備わっているため，病因の存在によって必ず疾病が発生するわけではない．しかし，いったん防御機構が崩壊すると，それに伴う**恒常性(ホメオスタシス homeostasis)**の破綻によって多様な疾病が生じる(図Ⅱ・1・1)．

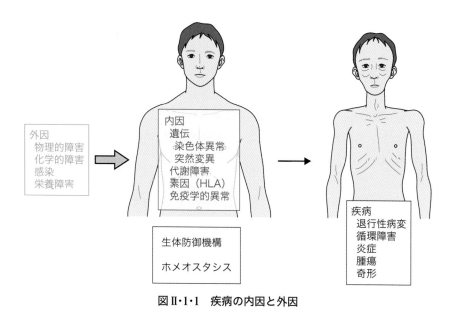

図Ⅱ・1・1　疾病の内因と外因

1　内　　因

　内因には，素因，遺伝的・染色体異常，免疫異常，内分泌障害などがある．素因とは疾病を起こしやすい身体の性質のことであり，年齢，性別，人種など人を集団としてとらえたときに共通する因子を一般的素因といい，個人の遺伝的な特徴または後天的に獲得した特徴を個人的素因（体質）という．近年の分子遺伝学の進歩によって，ある種の疾患と主要組織適合抗原（ヒトの場合のHLA抗原）には強い相関関係があることがわかってきた．親から子へ遺伝情報が受け継がれる際には，遺伝子や染色体の異常が原因で疾病が生じることがあり，その特定は診断や治療を進める上で重要となる．1990年より国際的に開始されたヒトゲノム解析計画が終了し，ヒトゲノムの全貌が解明される中，多種の疾患発生や素因に関する遺伝子が次々に明らかになってきた．また，遺伝子の一塩基多型［スニップ（SNP；single nucleotide polymorphism）］と呼ばれる遺伝情報の個人差が，疾病の罹患しやすさと関わるといわれている．

　そのほかの内因として，免疫系はヒトが外的から体を守る上で重要な仕組みであり，免疫力の低下あるいは過剰な免疫反応のいずれも多様な疾患の引き金となり，原因不明とされる疾患の一部では免疫機構の破綻が関与していると考えられている．内分泌障害は内分泌腺から生成，分泌されるホルモンの不足や過剰な産生による刺激により，体の機能調節がうまくいかない状態である．

2　外　　因

a　物理的障害

　物理的障害には機械的な外力による外傷，気圧の変化，温度変化や熱による障害，光線，放射線障害などがある．

1）外　　傷

　機械的なエネルギーが加わることで生じる組織の損傷を，外傷という（表II・1・1）．外傷による出血の結果，循環血液量が減少し，血圧低下が重篤になれば意識障害などのショックをきたす．

2）気　　圧

　気圧の変化は片頭痛を引き起こし，低気圧頭痛あるいは気圧変調性頭痛と呼ばれる．また，潜函病では高圧の状態から急激に常圧に戻ることで血中や組織に溶解していた窒素が気泡となり，諸臓器にガス塞栓をきたす．

3）温度・熱

　高温による全身障害である熱中症には，日射病と熱射病が含まれる．日射病は体の水分が失われ脱水症状を起こした状態で，熱射病は体内の熱を対外に放出できず体温が異常に上昇した状態である．発症を防ぐには，過度な脱水状態や体温調節ができない状態は速やかに対処する必要がある．熱傷はその程度によって，障害が表皮にとどまる第I度（紅斑・浮腫），障害が真皮に及ぶ第II度（水疱形成），障害が皮下組織に及ぶ第III度（皮膚壊死），組織が炭化する第IV度（炭化）に分類される．一方，凍傷は耳介，鼻尖，指・趾の先端に生じやすく，うっ血と浮腫による第I度（紅斑），血管透過性亢進と水疱形成による第II度（水疱形成），血栓による梗塞・壊死による第III度

表Ⅱ·1·1　機械的外力による創傷（外傷）の分類

	種類	原因・特徴
鈍的外力	擦過創	主に摩擦により皮膚に生じるすり傷で疼痛が生じる
	挫滅創	摩擦や急激な圧力，機械に挟まれるなどの強い外力で生じる
	裂創	捻れや過伸展などにより裂けた損傷
鋭的外力	刺創	細長い鋭器（包丁，刃物，きり，針，やりなど）で突き刺した損傷
	切創	ナイフ，包丁，カミソリなどの刃物で切り裂いた線状の損傷
	割創	斧，日本刀などの鈍器により裂傷が皮膚を引き裂き，骨などが露出するような損傷
	銃創	銃器の弾丸や火薬による損傷
特殊な外力	咬創 こうそう	動物に咬まれた損傷．病原菌が付着しているため傷の開放が必要
	杙創 よくそう	先端が鈍的な物体（竹，杭，鉄棒など）が刺さることによる損傷
	轢創 れきそう	車輪で轢かれてできる損傷
	掻創 そうそう	爪で引っ掻いてできる損傷
	絞扼創 こうやくそう	首などを強く絞められてできる損傷
	褥瘡 じょくそう	長期臥床などで生じる損傷．局所の血行不全となり組織が壊死する

（壊死）に分かれる．

4）光　線

　光線による障害の代表的なものは皮膚の光線過敏症で，日光が誘因となるアレルギー反応である．紫外線は皮膚の弾力を低下させ，しわやたるみの原因となり，日焼けやしみを引き起こす．また，通常，紫外線の照射によりDNAが損傷を受けても，大部分の細胞はその損傷を修復することができる．しかし，色素性乾皮症 xeroderma pigmentosum ではDNA修復機構が遺伝的に低下しているため，DNA損傷から**皮膚がん**が高率に発生する．

5）放射線

　放射線障害は身体に深刻な影響をもたらす．中でも，電離放射線にはX線，γ線などの電磁波とα線，β線，中性子線などの粒子線があり，細胞に対してDNA障害をもたらす直接作用と電離作用によって生成されたラジカルやイオンが細胞傷害を引き起こす間接作用がある．放射線の感受性が高い細胞の特徴は①細胞分裂が盛んであること，②将来行う細胞分裂回数が多いこと，③形態および機能が未分化であることであり，ヒトでは造血幹細胞，生殖細胞，腸上皮細胞の放射線感受性は非常に高い．逆に放射線感受性が低い細胞には筋肉，骨，神経，脂肪細胞などがある．

　放射線は**発がん因子**でもあり，過去には放射線科医師・技師などが皮膚がんや白血病を発症したり，ウラン鉱夫が肺癌を発症する職業被爆があった．また，第二次世界大戦における原爆被爆により悪性腫瘍や先天異常の発生が増加した．さらに1986年のチェルノブイリ原子力発電所事故では大量の放射性物質が大気中に放出され，とくに放射性ヨウ素への曝露により小児甲状腺癌が増加した．幼少期の甲状腺は成人に比べて放射線感受性が高いといわれている．

　放射線は悪性腫瘍に対する有効な治療法である一方で，放射線治療による大腸癌や皮膚癌の発生もしばしば経験され，その結果，放射線性腸炎や放射線性肺炎などの重篤な合併症を引き起こす．

放射線による細胞傷害を利用して，従来から放射線治療が行われてきた．これまでの放射線治療で使用されてきたX線やγ線では，対外から癌病巣に照射した場合，体表では放射線量が大きく癌病巣では減少してしまうことや，癌組織に対してだけではなく周囲の正常組織にも障害を与えていた．一方，重粒子線および陽子線は体表面で放射線量が小さく，体内の癌病巣で放射線量が大きくなる特性を示すため，癌細胞に効率的にダメージを与えることが可能である．重粒子線は高エネルギーで癌細胞へ直接照射し死滅させるのに対して，陽子線では低エネルギーでフリーラジカルを発生させることで癌細胞を間接的に死滅させる．とくに，重粒子線は陽子線，X線，γ線よりも癌細胞に与える生物学的効果（細胞の殺傷能力）が2〜3倍高いため，治療期間の短縮が期待されている．

b　化学的障害

ヒトが暮らす環境にはさまざまな化学物質が存在し，健康被害を誘発する物質も少なくない．人体にとって有害な化学物質は，接触による直接傷害を与える以外にも，体内に吸収されて全身に傷害を及ぼす**中毒症**を引き起こす．

1）毒　性

化学物質の毒性の決定には，各化学物質の①溶解性，②進入経路，③代謝分解経路，④排泄経路，⑤蓄積性が大きく関わる．また，その毒性により接触による局所障害や体内吸収後に全身へ影響を与えるもの，発癌作用，形成異常誘発作用など，多様な障害のタイプが存在する．化学物質の容量に依存するものもあれば，使用量とは無関係で予測不可能なアレルギー反応を引き起こすものもある．化学物質による汚染様式には，接触性，服毒事故，食中毒，大気汚染，職業病，医原病，嗜好・習慣によるものなどがある．

2）大気汚染

大気中には種々の有害物質が浮遊している．中でも**粉塵**は長期間吸入することで**塵肺症**（じんぱい）が生じ，肺の線維化により重篤な呼吸障害をきたす．曝露される粉塵の種類により，珪肺症，石綿肺，ベリリウム肺などに分類される．珪肺症は遊離珪酸を含む粉塵を吸入することで発症し，鉱山労働者や砕石加工業に従事する人に多くみられる．石綿肺は，断熱材として広く使用されてきた**石綿（アスベスト）**（せきめん，いしわた）の吸引が原因となる．石綿の細線維は肺内に吸入後，分解されず，胸膜の悪性中皮腫や肺癌を高率に合併する（図Ⅱ・1・2）．オゾンは自動車の排気ガスによる窒素化合物が太陽光と反応して形成され，フリーラジカルの生成源となり気管支上皮や肺胞上皮を傷害する．一酸化炭素は不完全な燃焼で生じるが，ヘモグロビンとの親和性が酸素の200倍と強力なため，その吸入は致死的な低酸素状態を引き起こす．一酸化炭素の急性中毒では皮膚や粘膜が鮮紅色になる．ディーゼル排気微粒子はディーゼルエンジンの排気に含まれる微粒子成分で，高濃度では黒煙として見ることができる．発癌性があり，呼吸器疾患の原因物質となる．

タバコには，タール，ベンゾピレン，ニトロサミンなどの発癌性物質やニコチンなどの神経細胞を刺激する物質が含まれる．ニコチンは脳内の神経伝達物質であるドパミンを大量に放出させ喫煙者に一時的な満足感をもたらすが，これを繰り返すことでニコチン依存症に陥る．喫煙は，肺癌，舌癌，喉頭癌，食道癌，膀胱癌など非常に多くの悪性腫瘍の原因となるだけでなく，動脈硬化，心筋梗塞，狭心症，肺気腫，慢性気管支炎や流産・早産のリスクが増加するといわれている．

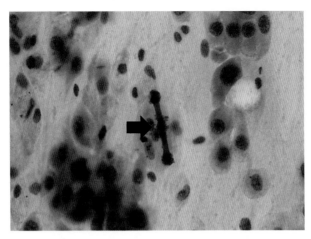

図II・1・2　アスベスト小体（光学顕微鏡像）
アスベスト（矢印）は鉄アレイに似た形状を示す．

3）有機溶媒

　酒類の主成分である**エチルアルコール**は肝臓で代謝され，アセトアルデヒドを経て酢酸にな
る．持続的な摂取により，脂肪肝，アルコール性肝炎，肝硬変が生じるだけでなく，大脳皮質の
活動低下，胃潰瘍，急性・慢性膵炎の原因となる．**内分泌攪乱化学物質（環境ホルモン）**と呼ばれ
る環境中に存在する化学物質は，生体に内分泌ホルモン様の作用を及ぼすことで多様な疾患を引
き起こす．代表的なものに，ダイオキシン類，殺虫剤のDDT，ポリ塩化ビフェニル（PCB），ポリ
塩化ジベンゾフラン（PCDF）などがある．1,2-ジクロロプロパンとジクロロメタンはいずれも発
癌作用が強く胆管癌を引き起こす．

4）重金属

　鉛，ヒ素，水銀，カドミウム，クロム，ニッケル，タリウムなどの**重金属**は中毒性が高い．鉛
はペンキ，水道管の成分以外にも，車両のバッテリーやレントゲン室の遮蔽板としても使用され
るが，米，野菜，海藻といった食品にもごく微量ながら含まれている．体内で分解されないため，
高濃度の鉛を摂取した場合にはその排泄が追いつかず体内に蓄積し，貧血や腹痛，神経障害を引
き起こす．ヒ素は地下水や土壌に含まれ，細胞内のミトコンドリアにおける酸化的リン酸化を障
害する．急性ヒ素中毒では，悪心，嘔吐，腹痛，下痢，筋痙攣，心筋障害，腎障害が生じ，慢性
ヒ素中毒では，レイノー（Raynaud）現象のほか，皮膚の色素沈着・色素脱失，手掌足底の角化が
生じる．**有機水銀**は中枢神経系に重篤な器質的障害を引き起こす水俣病の原因物質である．**カド
ミウム**は腎臓の尿細管障害，骨粗鬆症を引き起こし，イタイイタイ病の原因として知られている．

5）医原病

　放射線による障害を含め，医療行為として使用される医薬品によって発生する疾患を医原病と
いう．原因となる薬剤には抗生物質や抗悪性腫瘍薬など限りがないが，代表的なものとして，解
熱鎮痛薬として用いられるアセトアミノフェンは，肝細胞内のグルタチオンを枯渇させることで
活性酸素を発生させ，肝障害を引き起こす．エストロゲンやプロゲステロンなどの女性ホルモン

表II・1・2　ビタミンの働きと欠乏症

名　称		主な働きと特徴	欠乏症状
脂溶性ビタミン	ビタミンA	視覚，上皮組織の機能維持	夜盲症，眼球や皮膚の乾燥
	ビタミンD	カルシウム，リンの吸収増加，副甲状腺ホルモン分泌抑制	骨軟化症，骨粗鬆症
	ビタミンE	抗酸化作用	溶血性貧血
	ビタミンK	血液凝固因子の合成	出血傾向，新生児メレナ
水溶性ビタミン	ビタミンB_1	糖質代謝，神経機能維持	脚気，ウェルニッケ脳症
	ビタミンB_2	糖質，蛋白質，脂質の代謝	口内炎，口角炎
	ナイアシン	糖質，脂質の代謝	皮膚炎，下痢，認知症
	ビタミンB_{12}	赤血球の生成	巨赤芽球性貧血
	葉酸	赤血球の生成	巨赤芽球性貧血
	ビタミンC	コラーゲンの合成，抗酸化作用	壊血病，動脈硬化

は子宮内膜癌や乳癌などの女性ホルモンに依存する癌のリスクを高める．経口避妊薬も静脈血栓症のリスクを高めたり，肝細胞腺腫の発生との関連が認められる．

c　栄養障害

　体に必要な量のエネルギー，蛋白質，アミノ酸，ビタミンやミネラルが欠乏すると種々の障害が生じる．とくに小児ではエネルギー不足や蛋白質不足は成長の著しい妨げとなる．主に蛋白質の不足が原因であるクワシオルコルでは，リポ蛋白質による脂肪の運搬に支障をきたし脂肪肝となり，低アルブミン血症や膠質浸透圧の低下により浮腫，腹水が起こる．エネルギー不足で起こるマラスムスでは，体重減少や筋力低下があり，脂肪肝や浮腫はみられない．

　ビタミンは体内の生化学反応に必須であり，その大部分がヒトの体内で合成できないため食事で摂取する必要がある．**脂溶性ビタミン**と**水溶性ビタミン**に分類され，どちらも不足すると**ビタミン欠乏症**が起こる（表II・1・2）．また，脂溶性ビタミンは過剰摂取により体内に蓄積し，過剰症が出現することがあるが，水溶性ビタミンでは，たとえ過剰に摂取しても大部分が尿中に排泄されるため，過剰症を発症することはまれである．

　微量元素不足では，多様な症状や障害が起こる．鉄や銅，亜鉛，コバルトは造血に不可欠であるため，貧血を引き起こす．

2 退行性病変と代謝異常

　生命を維持するために生物の組織はさまざまな代謝 metabolism を行っている．代謝とは，生命活動のために必要な物質を合成し，利用あるいは貯蔵したり，エネルギーを取り出す，さらには不要なものを分解して，再利用あるいは廃棄するというさまざまな化学反応のことである．この中には，有機物質などの高分子を分解する異化反応と，低分子から必要な高分子を合成する同化反応がある．この代謝系に異常が起こるといろいろな疾患が発生する．代謝異常を起こした組織では機能が低下していることが多いため，このとき現れる形態学的変化は退行性病変と総称されてきた．

　この項では基本的な退行性病変について述べた後，代謝異常によって起こる疾患にふれる．

1 退行性病変

　退行性病変は種々の傷害により組織が損傷した状態で，**萎縮，変性，壊死**の3種類の病変に大別される．このうち萎縮と変性は傷害を取り除くことができれば，元の状態に復することのできる可逆的な変化であるが，壊死は不可逆的な変化である．壊死は，萎縮や変性に至る障害が持続することによって起こる一連の変化と考えられる．

a 萎　縮 atrophy

　正常に発達していた臓器(組織)の容積が，傷害のため小さくなったものを萎縮という．正常の大きさまで発育しなかった場合は低形成 hypoplasia と呼ばれる．臓器の主要な構成成分である実質細胞が個々に縮小したために，臓器全体が萎縮してくる単純萎縮と，実質細胞の数が減少した結果，臓器が萎縮してくる数的萎縮に分けられるが，両方同時に起こっていることが多い．萎縮した臓器の表面には皺が寄り，弾力性が失われる．成人では心筋や副腎の網状帯などに脂質を含む褐色の**リポフスチン** lipofuscin が認められ，加齢とともに増加する．この色素は別名消耗性色素とも呼ばれ，消耗性疾患(癌や結核など)の際には実質細胞の核周囲にリポフスチン沈着が異常に増加し，臓器は萎縮し，肉眼的に褐色を呈するため褐色萎縮 brown atrophy と呼ばれる．褐色萎縮は心臓や肝臓に起こりやすい(図Ⅱ・2・1)．

　さまざまな原因による局所の酸素不足や栄養障害により臓器は萎縮する．原因別に萎縮を分類すると次のようなものがある．

　生理的萎縮：加齢とともに必ず起こってくる萎縮で，臓器により萎縮する時期は異なる．老化により全身の臓器が萎縮したものは老人性萎縮という(☞Ⅱ-9老化，124頁)．皮膚は弾力線維が変性して皺が寄り，骨は骨基質が減少してもろくなり，骨折しやすい．中枢神経系も萎縮し，とくに大脳の前頭葉の皮質の萎縮が目立ち，脳室はむしろ拡張してみえる．思春期以降に急速に萎縮する胸腺や，性成熟期が過ぎて萎縮する性腺などは，後に述べるアポトーシスによる能動的な

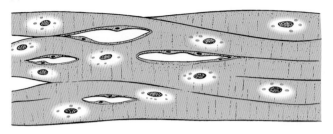

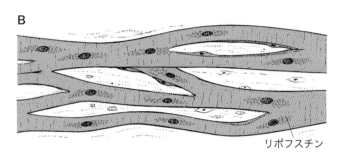

リポフスチン

図II・2・1　正常の心筋線維と褐色萎縮の心筋線維
A：正常の心筋線維.
B：Aに比較して褐色萎縮では筋線維が細く，心筋の核の周囲に
　　リポフスチンの顆粒が沈着している.

細胞死で起こる生理的萎縮で，**退縮** involution と呼ばれる.

　廃用萎縮：組織の機能が停止し，循環血流が減少することによる萎縮．ギプス固定により，長期間固定されていた骨格筋や，歯が脱落した後の歯槽突起など，機能が抑制されたり，使用されなくなった臓器や組織は萎縮する．無為萎縮とも呼ぶ.

　圧迫萎縮：長期間組織が圧迫されたために起こる実質の萎縮で，水頭症(☞III-9 ① **c** 1)脳浮腫，276頁)や水腎症(☞III-5 ② **b** 水腎症，235頁)，褥瘡などでみられる．水腎症では腎実質は紙のように薄くなることもある．血液供給不足が主な原因である.

　その他，飢餓萎縮，循環障害による貧血性萎縮，ホルモン刺激の減退による内分泌性萎縮，神経が傷害されることによる神経性萎縮などがある.

b 変　性 degeneration

　変性とは，傷害された臓器の細胞内や細胞間質に，ある種の物質が異常に出現(沈着)している状態である．変性には正常でも存在している物質が異常に増加して沈着している場合と，正常では存在しない物質が出現している場合がある．通常，変性の原因となる障害が取り除かれれば，正常に復する可逆的な変化で，出現する異常な物質(あるいは形態学的特徴)により，以下のように分類される.

1) 空胞変性 vacuolar degeneration

　細胞が酸素不足になると，まずミトコンドリアが傷害されて膨化してくる．このため細胞質は腫大し，微細顆粒状になる(混濁腫脹)．ミトコンドリアや小胞体の膨化が高度になり，水分が貯

留してくると，細胞内に大小の空胞がみえてくる．このような状態を空胞変性(水腫性変性)と呼ぶ．中毒のときの実質細胞や放射線照射された癌細胞の細胞内に認められる．

2）粘液変性 mucous degeneration

正常粘膜には粘液を産生する上皮細胞が認められる．一方で，胃に好発する印環細胞癌 signet-ring cell carcinoma では癌細胞内に粘液が過剰に貯留し，核は一方に押しやられている(印環細胞)．粘液形成が著しく，癌細胞が粘液中に浮いたような状態になり，肉眼的にはゼラチン様にみえる癌は粘液癌と呼ばれる．粘膜の炎症に伴う粘液変性もある．

甲状腺機能低下症のときにみられる粘液水腫(☞III-4③ b 2)粘液水腫，209頁)は皮膚の結合組織が粘液変性を起こしている．間質組織由来の腫瘍である粘液腫や脂肪肉腫も粘液変性に陥りやすい．

> 染色 粘液の主成分はムコ蛋白である．粘液は通常のヘマトキシリン・エオジン hematoxylin eosin (HE) 染色では染まりにくいため空胞状にみえるが，上皮細胞の形成した粘液(中性粘液)は periodic acid-Schiff (PAS) 反応やムチカルミン染色で染まる．結合組織性の粘液(酸性粘液)は PAS 反応では染まらず，アルシアン青染色で染まり，トルイジン青で異染性(メタクロマジア)を示す．

3）硝子変性(硝子化) hyaline degeneration

エオジンで赤く染まる均質無構造の物質は**硝子質** hyalin と総称され，単一の物質ではない．この硝子質が細胞と細胞の間に蓄積した状態が硝子変性である．動脈硬化を起こした小動脈壁や機能を失った糸球体，瘢痕組織内の膠原線維などはしばしば硝子化する．アルコール性肝障害(☞III-3⑤ g アルコール性肝障害，193頁)にみられる肝細胞内のマロリー・デンク小体 Mallory-Denk body(☞図III・3・19，194頁)も含まれる．

4）硝子滴変性 hyaline droplet degeneration

細胞質内に硝子様の球状物がたまった状態をいう．高度の蛋白尿が認められるネフローゼ症候群の腎尿細管上皮によくみられる変化で，再吸収された蛋白が細胞質内に貯留したものである(図II・2・2)．

> 染色 アザン(Azan)染色またはマッソン(Masson)染色で硝子質は膠原線維と同様青色に染まるが，硝子滴や線維素は赤く染まる．

5）類線維素変性 fibrinoid degeneration

線維素を含んだ血漿成分が血管壁に沈着し，膠原線維の変性も加わった病変で，血管壁の壊死を認めることが多く，類線維素壊死(フィブリノイド壊死)fibrinoid necrosis とも呼ばれる．結節性動脈周囲炎などの膠原病や悪性高血圧症のとき，小動脈壁によく認められる．

> 染色 類線維素変性は HE 染色では硝子質と同様エオジン好性であるが，phosphotungstic acid hematoxylin (PTAH) 染色で紫青色，ワイゲルト(Weigert)の線維素染色で紫色に染まることにより，硝子変性と区別できる．

6）アミロイド沈着 amyloid deposition

アミロイド amyloid と呼ばれる正常時に認められない線維蛋白が細胞間に沈着した状態が**アミ**

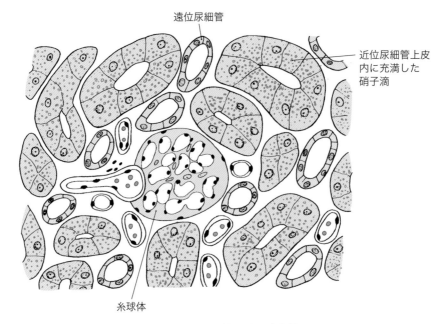

遠位尿細管

近位尿細管上皮
内に充満した
硝子滴

糸球体

図 II·2·2　尿細管の硝子滴変性
近位尿細管上皮内に好酸性に染まった微細な球状物質(硝子滴)が充満している．高
度の蛋白尿があるときによくみられる病変である．

ロイドーシス amyloidosis である．アミロイドは HE 染色では硝子変性と区別しにくいが，コン
ゴ赤染色，ダイロン染色で橙赤色に染まり，これを偏光顕微鏡で観察すると緑色の偏光を示すの
で他の物質と区別できる．さらに電子顕微鏡では幅7〜15 nm の細線維構造が認められるのが特
徴である．アミロイドは単一なものではなく，表 II·2·1 のような種類がある．アミロイドーシス
は全身性と限局性に大別され，アミロイドに基づいた分類が行われる．全身性アミロイドーシス
ではあらゆる臓器にアミロイドが沈着する可能性があり，難治性の疾患である．腎臓の糸球体に
沈着してネフローゼ症候群や腎不全を起こしたり(図 II·2·3)，心臓に多量に沈着して心不全を起
こしたりする．肝臓，脾臓，甲状腺などにも沈着しやすい．アミロイドが大量に沈着すると臓器
は腫大し，蝋様の光沢を示し，硬くなる．全身性アミロイドーシスには関節リウマチや結核など
に続発するもの(反応性アミロイドーシス)，原因不明のもの(免疫グロブリン性アミロイドーシ
ス)，遺伝性のもの(家族性アミロイドーシス)などがある．限局性アミロイドーシスはアミロイド
沈着が皮膚，肺など一つの臓器に限局しているもので，腫瘍様にみえることもある．

　限局性アミロイドーシスではアルツハイマー(Alzheimer)病(☞III-9 ① **h** 1)アルツハイマー
病，283 頁)の老人斑にみられる Aβ アミロイドの沈着や，2 型糖尿病での膵ランゲルハンス島に
沈着するアミロイドなどがある．

> 染色 アミロイドを同定するためにはコンゴ赤染色標本を偏光顕微鏡で観察し緑色の偏光を示すことを確
> 認しなければならないが，クリスタル紫やメチール紫で染めるとアミロイドはメタクロマジアを起こして
> ピンク色に染まる．電子顕微鏡で観察するとアミロイドは幅約 10 nm のアミロイド線維の集まりである．

表Ⅱ·2·1　日本人に発症する主なアミロイドーシス

アミロイドーシスの病型		アミロイド	前駆体蛋白	特　徴
全身性	1．免疫グロブリン性	AL	L鎖(κ, λ)	原因不明(原発性)の他，骨髄腫に合併するアミロイドーシス
	2．反応性	AA	アポSAA	リウマチや結核などの慢性炎症性疾患に続発するアミロイドーシス
	3．家族性	ATTR	トランスサイレチン	末梢神経障害が強く，臓器障害も起こす遺伝性アミロイドーシス
	4．老人性	ATTR	トランスサイレチン	高齢者の心臓，肺などを中心に，全身諸臓器にもアミロイドが沈着する
	5．透析	Aβ_2M	β_2-ミクログロブリン	長期透析患者に発症するアミロイドーシスで，骨，関節障害が特徴的
限局性	1．脳	Aβ	β前駆体蛋白	アルツハイマー病の老人斑や，脳出血を起こす脳血管アミロイドーシス
	2．内分泌	分泌ホルモンにより異なる		糖尿病での前駆体蛋白はアミリン，甲状腺髄様癌ではカルシトニン
	3．結節性	AL	L鎖(κ, λ)	膀胱，肺などの臓器に限局して腫瘤を形成するアミロイドーシス

7）脂肪変性（脂肪化）fatty change

　ヒトの脂肪は黄色であるため，脂肪変性を起こした組織は黄色調を示す．過剰にカロリーを摂取すると中性脂肪の形で，主として皮下に蓄えられる．

　肝臓は脂肪代謝の中心臓器であるから脂肪化も起こりやすい（図Ⅱ·2·4）．貧血，慢性うっ血など低酸素血症の状態のときは小葉中心帯から，アルコールや毒物中毒では小葉周辺帯から脂肪化がはじまる．脂肪変性が肝全体に及ぶと脂肪肝 fatty liver と呼ばれ，これは慢性アルコール中毒やNASH（☞Ⅲ-3 5 h 非アルコール性脂肪性肝疾患，198頁）などで起こりやすい．

　動脈の粥状硬化症 atherosclerosis ではコレステロールと壊死物質の混じった粥状の物質が動脈の内膜に沈着するため内膜は肥厚し，中膜は圧迫萎縮に陥る（☞図Ⅱ·2·7，18頁，☞Ⅲ-1 2 a 2)(a)粥状硬化症，141頁）．

　心臓では，脂肪は心外膜や心筋線維間に沈着しやすい．大量に沈着すると脂肪心と呼ぶ．腎尿細管上皮も脂肪変性を起こしやすい．

> 染色 脂肪はパラフィン切片をつくる過程でアルコールなどの有機溶媒により脱脂されてしまうので，脂肪を証明するためには凍結切片を用いてズダン染色やオイルレッド染色を行う必要がある．ナイル青染色では中性脂肪は赤，リン脂質や糖脂質は青色に染め分けられる．固定はホルマリン液でよいが，四酸化オスミウムで固定すると脂肪は不溶化し黒色に染まる．

8）色素変性 pigmentation

　生体内で認められる色素には，体内でつくられる体内性色素と，体外から入ってくる体外性色素とがある．体内性色素ではヘモグロビン由来のヘモジデリンやビリルビン，皮膚その他でメラ

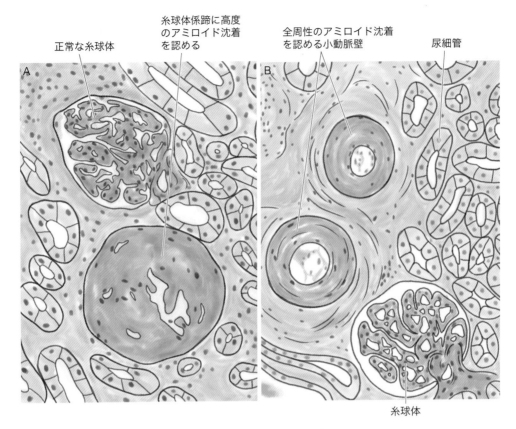

正常な糸球体

糸球体係蹄に高度のアミロイド沈着を認める

全周性のアミロイド沈着を認める小動脈壁

尿細管

糸球体

図II・2・3　腎臓のアミロイド

A：腎糸球体のアミロイド沈着．下の糸球体では好酸性均質無構造のアミロイド沈着により，ほぼ糸球体全体が置換されている．

B：腎間質の小動脈壁のアミロイド沈着．小血管壁に層状のアミロイド沈着を認める．

ノサイトが形成するメラニン，褐色萎縮のとき増加するリポフスチンなどが重要である．肝臓では，リポフスチンのほかに，セロイドと呼ばれるリポフスチンと性状がよく似た色素が肝細胞が壊死した後に出現する．

> 染色 組織を長期間ホルマリン固定していると，ホルマリンとヘモグロビンが反応して人工的に黒褐色のホルマリン色素が形成されることがある．この色素は組織の観察に邪魔になるので，水酸化カリウム［ベロケイ(Verocay)法］かアンモニア［カルダセウィッチ(Kardasewitch)法］を用いて取り除く必要がある．

（a）ヘモジデリン hemosiderin

　古くなった赤血球は脾臓で壊され，ヘモグロビンに含まれている鉄は新しい赤血球の材料として使われるが，溶血性貧血や大量の輸血などで多くの赤血球が破壊されたときは，褐色のヘモジデリンとなって肝臓や脾臓に沈着する（ヘモジデローシス hemosiderosis）（図II・2・5）．多量に沈着すると臓器は褐色ないしレンガ色になる．

　鉄の代謝障害のため過剰の鉄が吸収されて起こる疾患にヘモクロマトーシス hemochromatosis

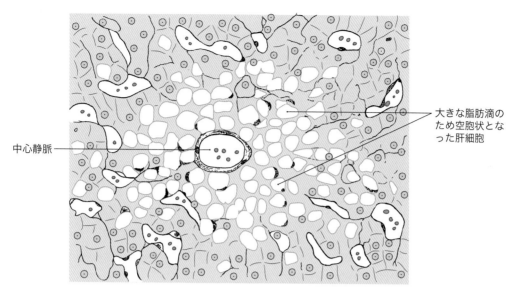

図Ⅱ・2・4　肝小葉中心帯の脂肪化

小葉中心帯の肝細胞内に大きな脂肪滴が沈着し，空胞状にみえる．低酸素血症や肝うっ血の際によく
みられる．

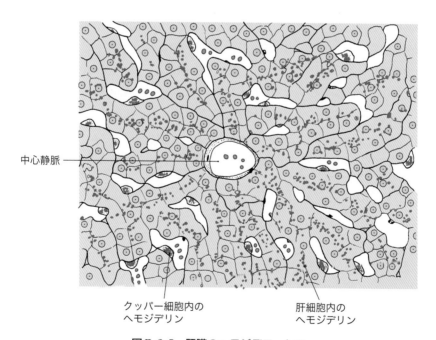

図Ⅱ・2・5　肝臓のヘモジデローシス

肝細胞に沈着したヘモジデリンは，リポフスチンやビリルビンよりも粗大な褐色
の顆粒だが，鑑別するためにはベルリン青反応を行う必要がある．

がある．この場合ヘモジデリンはいろいろな臓器の細胞に沈着し，色素性肝硬変や糖尿病を合併する．

　心臓弁膜症などで肺に慢性うっ血があると，肺胞内のマクロファージが漏出した赤血球を処理してヘモジデリンを貪食した心臓病細胞(心不全細胞)heart failure cell となる．このことから，肺胞内にヘモジデリンを貪食したマクロファージを多く認めることは，左心不全の存在を示す(☞図II・3・3，31頁)．

> 染色 ヘモジデリンは鉄をもつ色素なので，ベルリン青反応を行うと青色になる．

（b）ビリルビン bilirubin

　赤血球中のヘモグロビンが破壊されてできる，鉄をもたない黄褐色の色素である．脾臓などの細胞内皮系で形成された後，血液により肝臓に運ばれ，グルクロン酸抱合されて水溶性になり，胆汁色素として分泌される．血清ビリルビン値が 2.0 mg/dl を超えると**黄疸** jaundice が現れる．黄疸を引き起こす原因は以下の三つに大別できる．

　溶血性黄疸：過剰の溶血のため，肝細胞の処理能力を超える大量のビリルビンが形成された場合に起こる．新生児黄疸や溶血性貧血のときにみられる黄疸である．血中には肝細胞を通過する前の間接型(非抱合型)ビリルビンが上昇している．

　肝細胞性黄疸：ウイルス性肝炎や中毒性肝炎などで肝細胞が傷害されたときに起こる黄疸で，血中には肝細胞から排出された直接型(抱合型)ビリルビンの増加が間接型の増加よりも著しい．

　閉塞性黄疸：胆石や胆管癌で胆道が閉塞したり，先天性の胆道閉鎖で起こるもので，十二指腸に胆汁が分泌されないために便の色が灰白色になる．胆道に一度分泌された胆汁が血中に逆流して黄疸が起こるため，直接型ビリルビンが上昇する．小葉内の毛細胆管に胆汁栓が多数形成され(図II・2・6)，放置すると胆汁うっ滞性肝硬変になる．

> 　黄疸を引き起こす原因には上に述べたもののほかに，頻度は低いが，先天性ビリルビン代謝障害による体質性黄疸もある．デュビン・ジョンソン(Dubin-Johnson)症候群は血中に直接型ビリルビンが増加し，肝細胞内に黒褐色色素が多量に沈着しているため，肝臓は黒色となる．ローター(Rotor)症候群も直接型ビリルビン上昇を示す．血中に間接型ビリルビンが増加するものにはジルベール(Gilbert)症候群やクリグラー・ナジャー(Crigler-Najjar)症候群がある．

（c）メラニン melanin

　メラニンは皮膚，網膜，黒質の神経細胞などに生理的に存在する重要な黒褐色の色素である．皮膚のメラニンは紫外線を防ぐ作用があり，多量の紫外線を浴びると，皮膚基底層のメラニンが増加する．脳下垂体から分泌されるメラノサイト刺激ホルモン(MSH)は副腎皮質刺激ホルモン(ACTH)と同じ mRNA にコードされているので，副腎皮質機能不全症であるアジソン(Addison)病では MSH が抑制されず，皮膚のメラニンが増加する．色素性母斑や悪性黒色腫などメラノサイト由来の病変では，構成細胞がメラニンを多量に形成するため黒色を呈す．

> 染色 メラニンは過酸化水素などの酸化剤で脱色される(漂白法)．銀還元能力を利用したフォンタナ・マッソン(Fontana-Masson)染色では黒色に染まる．

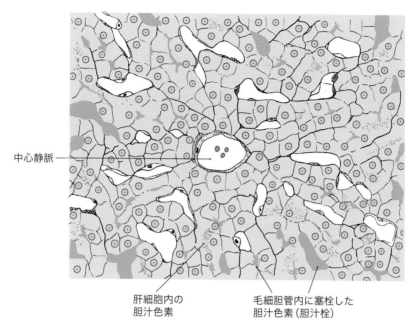

中心静脈—

肝細胞内の
胆汁色素

毛細胆管内に塞栓した
胆汁色素(胆汁栓)

図II·2·6　肝臓の閉塞性黄疸
閉塞性黄疸ではビリルビンは肝細胞内に沈着するだけでなく，毛細胆管内につ
まって胆汁栓を形成している．

（d）体外性色素 exogenous pigment

空気中の塵が吸引されて，肺や肺門リンパ節に沈着すると塵肺が起こる．炭粉が沈着している
ときはあまり害がないが，珪酸が沈着した場合は強い肺の線維化をきたす(珪肺 silicosis)(☞III-
2 ① f 2)(d)(i)珪肺，158頁)．

刺青(いれずみ)は人工的に色素(墨や朱)を皮膚に注入するもので，色素は真皮に沈着する．

9) 石灰変性(石灰化)calcification

カルシウムは小腸で吸収され，その大部分は骨や歯に沈着する．カルシウムの代謝に関係する
のは副甲状腺ホルモンやカルシトニンやビタミンDである．高カルシウム血症を起こす原因には
副甲状腺ホルモンの過剰や，骨の腫瘍で骨が破壊されカルシウムが血中に移行したり，ビタミン
Dを摂りすぎて過剰のカルシウムが吸収された場合などがある．高カルシウム血症が起こると，
尿細管上皮，肺胞壁，胃粘膜，血管壁などにカルシウムが沈着する．このような石灰化を転移性
石灰化と呼ぶ．

血清カルシウム値は正常でも，変性や壊死に陥った組織にはカルシウムが沈着しやすい．古い
結核結節や，粥状硬化症を起こした動脈壁などの石灰化(図II·2·7)がこれで，異栄養性石灰化と
呼ばれる．

染色 カルシウムはヘマトキシリンで藍色に染まり，硝酸銀を用いたコッサ(Kossa)反応を行うと黒色にな
る．

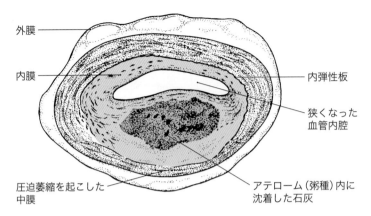

外膜

内膜

内弾性板

狭くなった
血管内腔

圧迫萎縮を起こした
中膜

アテローム（粥種）内に
沈着した石灰

図II・2・7　冠動脈の石灰化
粥状硬化の強い冠動脈にはしばしば石灰沈着が起こり，血管壁は黄白
色で非常に硬くなる．

10) 結石 calculus

　生体内で硬い固形物が形成されたとき，これを結石という．結石は分泌物がうっ滞する場所にできやすい．分泌物の濃度の変化や，溶解度の変化が関係し，脱落した細胞や炎症性産物，細菌などが核となって形成されることが多い．胆道や尿路では結石が動くと疝痛発作を起こす．

　胆石の多くは胆囊内で形成され，しばしば胆囊炎を伴う．成分としてはコレステロール，ビリルビンおよびカルシウムがいろいろな割合で混合したものが多い（☞III-3 6 c 胆石症，198頁）．形はさまざまであるが，多数の石が形成されると，互いに接してみごとな切子面を形成することがある．

　尿路結石は腎盂，尿管，膀胱などに生ずる．割面に層状構造がはっきりみえる尿酸塩石や，不規則で硬いシュウ酸塩石，やわらかいリン酸塩石などがある（☞III-5 2 c 尿路結石，235頁）．

　そのほか唾石，膵石，糞石，静脈石などもある．

c　壊　死 necrosis

　生体内で起こった組織の部分的な死を壊死という．壊死巣内の細胞の核はやがて崩壊し，塩基性色素に染まらなくなり，完全に消失してしまうため，壊死巣はエオジンで一様に好酸性に染まってくる．

1) 壊死の種類

　凝固壊死と融解壊死に大別されるが，壊死組織が二次的な変化を受けると**壊疽 gangrene**と呼ばれる状態になる．乾燥すると**乾性壊疽(ミイラ化)**，腐敗菌が感染して壊死組織が腐敗すると湿性壊疽といい，ガス産生菌が感染するとガス壊疽となる．

(a) 凝固壊死 coagulative necrosis

　通常，壊死が起こると組織の主成分である蛋白は凝固し，灰白色でつやがなくなる．心臓や腎臓の栄養動脈が閉塞して起こる貧血性梗塞で典型的な凝固壊死がみられる．（例：心筋梗塞，図II・2・8）

　凝固壊死の特殊な型に**乾酪壊死(乾酪化)caseation**がある．壊死巣が肉眼的に黄色味を帯び，

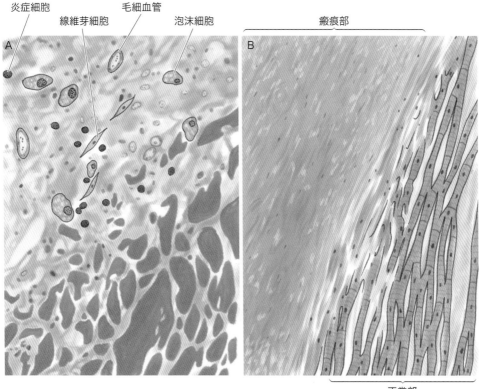

炎症細胞　　　　毛細血管
　　線維芽細胞　　　　泡沫細胞　　　　　　　　　　　瘢痕部

A　　　　　　　　　　　　　　　　　B

正常部

図Ⅱ・2・8　心筋梗塞の組織所見（HE 染色）

A：新鮮な心筋梗塞周辺部．右下には梗塞に陥った心筋線維があり，核が消失し，細胞は好酸性濃
　染化し心筋線維は不明瞭化している．左上方では梗塞巣は肉芽組織に移行し，肉芽組織内に
　は，線維芽細胞，炎症細胞とともに，ヘモジデリン顆粒を貪食したマクロファージや，泡沫状
　のマクロファージを認める．

B：古い心筋梗塞巣．左上方には瘢痕化した線維化を認める．右下方には，変化の乏しい心筋線維
　を認める．

チーズ様にみえるのでこう呼ばれる．結核や梅毒の肉芽腫の中にみられる壊死である（☞図Ⅱ・
5・8，56頁）．

（b）融解壊死 liquefactive necrosis

　壊死組織が溶けて軟化するもので，典型的なものは脳梗塞のとき白質に起こる（図Ⅱ・2・9）．化
膿菌に感染した場合も壊死巣は融解する．これは細菌や，細菌に反応して集まってきた好中球の
蛋白分解酵素により壊死組織が分解されるためである．脂肪組織が酵素により分解された場合，
脂肪壊死と呼ばれ，壊死巣内の脂肪は脂肪酸とグリセリンに分解されて石鹸ができる（鹸化）.

2）壊死組織に起こる変化

　壊死組織は異物として処理される．小さな壊死巣は好中球やマクロファージにより完全に吸収
されてしまうが，やや大きなものは肉芽組織で置き換えられ（器質化）（図Ⅱ・2・8），後に瘢痕組織
となる．外界に交通した部位では壊死組織は脱落し，あとに潰瘍や空洞が形成される．器質化で

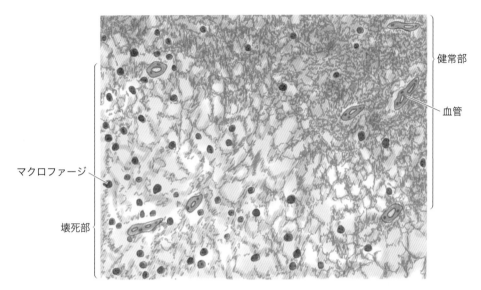

健常部

血管

マクロファージ

壊死部

図Ⅱ・2・9　脳梗塞
例として，右上方に健常部があり，中央部には海綿状変化を伴う部があり，左下方が融解壊
死がある様子を示す．壊死部では実質構造の破壊(融解)があるが，壊死中に在来の血管の遺
残がある．

きないような大きな壊死組織はしだいに水分が吸収されて収縮し，石灰沈着が起こる．

d　アポトーシス apoptosis

　常に生理的再生を繰り返している粘膜などで，個々の細胞に起こる細胞死は**アポトーシス**と呼
ばれる，あらかじめ遺伝子にプログラムされている細胞死である．アポトーシスは細胞や組織の
発生・分化の過程で起こる必要不可欠な死であり，病的原因によって一度に多数の細胞が死ぬ壊
死とは形態学的にも異なっている．アポトーシスではミトコンドリアなどの細胞小器官の変化は
乏しく，核の変化が特徴的である(図Ⅱ・2・10)．まず，細胞が縮小し，核辺縁にクロマチンが凝
縮し，やがて核は断片化してアポトーシス小体を形成する．この小体は隣の実質細胞やマクロ
ファージに貪食されて完全に処理される．壊死とは異なり，細胞膜が保たれたままで小型のアポ
トーシス小体が形成され，細胞内成分が流出しないので，炎症反応は起こらない．

　生体の発生において胎生期の指間の水かき様組織の消失，胸腺での自己抗原に対する T 細胞の
除去などや，腫瘍細胞の大部分もアポトーシスによって除去されている．

　アポトーシスは細胞分裂と表裏一体をなしており，アポトーシスに異常が起こると生体のホメ
オスタシスが崩れ，癌や自己免疫疾患などさまざまな疾患が発生する可能性がある．アポトーシ
スの発動には複数の経路があり，それを制御する因子には *P53*，*FAS*，*BCL2* など多数知られて
いる．癌細胞には *P53* 遺伝子(☞Ⅱ-7 ⑦ **a** 1)機能獲得変異，93 頁)の異常や欠損が認められるも
のが多く，*FAS* や *BCL2* 遺伝子の異常は自己免疫疾患の発生に関与している．移植片対宿主病
(GVHD)においては，皮膚や消化管上皮などにアポトーシスが認められる．

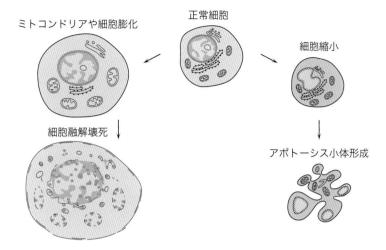

正常細胞

ミトコンドリアや細胞膨化

細胞縮小

細胞融解壊死

アポトーシス小体形成

図II・2・10　アポトーシスと壊死の違い

壊死では一定範囲の細胞がすべて徐々に膨化し，細胞質の変化が先行してミトコンドリアが膨化する．やがて細胞膜が破れ周囲に炎症反応が起こる．これに対して，アポトーシスは個々の細胞に起こり，細胞核がまず変化してクロマチンが核膜辺縁に凝集し，細胞は縮小するが，ミトコンドリアには変化がなく，やがて細胞はアポトーシス小体を形成して断片化し，隣の実質細胞やマクロファージに貪食されるので炎症反応は起こらない．

e　全身死　death

　心臓や呼吸機能が停止し酸素が供給されなくなると，全身の組織はしだいに死滅していく．心肺機能停止後に起こる全身のさまざまな変化を死後変化と呼ぶ．死後，体温はしだいに低下し(死冷)，蛋白の変性により筋肉が硬直し(死剛)，血液が下方に沈下して死斑が現れる．血液は凝固し，豚脂様凝血塊を形成する．やがて細胞小器官の膜が破壊され，ライソソーム酵素が作用して細胞の分解が起こる(自己融解)．

f　脳　死　brain death

　脳の機能が不可逆的に停止した状態を脳死と呼び，これも個体の死と考えられるようになった．脳死についてはいろいろな意見が分れるところではあるが，臓器移植を前提として，「臓器移植に関する法律」に沿った脳死判定が行われている．古来からは，前述のように，肺，心臓，脳の機能停止を死ととらえていたが，現代では人工呼吸器などを使うことによって心肺機能は維持できるため，最も低酸素に対して弱い脳の不可逆的な機能停止が死として評価されている．

2　物質代謝異常

　生体は生命の維持に必要な物質を体外から取り入れ(表II・2・2)，そのまま利用したり，再合成して利用する．一方，不必要になった物質は分解して体外に排泄している．このような代謝機能に異常が起こって発症する疾患は，代謝性疾患と呼ばれる．

表Ⅱ·2·2　物質の消化と吸収

物質名	消化液	分解酵素	分解産物	吸収場所など
蛋白質	胃液 膵液	ペプシン トリプシン	オリゴペプチド およびアミノ酸	小腸全域 　膜消化で，アミノ酸に分解
糖質	唾液 膵液	アミラーゼ アミラーゼ	マルトースなど 二糖類	小腸全域 　膜消化で，ブドウ糖に分解
脂質	膵液	リパーゼ （胆汁酸塩の 助けを借りて）	脂肪酸 グリセリン	小腸上部 　その場で再合成，カイロミク 　ロンの形でリンパ管→胸管→ 　血液へと移行
水				小腸で95%，大腸で4%

表Ⅱ·2·3　低蛋白血症

原因	疾患名
素材不足	飢餓，吸収不全症候群
生成障害	肝疾患（肝炎，肝硬変，肝癌など） 無γ-グロブリン血症
分解亢進	甲状腺機能亢進症
喪　失	ネフローゼ症候群 腔水症（腹水，胸水など）

a　蛋白質およびアミノ酸代謝異常

　蛋白質はオリゴペプチドやアミノ酸に分解されて小腸から吸収され，肝臓や各組織に運ばれて血漿蛋白や，組織に必要な蛋白質に再合成される．蛋白質が排泄されるときは分解されて，最終的には尿素となって腎臓から排泄される．

1) 低蛋白血症 hypoproteinemia

　血漿蛋白量が減少すると低蛋白血症と呼ばれ，主としてアルブミンが減少している．血漿蛋白量が 6.0 g/dl 以下になると，膠質浸透圧の低下のため，浮腫や腔水症が起こったり，感染症にかかりやすくなる．

　低蛋白血症の原因には表Ⅱ·2·3のようなものがある．飢餓のときは蛋白質もカロリー源として使われるため，極端にやせてくる．ネフローゼ症候群などの腎疾患では尿中に蛋白質が失われる．肝硬変では血漿蛋白の合成が妨げられるため低蛋白血症となる．

2) 尿毒症 uremia

　高度の腎機能不全のため尿素やクレアチニンなどが排泄されなくなり，血中にたまって中毒症状を起こした状態である．中枢神経系が侵されて，意識障害や痙攣が起こり，漿膜や肺や大腸には線維素性炎が発生し，出血傾向を示す．

表Ⅱ·2·4　アミノ酸代謝異常症

疾患名	欠損酵素名	臨床症状
フェニルケトン尿症	フェニルアラニン水酸化酵素	尿中・血中フェニルアラニン増加，インジカン尿，知能障害，痙攣，髄鞘形成障害，皮膚・毛髪などのメラニン減少
アルカプトン尿症	ホモゲンチジン酸酸化酵素	アルカプトン尿は放置すると黒変，組織褐変症，変形性関節症
アルビニスム	チロシナーゼ	メラニン形成障害(白子)：白皮，白髪，眼振症
ホモシスチン尿症	シスタチオニン合成酵素	尿中ホモシスチン・血中メチオニン増加，動脈弾力線維断裂，血栓症，知能障害
トリプトファン尿症	トリプトファンピロラーゼ	尿中・血中トリプトファン増加，知能障害，皮疹

3）アミノ酸代謝異常症 abnormal amino acid metabolism

　先天性のアミノ酸代謝異常で起こる疾患の種類は多いが，いずれも頻度は低い(表Ⅱ·2·4)．その中ではフェニルケトン尿症がよく知られている．フェニルアラニン水酸化酵素が欠損しているためフェニルアラニン代謝産物が組織に沈着し，脳の髄鞘形成が妨げられ，知能障害や痙攣などが起こる．

b 糖代謝異常 abnormal carbohydrate metabolism

　糖質はブドウ糖(グルコース)に分解されて小腸から吸収され，門脈を通じ肝臓や筋肉に運ばれてグリコーゲンとして蓄えられる．このグリコーゲンは必要に応じてブドウ糖に分解され，エネルギー源として使用される．血糖の調節を行っているのは主としてホルモンで，インスリンは血糖値を下げる作用があり，グルカゴンやアドレナリンは血糖値を上げる働きがある．正常では空腹時の血糖値は70〜110 mg/dl に調節されているが，この調節機構に異常が生じ，低血糖あるいは高血糖の状態が続くと，神経細胞が傷害されて昏睡状態となる．

> 染色 グリコーゲンは水溶性のため，固定は水を含まない純アルコールまたはカルノア液で行う．PAS反応やベスト(Best)のカルミン染色で陽性に染まるが，粘液と鑑別するにはジアスターゼ消化法(PAS法)を併用する．グリコーゲンはジアスターゼ消化されてしまうが，粘液は消化されずに陽性所見が残る．

1）糖尿病 diabetes mellitus

　膵臓のランゲルハンス(Langerhans)島β細胞から分泌されるインスリンの絶対的(1型糖尿病)あるいは相対的(2型糖尿病)不足のため高血糖と尿糖が続き，浸透圧利尿による多尿の結果，口渇や多飲が起こる．放置すると全身臓器に異常が発生する．組織学的には，血管の硬化性の変化が起こる．大血管の障害では冠動脈硬化や粥状硬化を認め，心筋梗塞や四肢末端に糖尿病性壊疽が起こる(図Ⅱ·2·11)．小血管の障害では，腎症，網膜症，神経症が起こり，腎臓の糸球体が硬化してキンメルスティール・ウィルソン(Kimmelstiel-Wilson)症候群(☞図Ⅲ·13·3，316頁)となったり，糖尿病性網膜症により失明したり，さらに中枢神経にも病変は及ぶ．脂質や蛋白質の代謝も障害され，代謝性アシドーシスが起こり，尿には糖だけではなくケトン体も出現する．感

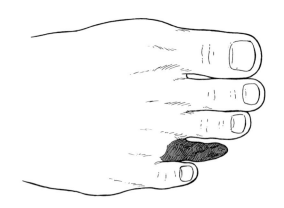

図Ⅱ·2·11　糖尿病に合併しやすい足趾の壊疽（脱疽）
糖尿病による高度の動脈硬化のため血流が途絶え，
第四趾は壊死に陥り，乾燥し，黒色ミイラ状になって
いる．糖尿病性の感覚障害を伴っているため，痛みを
感じにくい．

染症に罹患しやすく，肺炎や尿路感染症を合併しやすい（☞Ⅲ-13 ② 糖尿病，314 頁）．

2）糖原病 glycogen storage disease

　グリコーゲンの合成や分解に関係する酵素に先天的欠損があり，グリコーゲンが異常に肝臓や
筋肉に蓄積するまれな疾患である．肝型糖原病では，肝不全とともに肝腫大や肝硬変が起こり，
心筋症を合併することがある．一方で筋型糖原病では，運動時の筋痛や筋力低下が起こる．欠損
している酵素の種類により病型が分けられるが，その中では glucose-6-phosphatase が欠損して
いるフォン・ギールケ(von Gierke)病がよく知られている．

c　脂質代謝異常 abnormal lipid metabolism

　脂質には単純脂質(中性脂肪やコレステロール)と複合脂質(リン脂質や糖脂質)がある．中性脂
肪は脂肪酸とグリセリンに分解されて小腸で吸収され，その場で中性脂肪に再合成されて，リン
パ管を介して肝臓に運ばれる．脂肪がエネルギーとして使用されると，最終的には炭酸ガスと水
に分解されるが，余分の脂肪は貯蔵脂肪として皮下脂肪などに蓄えられる．コレステロールは副
腎皮質や肝臓や血漿中などに存在し，ステロイドホルモンの原料としても使われている．複合脂
質は細胞内の重要な構成成分としていろいろな組織に認められる．

1）肥満症 obesity

　摂取カロリーが消費カロリーを上回っている場合に起こる．皮下脂肪の増加だけでなく，各臓
器周囲の脂肪組織も増加し，心筋線維間や肝細胞内にも沈着してくる．特定の原因疾患がない単
純性肥満症のほか，糖尿病やクッシング(Cushing)症候群などの内分泌系の異常によって起こる
ものがある．

2）脂質沈着症 lipidosis

　複合脂質は類脂質(リポイド)とも呼ばれるが，類脂質の代謝に関係した酵素に異常があって，
網内系に各種の脂質が沈着してくる疾患を脂質沈着症あるいはリポイド蓄積症と総称する．脂質

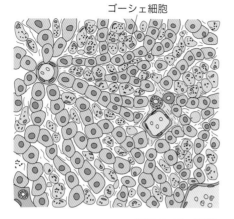

ゴーシェ細胞

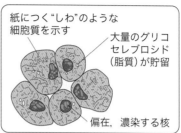

紙につく"しわ"のような
細胞質を示す

大量のグリコ
セレブロシド
(脂質)が貯留

偏在，濃染する核

図Ⅱ・2・12　肝臓のゴーシェ細胞

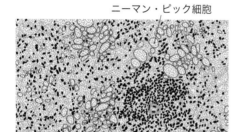

ニーマン・ピック細胞

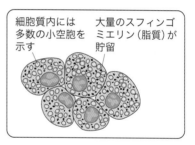

細胞質内には
多数の小空胞を
示す

大量のスフィンゴ
ミエリン(脂質)が
貯留

図Ⅱ・2・13　脾臓のニーマン・ピック細胞

表Ⅱ・2・5　脂質沈着症

疾患名	欠損酵素名	蓄積物質	病変ほか
ゴーシェ病	グルコセレブロシダーゼ	グルコセレブロシド	肝臓，脾腫著明で，しわしわの紙を広げたような細胞質のゴーシェ細胞が増殖
ニーマン・ピック病	スフィンゴミエリナーゼ	スフィンゴミエリン	肝臓，脾臓，骨髄，リンパ節など網内系にシャボン玉状の泡沫細胞(ピック細胞)が増殖
テイ・サックス病	ヘキソサミニダーゼ	GM_2ガングリオシド	神経細胞が風船状に腫大し，中枢神経障害が出現

の分解に関係したライソソームの酵素が欠損しているために起こる遺伝性の疾患で，いずれも発生頻度は低い．網内系臓器での泡沫細胞(マクロファージ)の増加がみられる．

ゴーシェ(Gaucher)病(図II·2·12)，ニーマン・ピック(Niemann-Pick)病(図II·2·13)，テイ・サックス(Tay-Sachs)病などがこの疾患群に属している(表II·2·5)．

d　尿酸代謝異常　abnormal uric acid metabolism

核酸が分解して生じるプリン体は最終的には尿酸の形で腎臓から排泄されるが，この代謝過程に異常が起こると，血中の尿酸値が上昇する．

痛風 gout は高尿酸血症の結果，尿酸塩が組織に沈着したもので，男性に多い．尿酸塩の沈着しやすい場所は指趾の関節で，痛風結節と呼ばれる一種の異物肉芽腫を形成し，痛風発作を伴う(☞III-11 ② **b** 3)痛風，300 頁)．高尿酸血症は原因不明のものが多いが，多量の肉食や遺伝性背景が原因として示唆されている．白血病の治療中に多数の白血病細胞が破壊されて，血中の尿酸値が上昇することもある．

> 染色 純アルコールやカルノア液など水を含まない固定液を用いると，痛風結節内に針状の尿酸結晶が固定される．

3 循環障害

　生体を構成する組織・細胞の**恒常性(ホメオスタシス)**homeostasis の維持には持続的かつ適正な代謝が必要であり，身体各部への酸素や栄養分の供給，二酸化炭素や老廃物の運搬は**循環系circulation system** によって担われる．成人体重の約 60％は水分で**細胞内液**(40％)と**細胞外液**(＝体液：間質液 15％＋血管内液 5％)からなり，組織の形態や機能の維持に欠かせない細胞内外の液性環境も循環系によって保たれる(表Ⅱ・3・1)．循環系は内分泌系におけるホルモンを介した情報伝達や免疫系における炎症細胞やサイトカインの流路としての役割も有するが，一般に**循環障害**とは全身ないし局所における血液，体液の移動や分配の異常による病態を指す．

1　浮腫(水腫)

a　浮腫と組織内の水分移動

　浮腫(水腫) edema とは細胞外液の増加により組織間隙に過剰な水分が蓄積した状態を指す．浮腫は元来，皮下組織における水腫(むくみ)をさす用語であるが，今日ではより広く用いられ，水腫は全身水腫(顕著なものをアナザルカ anasarca という)，陰嚢水腫，関節水腫など限定的な意味で用いられる．血管系の 90％は細動静脈から毛細血管に至るまでの微小循環系 microcirculation に相当する．毛細血管 capillary vessel は 1 層の内皮細胞によって形成され，内皮細胞の内外

表Ⅱ・3・1　循環の主要経路

	主な経路	主な意義
体循環(大循環)*	心臓(左心室)→(大)動脈→身体各部(毛細血管)→(大)静脈→心臓(右心房)	肺で酸素化された血液(動脈血)を全身に供給する
肺循環(小循環)	心臓(右心室)→肺動脈→肺(肺胞)→肺静脈→心臓(左心房)	酸素を失った血液(静脈血)を肺に戻しガス交換する
門脈系**	1)肝門脈(いわゆる門脈)：腹部臓器(消化管)→肝臓 2)下垂体門脈：視床下部→下垂体前葉	1)消化管吸収物の肝臓での代謝や解毒 2)放出ホルモンの下垂体への運搬
リンパ管系***	毛細リンパ管→リンパ管→リンパ本幹→右リンパ本幹または胸管→静脈	組織液をリンパ管内に回収し静脈へ戻す

　　*全血液の 20％が動脈，75％が静脈，5％が身体各部の毛細血管に存在する．太い動脈は導管，細動脈は血圧を維持する抵抗血管，静脈は多くの血液を貯留する容量血管としての役割を果たす．
　　**解剖学的に二つの毛細血管網に介在する血管を門脈という．
　　***毛細血管から漏出した組織液は静脈血あるいはリンパ液として心臓に戻り，流路のところどころにリンパ節が介在する．

を経由して血液と周囲組織との間で水分や物質の交換を行っている．水分の出入は，血管外に押し出す力，すなわち血管内圧(**静水圧 hydrostatic pressure**)と血管内にとどめようとする力，すなわち**膠質浸透圧 colloid osmotic pressure** の差によって行われている[スターリング(Starling)の法則]．したがって，両者のバランスが損われると浮腫を生じる(図Ⅱ·3·1)．

b　浮腫の成因と代表的な病態

　静水圧と膠質浸透圧の変化，または血管やリンパ管の機能変化が浮腫の成因となる．また，浮腫は大きく心臓，腎臓，内分泌機能異常などに起因する全身性浮腫と毛細血管領域での水分移動の不均衡やリンパ管の異常に起因する局所性浮腫に分けられる．

1）静水圧の上昇による浮腫

　心不全(心性水腫)では，ポンプ機能低下により静水圧が上がり組織に水分が貯留する．また，心不全に伴う腎血流量低下により**レニン-アンギオテンシン-アルドステロン系**も亢進し，全身の水分やナトリウム(Na)の貯留を助長させる．腎疾患により尿量が減少すると体液が貯留し**腎性浮腫**を生じる．局所性浮腫の例としては，四肢静脈の血栓症，静脈弁不全や静脈瘤などによる静脈環流の障害があげられる．過剰な塩分摂取はナトリウムや水分の貯留を招き，浮腫を悪化させるため，塩分制限が行われる．

2）膠質浸透圧の低下による浮腫

　膠質浸透圧は血中アルブミン濃度に依存する．重度の肝疾患によるアルブミン合成の低下や飢餓，**ネフローゼ症候群**におけるアルブミンの喪失は全身性浮腫の原因となる．肝硬変による**肝性**

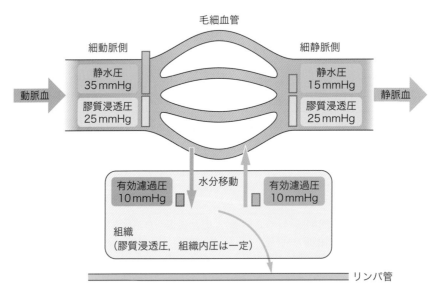

図Ⅱ·3·1　末梢組織での水分交換のしくみ
心臓からきた血液は細動脈から毛細血管に入り，毛細血管から漏出した水分は組織内を灌流し再び毛細血管やリンパ管に回収され心臓に戻る．水分を保持する力である膠質浸透圧はほぼ一定であるが，毛細血管の細動脈側での血管内圧(静水圧)は細静脈側よりも高い．そのため，約 10mmHg の濾過圧により水分の移動が起こる．このバランスが乱れると浮腫を生じる．

浮腫では，合併する門脈圧亢進症も浮腫や腹水に関与する．

3）血管透過性亢進による浮腫

局所の炎症やアレルギー反応ではヒスタミン，セロトニン，キニン類など種々の血管作動物質が放出され，**血管透過性亢進**による浮腫を生じる．クインケ(Quincke)浮腫は突発性に局所に生じる血管神経性浮腫を指す．

4）リンパ管閉塞による浮腫

炎症や腫瘍(とくに癌)の波及によるリンパ管の閉塞により，浮腫を生じる．また，リンパ節郭清術後に**リンパ浮腫**を生じることがある．フィラリアの感染では下肢の著しい浮腫と炎症や線維化により**象皮症**をきたす．

c　腔水症

体腔に過剰な水分が貯留した状態を腔水症と呼び，**胸水 pleural effusion，腹水 ascites，心囊水(液)pericardial effusion** がある．大量の胸水は肺を圧迫し呼吸障害を，大量の心囊液は心腔の拡張障害から心不全をきたす．急激かつ多量に心囊液を生じた状態を**心タンポナーデ**と呼び，緊急に心囊ドレナージが必要である．体腔液は試験穿刺により漏出性，滲出性に分類され，原因の推定に役立つ(☞表II・5・1，50頁)．

d　実質臓器に浮腫をきたす病態

臓器に浮腫を生じると重量が増加し被膜は緊満化する．たとえば，血圧が低下し腎血流量が減少すると尿量も減少，腎臓が腫大する(腎前性腎不全，持続すると**尿細管壊死**を併発し腎性腎不全に移行する)．脳では虚血，出血，外傷，腫瘍，炎症など種々の原因で**脳浮腫**を生じるが，進行すると**頭蓋内圧亢進**により**脳ヘルニア**を併発，脳幹損傷により致死的な病態に陥る．**肺水腫**により肺胞腔内に水分が充満するとガス交換ができず呼吸困難をきたす．気道熱傷や急性喉頭蓋炎による**声門浮腫**は窒息の危険がある．

2　充血とうっ血

a　充血

局所での動脈血液流入の増加を**充血 hyperemia** という．生理的な臓器の機能亢進，温熱などの物理的刺激，炎症や血管運動神経の作用などにより生じる．充血した血管は拡張，組織は鮮紅色を増し，熱感，腫脹，拍動を示す．一過性かつ可逆的変化であることが多い．

b　うっ血

静脈血の流出が妨げられ血液量が増加することを**うっ血 congestion** と呼び，毛細血管や静脈は拡張，組織は暗赤色調を呈する．持続的に静脈環流が阻害されると組織は慢性的に低酸素となり，器質的障害(線維化の進行による**うっ血性硬結**)に至る．うっ血はしばしば組織への水分の漏出を伴い，**うっ血水腫**の所見を示す．

1）局所性うっ血

静脈血栓症，腸管や臓器の捻転，腫瘍や動脈瘤などによる圧迫などに起因する．

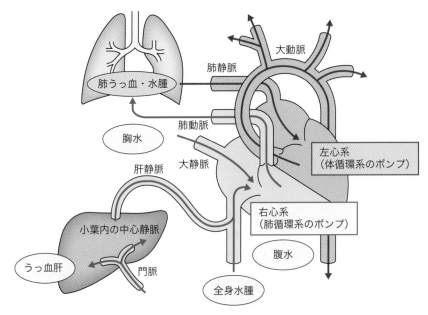

図Ⅱ·3·2　心不全における諸臓器のうっ血
心臓のポンプ機能が障害されると流路の手前に存在する臓器，組織においてうっ血
症状が顕著となる．左心不全では肺うっ血水腫，右心不全ではうっ血肝，全身水
腫，胸水，腹水を生じる．

2）心不全によるうっ血

心臓のポンプ機能が低下すると，心拍出量減少とともに静脈環流量も減るため，流路の手前側にある臓器，組織のうっ血症状が顕著となる．**左心不全**による**肺うっ血**では肺胞腔内への血液の漏出により肺胞内出血を伴い，しばしば泡沫状血痰を生じる．慢性化すると赤血球に含まれる鉄がヘモジデリンとして組織球に沈着する（このような組織球を**心不全細胞 heart failure cell** と呼ぶ）．うっ血が持続した肺は線維化を伴い褐色硬化を示す．一方，**右心不全**によるうっ血肝では中心静脈周囲に小葉中心性壊死や脂肪変性を生じ，慢性化すると**うっ血性肝硬変**に至る（図Ⅱ·3·2，図Ⅱ·3·3）．なお，肺疾患，肺梗塞などにより右心不全を単独で示す症例（いわゆる肺性心）より，左心不全による肺うっ血・水腫の持続により右心不全を併発し両心不全に至る症例が多い．

3）肝硬変と側副血行路

肝硬変で肝小葉構造が改築されると血液の流路が妨げられ門脈圧亢進症をきたし，腹部臓器のうっ血，腹水や脾腫を生じる．腹部臓器の多量の血液が肝臓を迂回し側副血行路を経由して大循環に戻るため，側副血行路にあたる血管にはしばしば静脈瘤を形成する．側副血行路となる血管は本来，壁が薄いため静脈瘤を生じやすく，そこに高い圧が加わるため大出血のリスクとなる．**食道静脈瘤**の破裂は肝硬変の重要な死因の一つである（図Ⅱ·3·4）．

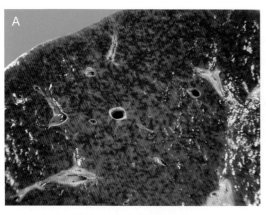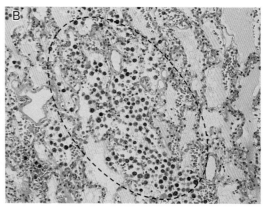

図II・3・3　心不全にみられる臓器・組織の所見

A：うっ血肝．肝小葉の血液は中心静脈に集められ心臓に戻る．右心不全では中心静脈周囲にうっ血や肝
　　細胞の変性を強く生じるため，臓器の割面はナツメグ様を示し，ニクズク肝と呼ばれる．

B：肺うっ血．左心不全により肺の静水圧が上がり肺胞腔内に漏出性出血が起こると，組織球(肺胞マク
　　ロファージ)が増生する．赤血球を貪食し，その中に含まれていた鉄分が褐色のヘモジデリンとして
　　沈着した組織球は心不全細胞(図中央の点線内に多数見られている)と呼ばれる．

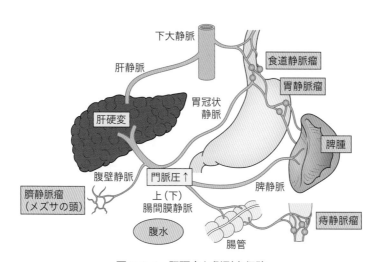

図II・3・4　肝硬変と側副血行路

正常では，腸管などの腹部臓器の血液は機能血管である門脈より肝臓
に流入し，代謝を受けた後，肝静脈を経由して人循環に環流する．肝
硬変により門脈圧亢進症をきたすと，脾腫や腹水，側副血行路となる
各部位に静脈瘤を生じる．

3　出血と止血のメカニズム

a　出　血

　　血液成分，とくに赤血球が血管外に出ることを**出血 hemorrhage, bleeding** という．外傷，炎
症や腫瘍の波及，動脈瘤破裂など血管壁の損傷による**破綻性出血**と，肺うっ血に伴う肺胞内出血

のように血管壁に明らかな損傷のない**漏出性出血**がある．出血源により動脈性，静脈性，毛細血管性出血にも分類され，短時間に全血液量の約20%（体重50kgの場合，約800ml）以上を失うと出血性ショックで死亡することもある．慢性の出血では，しばしば組織に赤血球の崩壊による鉄沈着症 hemosiderosis がみられ，**鉄欠乏性貧血**を合併する．症例ごとの症状は出血量，その速度，部位などにより異なる．出血成分が体内に貯留すると**血腫 hematoma** を形成する．脳，子宮や膵臓に限局した出血は**卒中 apoplexy** と呼ばれる．

b　止血と血液凝固・線溶

　血液の抗凝固性により良好な血流が維持されているが，血管壁の破綻，出血が起こると止血機構が作用し，血管が収縮，さらに**血小板 platelet**，**凝固因子 coagulation factor** の働きで**血栓 thrombus** が形成され傷害部位が被覆される．やがて血管壁が修復されると線溶系が作用し不要となった血栓は融解される．止血機構の異常は出血や逆に血栓塞栓症の原因にもなり，臓器障害により重篤な病態をもたらすこともまれではない．

> 　血管腔を被う**内皮細胞** endothelial cell は血液凝固を阻止する**プロスタサイクリン prostacyclin** や血栓を融解する**プラスミノーゲンアクチベーター** plasminogen activator を産生し，良好な血流維持のための中心的な役割を果たす．しかし，血管が破綻すると神経反射や内皮細胞の産生するエンドセリン（血管作動ペプチドの一種）の作用で血管が収縮する．
> 　**一酸化窒素** nitric oxide（NO）はガス状の生理活性物質で生体では内皮細胞の一酸化窒素合成酵素 endothelial nitric oxide synthase（eNOS），炎症に誘導される inducible NOS（iNOS）や中枢神経に多く発現する neural NOS（nNOS）の作用により L-アルギニンを基質として発生する．このうち内皮細胞の産生する NO は血管拡張，血小板凝集抑制作用を有し，血流を保ち，抗動脈硬化性に働く．狭心症治療薬の**ニトログリセリン**は体内で NO を放出して血管拡張作用を発揮する．

1）一次止血と二次止血

　血管壁が傷害され内皮下のコラーゲンが露出すると血小板は**フォン・ヴィレブランド因子** von Willebrand factor（vWF）を介して粘着，活性化する．その後**フィブリノーゲン fibrinogen** の橋渡しにより凝集塊を形成する．このような血小板血栓の形成過程を**一次止血**と呼び，さらに止血をより強固にするため，血漿中の可溶性フィブリノーゲンを非可溶性線維性蛋白である**フィブリン fibrin** に変化させる反応を**二次止血（凝固系）**という．凝固系は血液凝固因子が段階的に活性化するカスケード反応で，血液に含まれる成分による**内因系**と血管傷害部位で発現する**組織因子 tissue factor（TF）**による**外因系**によって開始され，二つの反応系は共通してプロトロンビンを活性化し**トロンビン**を生成，その作用でフィブリノーゲンからフィブリン網が形成され，血小板塊を巻き込んで不可逆的な止血血栓が形成される（図Ⅱ・3・5）．

2）線　溶

　一度凝固した血液を溶解し血流を再開させる機能が**線溶（系）fibrinolysis** である．肝臓でつくられ血液中に存在する**プラスミノーゲン plasminogen** は，内皮細胞の産生する**組織型プラスミノーゲンアクチベーター tissue plasminogen activator（tPA**；脳梗塞などの急性血栓塞栓症では薬剤としても用いられる）により活性化し，強力なフィブリン分解作用を有する**プラスミン plasmin** となる．線溶が亢進すると血中の**フィブリン分解産物 fibrin degradation product（FDP）**や**D ダイマー**が増加する．

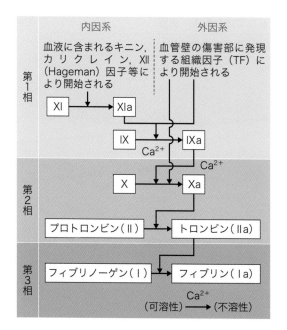

図Ⅱ·3·5　凝固系のカスケード

各因子の番号に続く「a」は活性型 active form を示す．第1相には内因系，外因系があり，Ⅸ因子やⅩ因子の活性化に働く．第2相でトロンビンが生成され，第3相でトロンビンによりフィブリン網が形成され血栓が完成する．各段階でカルシウムイオン（Ca^{2+}）が反応を促進する．なお，線溶を第4相と呼ぶこともある．

c 出血性素因

　明らかな原因なく，わずかな外力で容易に全身各部に出血し，止血しにくい状態を**出血性素因**（出血傾向）と呼び，重篤な疾患の徴候であることもまれではない（表Ⅱ·3·2）．

4　血栓・塞栓と播種性血管内凝固症候群

　血管や心腔内の局所で血液が凝固したものを**血栓 thrombus**（その病態を血栓症 thrombosis），血栓が血流によって他の部位に移動したものを**塞栓 embolus**（その病態を塞栓症 embolism）と呼ぶ．また，塞栓症は血栓以外にも種々の内因性，外因性の**栓子**によっても生じうる．血栓形成の要因である血管内皮細胞の傷害，血流のうっ滞，過凝固状態はウィルヒョウの三徴 Virchow's triad と呼ばれ，血流の淀みや抗凝固性と止血機構の均衡が障害されると血栓を生じやすい．**粥状硬化症 atherosclerosis**（☞Ⅲ-1 ② a 2)(a)粥状硬化症，141頁）による直接死因も大部分は心筋梗塞や脳梗塞などの血栓塞栓症による臓器障害であり，それらの**危険因子 risk factor** である喫煙や高脂血症，高血圧などのいわゆる**生活習慣病**も血管内皮機能障害を介して血流の淀みや血栓形成を促進するといわれている（☞Ⅲ-13 全身性疾患，311頁）．

a 血栓の種類

　血流の速い動脈内では血小板に富む**白色血栓**（膠着血栓），緩徐な静脈内では赤血球やフィブリンに富む**赤色血栓**（凝固血栓）が形成され，両者の混在したものを**混合血栓**と呼ぶ．慢性化した血栓では白色と赤色の層構造によるツァーン（Zahn）線条が見られる．血栓が成長すると先進部（上流側）は白色血栓，血流の淀みを生じる下流側では赤色血栓ないし混合血栓の混じた複合血栓となる．血栓が血管壁や心腔内に固着したものを**壁在血栓 mural thrombus** と呼び塞栓症のリスク

表 II·3·2　出血性素因をきたす主な疾患・病態

出血性素因	主な疾患・病態
①血管壁の異常，脆弱性によるもの	遺伝性末梢血管拡張症［オスラー・ランデュ・ウェーバー(Osler-Rendu-Weber)病］ 先天性結合組織疾患 　エーラス・ダンロス(Ehlers-Danlos)症候群，弾性線維性仮性黄色腫など 後天性または加齢によるもの 　壊血病(ビタミン C 欠乏)，アレルギー性紫斑病* 　老人性紫斑病など
②血小板の異常	血小板の減少** 　骨髄における産生低下 　　再生不良性貧血，白血病，癌の骨髄転移，抗悪性腫瘍薬による骨髄抑制，その他の薬剤性など 　末梢組織での破壊の亢進(消費性) 　　特発性ないし血栓性血小板減少性紫斑病，DIC，脾腫，溶血性尿毒症症候群(O-157 感染などによる)など 血小板の機能異常 　血小板無力症(先天性に出血時間が延長する)
③凝固系の異常	先天性疾患 　血友病 A(VIII因子欠乏)，血友病 B(IX因子欠乏)，フォン・ヴィレブランド(von Willebrand)病(vWF は血小板粘着に必要)など 後天性疾患 　肝硬変(肝臓による凝固因子産生低下)など

*真皮～皮下の小血管の出血により皮膚に紫斑が出現する．紫斑は，充血による紅斑と異なり圧迫しても消失しない．

**血小板数の基準値は 13 万～37 万/mm^3 程度．5 万/mm^3 以下では軽微な外傷で容易に出血し，1 万/mm^3 以下では特別な誘因なく致死的な出血を生じる危険がある．

となる．そのほか，肺動脈などの分岐部に生じる騎乗血栓 saddle thrombus や僧帽弁膜症に随伴して拡張した左心房内に生じる球状血栓 ball thrombus などがある．

b　塞栓の種類

　動脈系の栓子は動脈瘤，心臓弁膜症，心腔内の壁在血栓などに由来する．静脈系の栓子の 80％以上は深部静脈，すなわち下肢静脈や骨盤内静脈に由来する．**深部静脈血栓症 deep vein thrombosis(DVT)** による**肺血栓塞栓症 pulmonary thromboembolism(PTE)** はときに致死的で，手術後や長期臥床など下肢筋の収縮・伸展が低下する場合に生じやすく，高齢者や肥満などの高リスク患者には予防措置がとられる．その他，骨折時には**骨髄塞栓**や**脂肪塞栓**を生じることがある．**羊水塞栓症**は分娩時に羊水が母体血に混入するもので，肺塞栓やアナフィラクトイド反応による血管の攣縮，播種性血管内凝固症候群(DIC)を併発し死亡率が高い．**潜函病**では急激な減圧により組織中の窒素ガスが気泡化して脳などに塞栓症を起こす．また，**空気塞栓**は医原性に血管内操作の合併症としても生じることがある．感染性心内膜炎や敗血症では細菌を含む**感染性栓子**が他

臓器に塞栓を形成する．免疫不全の患者では侵襲性真菌症により真菌塊による塞栓を生じることがあり，日本住血吸虫症では虫卵が門脈を塞栓し肝硬変に至る．癌細胞は血管やリンパ管内を経由して転移するが，**肺腫瘍塞栓性微小血管症 pulmonary tumor thrombotic microangiopathy (PTTM)** では，肺の末梢血管に多数の腫瘍栓と血管内膜の増殖反応による狭窄を生じ，呼吸不全や肺高血圧症が急激に進行する．

> 　**エコノミークラス症候群**とは，狭い航空機の座席に長時間座ることにより深部静脈に血栓を生じる病態で，肺血栓塞栓症を合併して呼吸困難や重症例では死亡することもある．航空機のエコノミークラスの乗客に限らず類似した病態は**旅行者血栓症**と呼ばれ，災害時の車中泊などでも同様のリスクが指摘されている．

c　血栓の転帰

　小さい血栓は自然に，あるいは抗凝固薬に反応し軟化，溶解する．経過の長い血栓では器質化を生じ，まず表面を内皮細胞が被い，周囲組織から線維芽細胞が侵入し肉芽組織を形成，やがて瘢痕化し肥厚した血管壁に取り込まれる．陳旧化した血栓にはしばしば石灰化や骨化を伴う．閉塞性血栓では内部に新生血管を生じ，**再疎通 recanalization** が起こる．

> 　動脈内では血小板に富む血栓が形成されやすく，冠動脈血栓症やインターベンション（カテーテルによる血管形成術）後には抗血小板薬である**アスピリン**（TXA$_2$放出阻害）がよく用いられる．静脈内ではフィブリンの多い血栓が形成されやすく，深部静脈血栓症や心房細動患者などの心原性脳梗塞の予防や治療には**ワーファリン**（ビタミンK依存性凝固因子Ⅱ，Ⅶ，Ⅸ，Ⅹの合成阻害）や，近年はトロンビン阻害薬やⅩa阻害薬などの**直接経口抗凝固薬 direct oral anticoagulants（DOAC）**がよく用いられる．経静脈的に投与されるヘパリンもアンチトロンビンⅢに結合し，その抗凝固活性を数千倍に亢進させる．

d　播種性血管内凝固症候群

　本来，出血箇所のみで働く凝固系が過剰に亢進し，全身の微小血管内に多発血栓を生じた病態を**播種性血管内凝固症候群 disseminated intravascular coagulation（DIC）**という（☞図Ⅲ・5・4，230頁）．重症感染症，悪性腫瘍の末期や白血病，ショックや胎盤早期剥離などの産科的疾患などの基礎疾患を有する患者に多くみられる．諸臓器に阻血性障害を生じ，さらに多量の血小板や凝固因子の消費と二次的な線溶亢進による出血傾向により重篤な**多臓器不全 multiple organ failure（MOF）**を招く．検査値の異常として血小板数減少，凝固因子の消費によるプロトロンビン時間の延長，フィブリノーゲンの減少，アンチトロンビン活性の低下，線溶亢進によるフィブリン分解産物FDPやDダイマーの増加を示す．しばしば肺や腎糸球体の毛細血管に硝子血栓 hyaline thrombus を生じるが，線溶亢進が強い症例では確認が難しいことも多い．

5　虚血と梗塞，チアノーゼ

a　虚血と梗塞

　組織に必要な血流が得られない病態を**虚血 ischemia** という．一過性の虚血による組織障害は可逆性であるが，虚血が持続すると臓器の萎縮や線維化をもたらす．また，さらに高度な虚血による組織の壊死を**梗塞 infarction** と呼ぶ．血栓塞栓症，血管の攣縮（スパスム spasm）や血流分布

の異常により発症し，主要臓器の広範な梗塞は重篤な機能障害や死に至る．心筋梗塞や腎梗塞では，蛋白が凝固して組織構築を残したまま細胞死に陥る(凝固壊死)を呈し，一方，脳梗塞では脂質が豊富なため融解壊死(軟化)をきたす．血流の乏しい梗塞部は白色梗塞(貧血性梗塞)となるが，出血を合併して赤色梗塞(出血性梗塞)を示す場合もある．栄養血管と機能血管を有する肺(気管支動脈と肺動脈)や肝臓(肝動脈と門脈)ではうっ血を背景とした出血性梗塞を生じやすい．また，カテーテルによる血管内治療により梗塞部に血流再開を得た場合にも，出血性梗塞を伴う虚血再灌流障害 ischemia-reperfusion injury を生じることがある．梗塞部では血流支配領域に一致した境界明瞭な実質組織の脱落を示すことが多い．末梢で栄養血管相互の吻合に乏しい構造を終動脈 end artery と呼び，高血圧や加齢による腎硬化症(細動脈硝子様硬化症)では，くさび形梗塞を生じる．

b　チアノーゼ

生体での酸素の運搬は鉄を担体としたヘモグロビンの酸化還元反応による．還元ヘモグロビンが増加し(5g/dl 以上)，皮膚や粘膜が青紫色調を示す徴候をチアノーゼ cyanosis という．

1) 末梢性チアノーゼ

寒冷曝露，レイノー(Raynaud)現象(膠原病や振動病でみられる末梢血管の攣縮による皮膚の色調変化)，閉塞性動脈硬化症，バージャー(Buerger)病(閉塞性血栓性血管炎)などで生じる．

2) 中枢性チアノーゼ

呼吸器疾患(肺炎，喘息，肺気腫など)による呼吸不全や先天性心臓病 congenital heart disease (CHD)などで生じる．先天性心臓病では，大循環系と肺循環系に異常短絡(シャント shunt)があり，大循環系に静脈血の混入が多い右-左シャントがあるとチアノーゼを示す．特徴的な症状として，静脈灌流を増加させるための蹲踞(うずくまり)の姿勢，太鼓ばち指(低酸素による肥大性骨関節症)，代償性の多血症や奇異性塞栓症がある．奇異性塞栓症では，静脈系の栓子がフィルターの役割を果たす肺を通らず，直接シャントを介して動脈に混入し脳梗塞や脳膿瘍を起こす．先天性心臓病は病初期からチアノーゼを示すチアノーゼ性［ファロー(Fallot)四徴症，大血管転移など］と病勢の進行によりチアノーゼを生じる非(遅発)チアノーゼ性(心房ないし心室中隔欠損症や動脈管開存など)に分類される．後者で肺高血圧症 pulmonary hypertension を合併し，チアノーゼを示すものをアイゼンメンジャー(Eisenmenger)症候群という(図Ⅱ･3･6)．

6　ショック

全身性の急激な末梢循環不全をショック shock と呼び，重要臓器の機能維持が困難となり，生命に危険が及んだ病態である．ショック状態になると血圧が低下し，代償的に交感神経緊張状態となる．そのため，頻脈，顔面蒼白，冷汗を生じ，さらに乏尿，意識障害などの臓器症状が現れる．また，嫌気的代謝により乳酸やピルビン酸が蓄積するため代謝性アシドーシスも進行する．治療抵抗性の不可逆性ショックに陥ると死に至る．

1) 循環血液量減少性ショック　hypovolemic shock

大量の出血による出血性ショックや脱水，重症熱傷(毛細血管透過性が亢進し脱水が進行)など

病初期（軽症例）　　　　　アイゼンメンジャー症候群
肺血管抵抗：小さい　　　　　肺血管抵抗：大きい

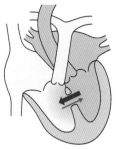 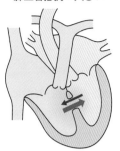

左-右シャントが優位　　　　　右-左シャントが優位
チアノーゼ（−）　　　　　　　チアノーゼ（＋）

**図Ⅱ・3・6　心室中隔欠損症におけるチアノーゼとアイゼン
メンジャー症候群の発症**
病初期は心室中隔の欠損孔を通して圧の高い左心系から右
心系へのシャント血流（赤矢印：動脈血）が優位である（左
図）．ところが，肺血流量の増大が持続するとしだいに肺血
管床の器質的変化を生じ，右心系の圧（肺動脈圧）が上昇
（＝肺高血圧症），やがて左心系の圧（体血圧）を凌駕するよ
うになると逆（右-左）シャント血流（青矢印：静脈血）が優
位となり，酸素が少ない血液が全身に送られるためチア
ノーゼを発症する．この頃には肺血管床の器質的変化も非
可逆性となっており，欠損孔の閉鎖を行ってもかえって肺
血流量が減少し換気ができなくなるため，根治手術は困難
となる（右図）．

によるものがある．

2）血液分布異常性ショック distributive shock

　特定抗原へのアレルギー反応による**アナフィラキシーショック** anaphylactic shock，重度の感
染症でみられる**敗血症性ショック** septic shock や脊髄損傷による**神経原性ショック**では末梢血管
が拡張し，血液がプールされることにより，重要臓器の血流が損われる．グラム陰性菌感染によ
る敗血症では菌体壁に由来する**エンドトキシン**が放出され，高サイトカイン血症（サイトカイン
ストーム cytokine storm）を惹起して多臓器不全（MOF）や DIC に至る．

3）心原性ショック cardiogenic shock

　心筋梗塞，弁膜症，心筋炎，心筋症や不整脈などの心疾患による低拍出状態によって生じる．

4）心外閉塞・拘束性ショック obstructive shock

　収縮性心外膜炎や心タンポナーデなど，心臓自体は正常であっても，心臓の動き（心腔の拡張）
が妨げられる場合や肺塞栓，緊張性気胸による心外での血流の阻害による．

4　進行性病変

　組織や臓器の傷害，破壊，部分的欠損に対して，新生組織で補修・代償しようとする機序を修復 repair といい，この際に現れる変化を退行性病変に対して進行性病変という．修復のための組織新生(再生)には細胞増殖が必要であり，通常は元と同じ細胞が新生するが，異なる組織が新生する化生という現象を伴うこともある．また，結果的に肥大や過形成という現象を伴うこともある．

1　細胞増殖と再生

a　細胞増殖

　修復機転の過程で主役を演じるのは細胞増殖である．細胞増殖の周期は G1 期(DNA 合成前期)，S 期(DNA 合成期)，G2 期(分裂前期)および M 期(分裂期)からなり，細胞分裂を行わない休眠細胞は G0 期と呼ばれる状態にある．そして，体内の細胞はその増殖能により，常に細胞分裂を繰り返す持続分裂細胞 continuously proliferating cell(幹細胞 stem cell，前駆細胞 precursor cell)，通常は休止期にあるが刺激により増殖期に入る静止細胞 quiescent cell(肝細胞，血管内皮，線維芽細胞など)，分裂増殖能を失っている最終分化細胞 terminal differentiated cell の大きく 3 種に分類される．また，最終分化細胞はさらに一定の寿命があり生理的に失われながら補充される定寿命細胞 life-limited cell(消化管粘膜，皮膚，血液細胞など)と基本的に失われると補充されない終身細胞 lifelong cell(中枢神経，心筋)に分けられる(図 II・4・1)．なお**分化 differentiation**とは，単純で同質のものからしだいに複雑で異質のものに分かれていくこと，すなわち未熟な細胞が機能を獲得しながら形態的にも変化していくことである．

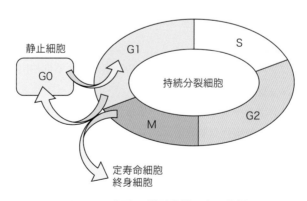

図 II・4・1　細胞の増殖動態による分類

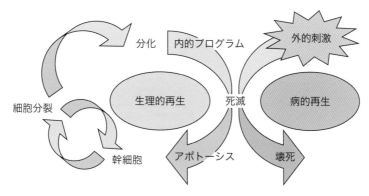

図II・4・2　細胞増殖と生理的および病的再生

b　各組織の再生

　形態や機能が以前とまったく同じ状態に回復するのを完全再生と呼び，それが不十分なものを不完全再生という．皮膚の表皮，粘膜上皮，造血組織など，内的プログラムにより消失した細胞や組織がたえず補充され恒常性を維持している状態を生理的再生といい，常に完全再生である．これに対して外的刺激による細胞や組織の死滅に対する再生を病的再生といい，肉芽組織を伴った不完全再生であることが多い（図II・4・2）．

　再生能力に関しては，種別や組織の種類などにより異なっている．進化した動物種ほど再生能力は弱い．個体発生的には幼若な個体ほど再生力が強く，とくに発生初期には再生力が著明であり，老年期には再生力は弱い．個体の各組織では，分化した細胞や組織ほど再生力が弱く，分化の低い細胞ほど再生力は強い．

　臓器や組織別で再生力は異なる．表皮，粘膜上皮，造血組織，末梢神経，骨，結合組織などは再生力が強い組織である．一方で，腺上皮，骨格筋，平滑筋，軟骨などは適当な刺激のもとでは増殖する可能性があるが，その再生力は弱い．中枢神経細胞や心筋は再生しないと考えられていたが，最新の研究ではこれらも再生能力があることが判明している．また，肝臓，膵臓，腎臓，内分泌腺などの実質臓器では，細胞増殖は組織欠損部の近くだけでなく，残存部全体に再生が起こり，代償性肥大に近い性格のものである．

2　化　　生

　いったん分化を完了した高等動物の各細胞・組織は原則としてまったく異なった細胞・組織を新生することはない．しかし，ある分化した組織が別の方向に分化した組織に変わることがあり，この現象を**化生** metaplasia という．化生は新しい方向への分化であり，環境条件の異常により形質発現の様式が変化して起こると考えられるが，原則として上皮組織相互間あるいは間葉系組織相互間に限られる．化生の誘因としては，機械的あるいは炎症による慢性刺激のほかホルモン，組織誘導現象などがあげられる．

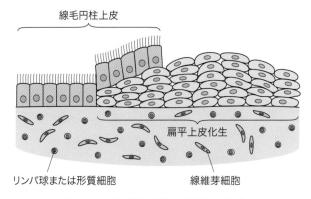

図Ⅱ·4·3　気管支粘膜の扁平上皮化生

　上皮組織の化生では，気管支(線毛円柱上皮)，子宮頸部(円柱上皮)，尿路(移行上皮)，唾液腺や膵臓の導管(円柱上皮)にみられる**扁平上皮化生**(図Ⅱ·4·3)，胃粘膜(円柱上皮)が小腸型上皮へ変化する**腸上皮化生**，小腸や胆嚢に胃幽門腺が出現する(偽)幽門腺化生などがよく知られている．間葉系の化生では，線維性結合組織から軟骨や骨組織へ，また軟骨組織から骨組織への化生などがある．

3　肥大と過形成

　組織または臓器がそれを構成する細胞の増大により容積を増すことを**肥大 hypertrophy** と呼び，この構成細胞の数的増加によるものを**過形成 hyperplasia** と呼ぶ．前者が狭義の肥大であり，後者は数的肥大とも呼ばれるが，両者は相伴って起こることが多く，両者を含めて広義の肥大という(図Ⅱ·4·4)．なお，臓器の容積の増大には組織間成分の増加(浮腫など)によるものもあり，これは**腫大**と呼ばれ，肥大とは区別する．また，筋ジスロトフィー初期において，腓腹部が太くなり，一見筋肥大しているようにみえるが，実際の筋組織自体は萎縮し脂肪で置換されている状態がみられる．この状態を**仮性肥大**と呼び，これも肥大とは区別する．

a 肥　　大

　肥大はその原因により次のように分類される．

　作業肥大：組織・臓器への負荷の増大に対する適応の結果として起こるもの．生理的なものとして運動選手の骨格筋，妊娠時の子宮，病的なものとして心臓弁膜症や高血圧により心臓の負担増大による心肥大や，尿路に狭窄がある場合に上部の管壁(とくに筋層)の肥大がある．

　代償性肥大：一対の臓器のうち一方が機能を失ったときあるいは手術で除去されたとき，残された臓器が肥大すること．腎臓や副腎などのように左右一対ある臓器の一方が侵されたときに，もう一方の同器官に起こる．これは残存する臓器に対する負荷が増大するためであり，作業肥大の一型とも考えられている．また，肝硬変症の結節性肥大や萎縮腎の顆粒状肥大などのように同一器官内でもその一部に脱落が起こると残存組織が代償性に肥大する．

　ホルモン性肥大：ホルモンの過剰分泌により標的臓器に起こる肥大である．妊娠時のエストロ

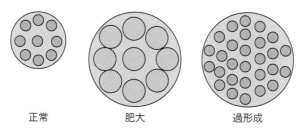

正常　　　　　　肥大　　　　　　過形成

図 II・4・4　肥大と過形成の違い

ゲンによる乳腺肥大と子宮内膜過形成，脳下垂体前葉の好酸性細胞腺腫からの成長ホルモン過剰分泌による**巨人症**や**先端巨大症**などがあげられる．

特発性肥大：原因不明の肥大のことである．特発性肥大型心筋症や内臓全般の肥大(内臓巨大症)などがある．

b 過 形 成

過形成は慢性炎症，内分泌異常，反復する機械的刺激などに対する反応として起こる．炎症性刺激によるものとしては胃過形成性ポリープ，慢性肝炎による再生結節など，ホルモン異常によるものは副腎皮質結節など，機械的刺激によるものとしてはペンだこなどがある．また，過形成の実体は細胞増殖であるので，その組織は腫瘍，とくに良性腫瘍に類似し，それらの鑑別が困難であることが多い．

4　創傷治癒

外傷などの外的刺激による組織の離断あるいは欠損を**創傷**（そうしょう）といい，これに引き続いて起こる各種の病変を経て治癒する過程を**創傷治癒 wound healing** という．創傷治癒において，創面の細菌感染，異物や血腫の存在，不良な接着状態，不良な血行状態などの局所性因子に加え，栄養不良，高年齢，ステロイド投与などの全身性因子は悪影響を及ぼす．

a 創傷治癒の基本過程

創傷治癒の基本過程は，① 滲出（しんしゅつ）(炎症)期，② 増殖期，③ 成熟(瘢痕)期の３段階から構成される(図 II・4・5)．

滲出期では，創傷により組織が離断あるいは欠損した場合，創傷部位に変性・壊死が生じ，組織構成細胞などから炎症調節因子(サイトカイン，蛋白分解酵素など)が放出される．続いて，血中のリンパ球，単核球(後の貪食細胞)などが滲出液として創傷部位へと移動する遊走が起こる．

増殖期では，異物の吸収・排除と**肉芽組織 granulation tissue** の増生による組織の置換(器質化)，欠損した組織成分の再生が行われる．肉芽組織は，肉眼的に鮮紅色の顆粒状の盛り上がりを示すので"肉芽組織"と呼ばれ，創傷治癒に際して重要な役割を演じる．組織学的には，毛細血管，線維芽細胞および筋線維芽細胞からなる幼若な血管結合組織であり，遊走細胞(白血球と貪食細胞)や細胞間線維(膠原線維と好銀線維)を混ずる(図 II・4・6)．創傷における異物は，体外から入った生物ないし無生物，体内でつくられた壊死組織，血栓，炎症性滲出物などが相当する．こ

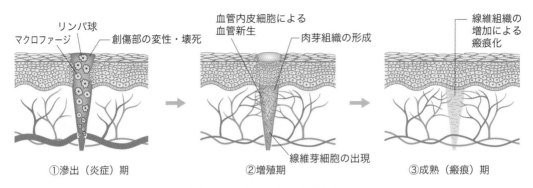

図Ⅱ·4·5　創傷治癒の基本過程

①滲出（炎症）期　　②増殖期　　③成熟（瘢痕）期

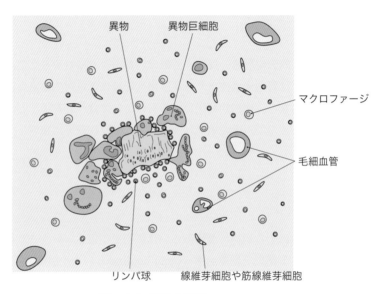

図Ⅱ·4·6　異物肉芽腫

れらの処理は次のような機構で行われるが，異物の種類と量によってそれぞれが単独にあるいは同時に並行して行われる．

　吸収：ごく少量の異物や可溶性の物質が組織中に注入されると，それらは体液に吸収され，血管あるいはリンパ管により運ばれる．

　貪食：異物が好中球やマクロファージ（大食細胞）などの食細胞に摂取される現象を貪食という．細菌などの微生物は容易に貪食される．出血の場合には赤血球や血鉄素（ヘモジデリン）を貪食したマクロファージがみられる．また，異物が大きくて普通のマクロファージでは摂取できない場合や難溶性であるか特殊な化学的性状を有する物質の場合は，マクロファージが多核の**異物巨細胞 foreign-body giant cell** となり異物を貪食する（図Ⅱ·4·6）．

　融解：線維素などある種の異物はそのままでは吸収されず，好中球の蛋白分解酵素により融解

された後，吸収されて処理される．

　器質化：吸収，貪食，融解では異物の処理が困難な場合には，異物の周囲に肉芽組織が形成され，しだいに肉芽組織に置きかわる．その肉芽組織は後に線維化を起こし瘢痕化する．このような肉芽組織による異物処理機構を**器質化 organization** という．

　被包：壊死巣が広範囲で肉芽組織による置換が完全に行われない場合，あるいは壊死物質の性状が肉芽組織の侵入を許さない場合，または硝子片など外来性異物では，周辺を肉芽組織が取り囲み，後にこれが線維性の被膜となり病巣を包み，外部との連絡を断つ．この際残された壊死巣はしばしば石灰化する．

　瘢痕期では，好銀線維の増生に引き続き膠原線維による置換および収縮が起こり瘢痕を残し治癒する．

b　各種臓器の創傷治癒

1）皮　膚

　創傷治癒のうち，手術時の皮膚切開のような組織欠損が少なく，感染もなく，縫合により創面が密着するため形成される肉芽組織の量が少なく，ほとんど瘢痕を残さず治癒する場合を**第一次的治癒**(直接治癒)という．一方で，組織欠損が多い場合は多量の肉芽組織が形成され，これが広い欠損部を充填するのが特徴で，不規則放射状の瘢痕化した局面を形成する(**第二次的治癒**)．

2）胃

　胃潰瘍の修復の過程は皮膚とほぼ同様であるが，難治性潰瘍や癌に併存した潰瘍の外科切除材料においてその組織像をみる機会はしばしばあり，創傷治癒の過程を学ぶにはよい材料である．

　開放性潰瘍の創面においては内腔面から ① 壊死物質と滲出物，② 肉芽組織，③ 線維組織という層構造があり，これらが創傷治癒過程の各段階に相当する．再生した上皮細胞は，創面辺縁から離れるにつれ未熟で扁平な1層の上皮細胞，粘液産生を認める1層の立方上皮，腺構造を有するより分化した腺上皮の順に，すなわち成熟分化していく過程で配列している(図Ⅱ・4・7)．

3）骨

　骨折部には出血，壊死と滲出性変化に引き続き，異物処理と毛細血管の新生とともに幼若な骨芽細胞が増殖して**線維性仮骨**ができる．そして，それらの線維間物質が均質化して類骨osteoidが生じ，類骨の石灰化により線維骨の形成，破骨細胞により線維骨が吸収され層状骨で置換され，最終的に骨梁間に成熟脂肪組織と造血細胞が出現する．

4）脳

　脳梗塞や脳出血により中枢神経細胞が壊死に陥ると，中枢神経においては組織球に相当するミクログリアが崩壊組織を貪食する．その結果，ミクログリアは著しく大きくなり，ミエリンを貪食して細胞質は淡明で泡沫状となるため，脂肪顆粒細胞 fat granular cell と呼ばれる．また，中枢神経においては線維芽細胞に相当する星細胞が増生して，他組織における肉芽組織に対応するグリア結節(グリオーシス)を形成する．

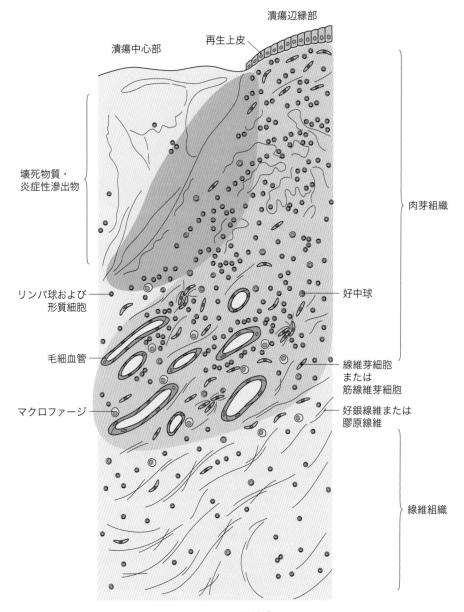

潰瘍辺縁部

潰瘍中心部　　　　　　　再生上皮

壊死物質・
炎症性滲出物

肉芽組織

リンパ球および　　　　　　　　　　　　　　好中球
形質細胞

毛細血管

線維芽細胞
または
筋線維芽細胞

マクロファージ

好銀線維または
膠原線維

線維組織

図II・4・7　胃潰瘍

5 炎症と免疫

1 炎 症

　蜂や蚊などの虫に刺されると，局所は赤くなり(発赤)，腫れて(腫脹)，熱をもち(発熱)，痛み(疼痛)やかゆみを感じることをしばしば経験する．このように何らかの刺激・侵襲に対して生体が示す局所的な反応を**炎症 inflammation** という．このような変化は西暦紀元前の古くから知られており，西洋医学に深い影響を与えたギリシャ医学においてもセルスス(Celsus, BC30-AD38)は，**発赤，腫脹，発熱，疼痛**をあげて炎症の四大主徴としたが，これらは急性炎症の肉眼的特徴をよく表現している．さらにガレノス(Galenos, 129-201)は第五の主徴として**機能障害**を付け加えた(図Ⅱ・5・1)．

　炎症は本来生理的なものであり，生体を防御し，傷害された組織を修復・治癒させるという合目的な要素をもつ．したがって，生体に炎症が起こらなければ，その方がかえって病的といえる．しかしその反面，炎症は正常な自己組織に対しても傷害的に働く場合や，行きすぎた反応を示す場合がみられ，必ずしも生体に有利に働くものでもない．古くから「炎症は局所を犠牲にして全身を守る反応である」と考えられてきたのはこれらの理由による．

　炎症変化は単一な病変ではなく，微小循環系を中心として，ある一定の反応経路が順を追って連鎖反応的に展開されるしくみになっている．それには，血液から動員される血漿成分，白血球，血小板，および組織局所にあらかじめ存在(常在)する組織球(マクロファージ)，肥満細胞，線維芽細胞，血管内皮細胞などが関与する．さらに炎症局所で産生された多彩な化学伝達物質も機能する．また，局所の炎症反応もその程度が高まると，その影響は局所にとどまらず全身的な反応を伴ってくる．

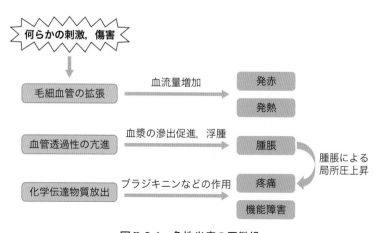

図Ⅱ・5・1　急性炎症の五徴候

a　炎症の原因

　生体は外部からのさまざまな有害因子(外因)の攻撃にさらされており，一方，体内にも絶えず有害因子(内因)が産生され炎症の原因となる．これらの起炎因子の違いによって，炎症が比較的早く(数日〜数週間)終息する場合(急性炎症)と，逆に長期間(数ヵ月以上)にわたって継続する場合(慢性炎症)がある(☞ d 炎症の分類，52頁)．

　外因：無生物によるものとして，熱，冷却，機械的外傷，紫外線，放射能などの物理的因子と，強酸や強アルカリ薬品やヘビ毒などの化学的因子がある．生物学的因子としては細菌，ウイルス，寄生虫などの病原生物の感染が重要であり，内・外毒素の産生や，細胞・組織内での病原体の増殖による傷害が炎症を引き起こす．

　内因：体内の免疫機序によって産生された免疫複合体 immune complex が組織に沈着することによって起こるアレルギー性炎症や，代謝障害によって生体内に生じた尿酸塩結晶の沈着(痛風)や結石(尿路・胆道)などの異常代謝産物が原因となることがある．

b　炎症に関与する細胞と化学伝達物質

　後述する炎症局所にみられる一連の基本病変のほとんどは，次に述べる炎症の現場に集まってきた細胞と，局所で産生された**化学伝達物質 chemical mediator** によって引き起こされる．

1) 炎症に関与する細胞

　炎症に関与する細胞は多彩であり，血液中を循環している白血球や血小板，組織内に常在している組織球(マクロファージ)，肥満細胞，線維芽細胞や血管内皮細胞などに分けられる．その中で炎症の主役を演じる白血球，組織球，肥満細胞を炎症細胞という(図II・5・2)．白血球には好中

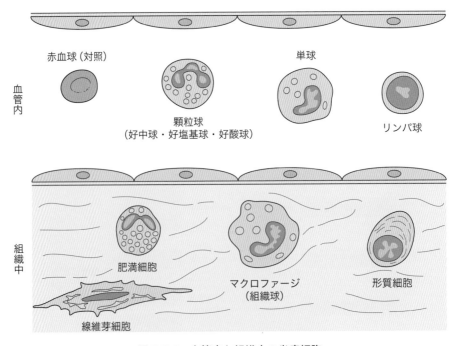

図II・5・2　血管内と組織中の炎症細胞

球，好塩基球，好酸球に分類される顆粒球系白血球(多形核白血球)と，リンパ球，形質細胞，単球(マクロファージ)の単核球系白血球が含まれる．

（a）好中球 neutrophil leukocyte

直径は約 15 μm であり，桿状あるいは 2〜5 葉の多分葉状の核を示し，細胞質内には微細顆粒を多数もっている．遊走能 chemotaxis，貪食能 phagocytosis，殺菌作用が活発で，好中球に取り込まれた細菌は活性酸素や抗菌ペプチドにより殺菌され，リソソーム酵素で消化される．また，周辺の有害物質を融解して炎症局所からの除去を容易にする．しかし，過剰に産生・放出された活性酸素やリソソーム酵素は，かえって傷害性に働くこともある．

（b）好塩基球 basophil leukocyte

好中球と同大で，桿状あるいは分葉状の核をもち，細胞質に塩基性色素でよく染まる顆粒を含み，Ⅰ型アレルギーに関与するヒスタミンなどの活性アミンを保有する．肥満細胞 mast cell も同様の性状をもち，細胞表面に存在する IgE 受容体に IgE が結合すると脱顆粒が起こり，化学伝達物質が放出される．

（c）好酸球 eosinophil leukocyte

直径はほぼ好中球と同大で，核は桿状あるいは分葉状を示し，細胞質内には酸性色素で染まる顆粒をもっている．Ⅰ型アレルギーや寄生虫の感染で組織中に多数出現する．特殊顆粒に含まれる主要塩基性蛋白 major basic protein（MBP）は寄生虫に対して毒性作用があり，ヒスタミナーゼはヒスタミンを不活性化する．また，IgE 免疫複合体の貪食や傷害組織修復因子の放出など炎症の抑制方向に働く．

（d）マクロファージ macrophage，単球 monocyte，組織球 histiocyte

血管内単球の大きさは直径約 17 μm と血液中の炎症細胞の中で最も大型で，豊富な細胞質とくびれた核をもっている．血管外に遊出し活性化した単球は，活発な食作用により異物処理を行うことから大食細胞(マクロファージ)と呼ばれる．それと同時に種々の免疫機能に関与し，生体防御において重要な役割を果たす．マクロファージを大別すると，炎症刺激により血管内から遊出した単球が炎症局所で滲出性マクロファージに変化した場合と，肝類洞壁のクッパー(Kupffer)細胞のように，あらかじめ組織内に定住した単球が臓器特有の機能を獲得して常在型マクロファージ(組織球)に変化した場合がある．さらに，これらの単球・マクロファージ系細胞はリンパ組織に存在する樹状細胞などの抗原提示細胞を含めて単核球貪食細胞系 mononuclear phagocytic system（MPS）と一括して呼ばれている．異物や細菌の処理の場合に，マクロファージは類上皮細胞，黄色腫細胞(脂肪貪食マクロファージ)，心臓病細胞(ヘモジデリン貪食マクロファージ)などに変化する．また，相互に融合して一つの多核巨細胞に変化することがあり，異物処理にあたる異物型巨細胞，結核結節やサルコイド結節などに出現するラングハンス(Langhans)型巨細胞などがある(図Ⅱ・5・3)．

（e）リンパ球 lymphocyte，形質細胞 plasma cell

リンパ球は細胞の直径が約 12 μm と，白血球中で最も小さい細胞であり，きわめて細胞質に乏しいため，組織内では濃染した円形核が裸のよう(裸核状)にみえる．リンパ球には T 細胞群や B 細胞群など多様な亜型が存在し，T 細胞群は細胞性免疫，B 細胞群は液性免疫を担う．形質細胞

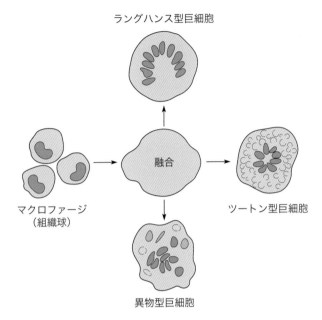

ラングハンス型巨細胞

マクロファージ
（組織球）

融合

ツートン型巨細胞

異物型巨細胞

図 II・5・3　マクロファージ（組織球）の巨細胞化

はBリンパ球が血管外で抗体産生細胞に分化したものである．比較的豊富な細胞質内には粗面小胞体がよく発達して多くのリボソーム RNA をもつため，塩基性に染色される．核は粗面小胞体やゴルジ（Golgi）装置の発達により偏在している．多くの組織ではIgG産生の形質細胞が多数を占めるが，消化管などの粘膜組織では IgA 産生の形質細胞が主体である．

2）炎症に関与する化学伝達物質

（a）血管透過性因子

炎症刺激が加わると，細静脈部分の内皮細胞の間隙が開き，血漿成分は自由に血管外に滲出する．この現象は血管透過性亢進と呼ばれ，次に述べる透過因子が関与することが知られている．また，これらの物質の中では血管透過性亢進作用以外に血管拡張，平滑筋収縮，疼痛発現などの働きを示すものもある．

（i）血漿中の酵素系由来の因子

血漿中の酵素系の活性化物質には透過性亢進作用をもつものがある．代表的なものとしては，**キニン系のブラジキニン**（カリクレインの作用によりキニノーゲンが活性化したもの）と**補体系の**C3a/C5a，さらに**血液凝固・線溶系**では，活性化ハーゲマン（Hageman）因子やプラスミンにもブラジキニン系を介して間接的に血管透過性を亢進する作用がある．

（ii）細胞由来の因子

アミン系としては，主として肥満細胞から放出される**ヒスタミン** histamine と血小板由来の**セロトニン** serotonin〔5-hydroxytryptamin（5-HT）〕がある．これらのアミンは透過性亢進と同時に血管拡張作用を有する．また，ヒスタミンには気管支収縮作用があり，アレルギー性気管支炎の発症に重要な関わりをもつ．

アラキドン酸代謝産物であるプロスタグランジン prostaglandin は炎症局所で細胞膜のリン脂質から遊離し，直接的に血管透過性を亢進すると同時に，ブラジキニンの作用を高めることにより間接的に透過性を高める．

一酸化窒素 nitric oxide(NO)は，炎症性サイトカインである腫瘍壊死因子 tumor necrotizing factor-α(TNF-α)の刺激により血管内皮細胞やマクロファージから放出され，透過性亢進と同時に血管拡張作用を示す．

（b）白血球走化性因子

炎症局所では，白血球も細静脈部分の内皮細胞間の接合部を通過して組織へ遊出し，さらに走化因子の濃度勾配に応答して一定方向に移動する化学走化(ケモタキシス chemotaxis)と呼ばれる現象によって組織内を走化(遊走)していく．

好中球の走化因子としては，補体分解産物である C3a，C5a，アラキドン酸の誘導体であるロイコトリエン leukotriene や炎症性サイトカインである IL-8 などがある．これらの因子は細胞膜に細胞接着分子の発現を高めて好中球と血管内皮との粘着性を高め，血管外への遊出を促進する．肥満細胞から放出された好酸球走化因子 eosinophil chemotactic factor of anaphylaxis(ECF-A)は好酸球を炎症局所に呼び集める．

（c）炎症性サイトカイン

炎症局所でマクロファージにより産生される IL-1(interleukin-1)，TNFα によって誘導された IL-6 あるいは IL-8 などの炎症性サイトカインは一連の炎症反応の開始のカギとなる．これらのサイトカインは白血球や血管内皮細胞を活性化して接着分子の発現，増殖因子の分泌，一酸化窒素の産生などに関与する．また，IL-1 は発熱因子としても知られている．

敗血症のような高度な侵襲時においては高サイトカイン血症となることがあり，このような病態は全身性炎症反応症候群 systemic inflammatory response syndrome(SIRS)と提唱されている．

c　炎症局所にみられる基本的変化

炎症の生起から終息までは，ある程度共通した経過をたどり，① 組織の変性・壊死(退行性変化)，② 循環障害と滲出機転，③ 組織の増殖・修復(進行性変化)の三つの過程に分けることができる．炎症の前半では前二つ(①，②)の変化が主であり，後半では進行性変化(③)が主役となる．

1）組織の変性・壊死

さまざまな原因により細胞や組織が傷害され，その後に起こるすべての炎症反応の引き金となる．その際主役となるのが，崩壊した細胞や血小板などから放出されるヒスタミンやプロスタグランジンなどの種々の化学伝達物質である．

2）局所の循環障害と滲出機転

（a）微小循環の変化

通常の微小循環系は毛細血管前括約筋の収縮により大部分が閉じた状態にあり，主要経路と呼ばれる部分にだけ十分な血流がみられる(図Ⅱ·5·4A)．組織傷害が加わるとまず一過性の細動脈の収縮による虚血が起こるが，ただちに傷害部位の血管はヒスタミンやブラジキニンなどの化学伝達物質の作用を受けて拡張し，微小循環系は血液に満たされて充血状態となる(図Ⅱ·5·4B)．次いで毛細血管床-細静脈領域では血管の拡張により血液量は増加するが血流はゆるやかになり

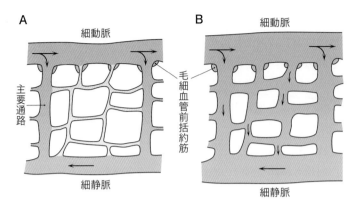

図Ⅱ・5・4　炎症局所の微小循環系の変化
A：正常，B：炎症局所

表Ⅱ・5・1　滲出液と漏出液の違い

	滲出液	漏出液
原因	炎症	非炎症，循環不全など
性状	混濁，血性，膿性	淡黄色，透明
比重	1.018 以上	1.015 以下
蛋白濃度	4.0 g/d*l* 以上	2.5 g/d*l* 以下
リバルタ反応*	陽性	陰性
線維素	多量	微量
細胞	白血球，リンパ球など	組織球など
疾患	胸膜炎，悪性腫瘍，自己免疫疾患など	うっ血性心不全，肝硬変，ネフローゼ症候群など

*蛋白量を反映する簡易的な定性検査

うっ血状態になる．

（b）滲　出

血管内の血漿成分や血球成分が血管外に漏れ出てくる現象を滲出（しんしゅつ）exudation といい，炎症局所は浮腫状となる．

血漿成分の滲出：炎症の場合に血管外に出る液を滲出液という．うっ血や低蛋白血症などの炎症以外の原因で血管から漏れ出る漏出液と違い，蛋白量が多く比重も高く［リバルタ（Rivalta）反応陽性］，白血球などの多数の浮遊細胞を含んでいる．透過性が著しく亢進した場合は，血漿中のフィブリノーゲンが滲出してフィブリン（線維素）が析出することがある（表Ⅱ・5・1）．

血管透過性亢進は二相性を示し，ヒスタミンなどが関与して炎症刺激直後から30分程度で終息する弱い反応と，その後からはじまり2〜5時間でピークに達し，8時間頃までには終息する強い反応に分かれる．血漿蛋白が透過する部位は細静脈であると考えられており，化学伝達物質によっ

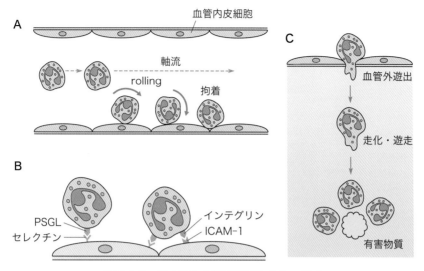

図 II·5·5　好中球の血管外遊出と走化・遊走

A：好中球の rolling と拘着
B：rolling 時は PSGL とセクレチンが結合し，拘着時にはインテグリンと ICAM-1
　　の結合が加わり，細胞同士はさらに強く接着する．
C：好中球の血管外遊出と走化因子の濃度勾配に沿った走化・遊走

て血管内皮細胞が収縮し，それにより内皮細胞の接合部が開いて血漿成分が血管外に滲出する．

　白血球の遊出・走化：通常，白血球は血流の中心軸(軸流)に沿って流れているが，走化因子の刺激により血管内腔の辺縁部(辺縁流)に沿って流れるようになり，白血球と内皮細胞は接触し，転がるように移動する(rolling)(図 II·5·5A)．さらに，その接着は強くなり白血球はその場に固定される(拘着)．この際，活性化された白血球の膜表面に発現される P-selectin glycoprotein ligand-1(PSGL)とインテグリン integrin，および内皮細胞の膜表面に発現されるセレクチン selectin と intercellular adhesion molecule-1(ICAM-1)などの接着分子が重要な関わりをもつ(図 II·5·5B)．

　次いで，白血球は内皮細胞の接合部に偽足を伸ばし，内皮細胞間と基底膜を通過して血管外に遊出する．血管外に出た白血球は走化因子の濃度勾配に応答して一定方向に移動する化学走化(ケモタキシス)により，組織内を走化(遊走)していき炎症の原因となった有害物質の周囲に集まる(図 II·5·5C)．

　病巣に集まった好中球は病原体，異物，壊死物質などの有害物質を貪食したり，外部にリソソーム酵素を放出して有害物質を融解させる．好中球で処理できなかった有害物質は遅れて浸潤してくるマクロファージによって処理される．その後，リンパ球・形質細胞が浸潤して免疫反応を介して病原体の排除に働く．

3）組織の増殖

　病原体の除去が一段落すると，化学伝達物質に対する抑制因子，あるいは産生された化学伝達物質自体のフィードバック機構により炎症反応が落ち着く．その後，組織の増殖がはじまり，損

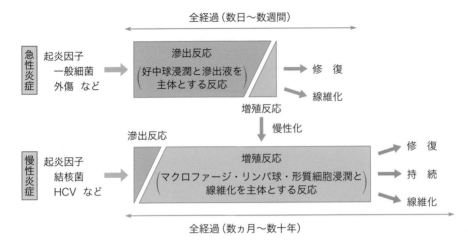

図II·5·6　急性炎症と慢性炎症

傷を受けた組織や欠損した組織の修復がはじまる．構成成分は肉芽組織であり，線維芽細胞と線維成分，毛細血管，白血球からなる．この段階における細胞の増殖には，線維芽細胞増殖因子 fibroblast growth factor（FGF）や上皮細胞増殖因子 epithelial growth factor（EGF）などの多種の因子が関与する．修復過程が進むにつれて肉芽組織内の白血球や毛細血管は減少し，線維成分が増加（線維化）していく．最終的には，皮膚組織のように再生能力の高い場合は，肉芽組織を足場にして本来の組織の再生が図られるが，心筋のように再生能力に欠ける場合は線維成分が残存して瘢痕 scar と呼ばれる組織によって置換される．原因となる起炎因子が除去されずに残存する場合，炎症は遷延して慢性炎症に移行する．

d　炎症の分類

1）急性炎症と慢性炎症

　炎症はさまざまな経過をたどり，その時間的経過や組織反応の特徴により急性炎症と慢性炎症に分けられている（図II·5·6）．

　時間的経過にははっきりした定義があるわけではないが，急激に発症し早期に終息する場合を急性炎症といい，一般的には数日〜数週間の経過をたどる．一方，起炎因子がうまく処理できずに急性炎症が遷延した場合や，最初から緩やかに発症して長期にわたって炎症が持続する場合を慢性炎症という．炎症は数ヵ月以上あるいは数十年にわたって継続する場合がある．前駆症状としての急性炎症が目立たない場合もある（図II·5·6）．

　一方，「急性」と「慢性」という用語は炎症の持続期間に加えて，前述した基本的な組織変化を考え合わせて使われている．つまり，病理組織学的に好中球の浸潤と滲出液（滲出変化）を主体とする病変を**急性炎症**とし，マクロファージ，リンパ球と形質細胞の浸潤および線維化（増殖変化）を特徴とする病変を**慢性炎症**としている（図II·5·6）．

2）主座による分類

　炎症が起きている臓器や組織に炎という語を付けて，脳炎，胃炎，肝炎，筋炎，脂肪織炎などのように呼ぶ．また，炎症の対象が，その臓器の機能を担っている実質組織なのか，それを支持

する間質の組織であるかによって，実質性炎と間質性炎に分けられる．たとえば，肺の実質である肺胞腔内での炎症を気管支肺炎といい，肺胞壁，血管や気管支周囲の結合組織を炎症の場とした場合は間質性肺炎という．

3）組織学的変化による分類

（a）滲出性炎 exudative inflammation

滲出性変化が目立つ炎症をいい，滲出物の性状によりさらに細分される．

（i）漿液性炎 serous inflammation

滲出液の成分は血清成分とほぼ同じでフィブリノーゲンはほとんど含まず，細胞成分は比較的少ない．熱傷や虫刺されの場合の水疱や蕁麻疹などのアレルギー性の腫脹がこれにあたり，起炎刺激がおさまると漿液は吸収されて，多くの場合，後に変化を残さない．消化管，鼻腔や気管支などの粘膜の表層に漿液性炎症が起こり滲出物が粘膜表面に出現した場合を**カタル性炎 catarrhal inflammation** と呼ぶが，同時に分泌物の亢進や粘膜上皮の剥離を伴うことが多い．粘膜の深部には炎症はほとんど波及しない．カタル性炎の代表的なものにアレルギー性鼻炎があり，滲出物のほとんどが体外に排出されるので全身的な影響は少なく，通常は痕跡を残さず治癒するが，慢性化すると粘膜は増殖・肥厚し，しばしば炎症性ポリープ（鼻茸）を形成する．一方，消化管，鼻腔など同部位に発症した非炎症性疾患や循環不全などでは体腔などに漏出液が貯留する．漏出液は滲出液に比較して比重が低く，蛋白濃度も低い（表 II・5・1）．

（ii）線維素性炎 fibrinous inflammation

血管透過性の亢進が高度になり，滲出物はほぼ血漿成分に相当し，多量のフィブリノーゲンを含有している．その結果，炎症巣には線維素網が形成される．この型の炎症は肺胞腔，体腔および粘膜に起きやすい．肺炎双球菌による大葉性肺炎では滲出液が吸収された後に，肺胞腔内に線維素網が形成されるが，浸潤してきた好中球やマクロファージの酵素により分解・吸収される．

> 好中球やマクロファージの酵素による分解・吸収が不十分な場合は器質化が起こり，線維組織によって置き換えられた肺は硬度を増して肉様な弾性をもつようになる．尿毒症などでみられる線維素性心外膜炎では，心外膜表面がまるで毛が生えたようになり，後遺症として心嚢膜との癒着を残すことが多い．偽膜性腸炎や鼻咽腔・咽頭のジフテリアでは，壊死に陥った粘膜の表層を被覆するように，線維素，粘液，壊死物質および好中球などからなる膜様物（偽膜）が形成される．

（iii）化膿性炎 suppurative or purulent inflammation

黄色〜黄緑色調の不透明で粘稠な滲出液である膿 pus の形成と多数の好中球浸潤を特徴とする炎症であり，黄色ブドウ球菌や緑膿菌などの化膿菌の感染により起こる．膿には崩壊した好中球の残骸や，好中球から放出されたリソソーム酵素の作用を受けた細胞や組織の崩壊物が含まれる．

組織内に膿が貯留したものが**膿瘍** abscess であり，結合組織性被膜（膿瘍膜）により被覆され，周囲の正常組織から分画される．組織深部の膿瘍内腔と皮膚表層の間に**瘻孔** fistula が形成され排膿される場合がある．副鼻腔，胸腔や胆嚢のような既存の腔内に膿汁が貯留した場合は**蓄膿** empyema と呼ばれる．

生体の防御力が低下して化膿菌の病原性が上回った場合は，好中球が組織間をびまん性に浸潤し化膿性炎症が広範囲に波及することにより**蜂巣炎（蜂窩織炎）** phlegmon の状態となる．

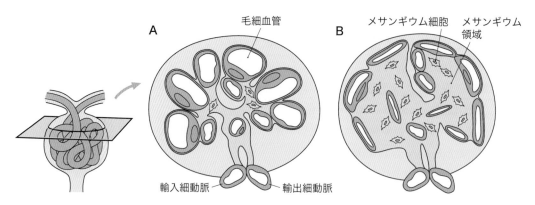

図II・5・7　正常糸球体(A)とメサンギウム増殖性糸球体腎炎(B)

メサンギウム増殖性糸球体腎炎では基質とメサンギウム細胞の増殖によりメサンギウム領域が著明に拡大し，毛細血管は圧迫されている．

（iv）壊死性（壊疽性）炎 necrotizing（gangrenous）inflammation

　炎症局所において組織の壊死が著しく目立つ場合を壊死性炎という．代表的疾患としては劇症肝炎があげられる．この場合，広範囲にわたって（あるいはほぼすべての）肝細胞の壊死・消失がみられる．局所的な壊死の例としては，消化管粘膜の壊死による潰瘍形成や結核病巣における乾酪壊死があげられる．

　一方，壊死に陥った組織がさらに腐敗菌の感染を受け，腐敗分解が進行してアンモニアやアミン類が産生されて，壊死に悪臭のある腐敗が加わった場合を壊疽性炎という．嫌気性菌であるガス壊疽菌が感染すると，壊死組織に多数の気泡がみられ，ガス壊疽と呼ばれている．

> 　炎症巣において著しい出血がみられる場合を**出血性炎** hemorrhagic inflammation といい，血管の損傷や血液凝固系・線溶系の異常が要因となる．出血性大腸炎の原因菌である腸管出血性大腸菌 O-157（H7）が産生するベロ毒素には，血管内皮細胞を傷害する作用があることが知られている．出血性膵炎では，腺房から逸脱した消化酵素により血管壁が破壊され出血が起きる．一方，尿毒症性胃腸炎では，血液凝固障害を伴うために出血性炎となることが多い．

（b）増殖性炎 productive（proliferative）inflammation

　滲出反応に代わって組織の線維成分や実質細胞の増殖を主体とした炎症反応が目立つ場合をいう．持続性の刺激に対して引き起こされ，急性炎症を経て慢性化した過程でみられる増殖変化と，炎症の初期から増殖性炎の像を示す場合がある．

　糸球体腎炎ではメサンギウム細胞や血管内皮細胞の著明な細胞成分の増殖がみられる（図II・5・7）．一方，慢性肝炎・肝硬変や肺線維症では強い膠原線維の増生がみられる．

　増殖性炎の特殊なものとして，特定の原因物質と反応して特殊な肉芽腫を形成する場合があり，とくに肉芽腫性炎として区別する．

（c）肉芽腫性炎 granulomatous inflammation（特異性炎 specific inflammation）

　多核巨細胞を交えた類上皮細胞の増殖を主体とした特殊な肉芽腫の形成を特徴とする慢性炎症の総称である．類上皮細胞層の外側にはリンパ球・形質細胞層および結合組織性被膜が存在する．

多くの場合は乾酪壊死を伴う．類上皮細胞は細胞質に富み，細胞境界が明瞭で，シート状に配列する上皮細胞に似た細胞であり，自ら保有する酵素で処理が困難な結核菌や特定物質を貪食したマクロファージが変化したものである．また，多核巨細胞は数個ないしは数十個の卵円形核を有する細胞で，類上皮細胞が相互に融合したものと考えられている．このときに形成される肉芽組織には，結核菌のような細胞内寄生体あるいは縫合糸や珪素のように消化・貪食によって処理しにくい特殊な起炎物質に対する防壁としての働きがある．また，このような肉芽腫は，病原体や異物の抗原に対して成立した細胞性免疫（Ⅳ型アレルギー）の結果でもある．

> **結核結節**：結核菌のリポ蛋白に対する細胞性免疫，すなわちⅣ型アレルギー機序によりできるもので，類上皮細胞の増殖により形成された肉芽腫の中心部には凝固壊死巣をもつ（図Ⅱ·5·8，図Ⅱ·5·9）．この壊死巣は黄白色調で均一な病変であり，チーズに似ていることから乾酪壊死 caseous necrosis と呼ばれ，結核結節にかなり特異的なものとして他の肉芽腫とは区別される．さらに，馬蹄状に配列する多数の核を有するラングハンス（Langhans）型巨細胞の出現を特徴とする．
> **サルコイドーシス sarcoidosis**：肺，リンパ節，肝臓，脾臓など多臓器にわたって結核結節に似た肉芽腫が多発する原因不明の慢性疾患であり，原因抗原には，アクネ菌や結核菌などの微生物が候補としてあげられる．乾酪壊死を伴わないことから結核結節とは区別される．多核巨細胞の細胞質内に星状小体 asteroid body や石灰化小体（シャウマン体 Schaumann body）を認めることがある（図Ⅱ·5·8）．サルコイドーシスの類上皮細胞はアンギオテンシン転換酵素（AEC）を産生し，血中におけるこの酵素の測定がサルコイドーシスの診断に有用である．
> **ゴム腫 gumma**：梅毒トレポネーマに感染して約3年後の第3期顕性梅毒（臓器梅毒）として，肝臓，精巣，大動脈や皮膚などにできる．肉芽腫の線維化・瘢痕化により，触診するとゴムのような弾性と硬度をもつ．
> **癩結節**：結核やサルコイドーシスに類似する肉芽腫を形成し，皮膚や神経を侵す．
> **異物肉芽腫**：縫合糸や珪素のような貪食・消化が困難な起炎物質に対しては，多数の核が不規則に分布する異物型巨細胞を交えた線維化の強い肉芽腫を形成する．
> **その他**：リウマチ熱，関節リウマチ，真菌症，クローン（Crohn）病，猫ひっかき病などでも肉芽腫がみられる．

e　炎症の全身反応

　炎症は本来局所の生体反応である．しかし，炎症局所では，炎症反応に必要な化学伝達物質や酵素，その作用によって産生された物質あるいは感染した細菌の毒素などのさまざまな物質が混在し，これらの因子が循環系に入ると種々の機構を介して多彩な臨床像や血液成分の変化をみるようになる．これを急性期（相）反応 acute phase reaction と呼ぶ．これらの全身反応はフィードバックして局所に影響を与える．

1）発　熱

　炎症に伴いしばしば発熱がみられるが，発熱物質（パイロジェン pyrogen）が視床下部にある体温中枢を刺激することに起因する．外因性発熱物質の代表はグラム陰性桿菌のリポ多糖体 lipopolysaccharide（LPS）を中心とする内毒素であり，病原体もしくは傷害細胞によって活性化されたマクロファージが産生する IL-1 や TNFα が内因性発熱因子として働く．

2）白血球増多 leukocytosis

　炎症局所で産生される leukocytosis promoting factor（LPF）や colony stimulating factor（CSF）などのサイトカインは骨髄を刺激して白血球を増加させる．化膿性炎症などの急性炎症では好中球，寄生虫感染やアレルギー性炎症では好酸球，慢性炎症ではリンパ球が優位となる．ときには，

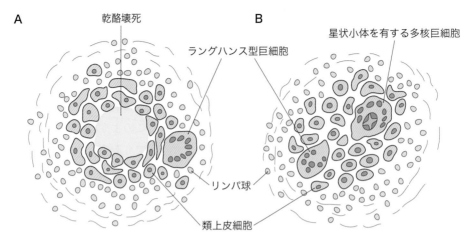

図Ⅱ·5·8　肉芽腫性炎
A：結核結節，B：サルコイド結節

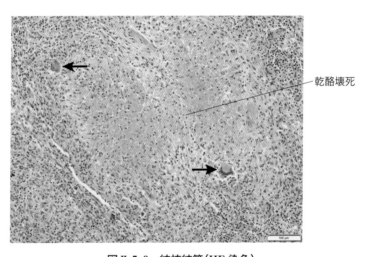

図Ⅱ·5·9　結核結節（HE 染色）
複数の核が馬蹄状に配列したラングハンス型巨細胞（矢印）を交える類
上皮細胞やリンパ球からなる肉芽腫が形成され，中心部に乾酪壊死巣
がある．

白血病と鑑別が困難なほど白血球が増加することもあり，**類白血病反応** leukemoid reaction と呼ばれる．逆に，重症感染症や特定の炎症疾患では**白血球減少** leukopenia の状態になることもある．

3）リンパ節腫大，脾腫

　網内系組織であるリンパ節や脾臓は，病原菌や異物などの捕捉，貪食，抗原処理を行う．病原体やその分解産物がこれらの臓器に到達すると，病原体の直接の破壊侵襲に対する炎症反応が起こりリンパ節腫大や脾腫が生じたり，生体防御としての組織の反応性過形成が起きる．

4）赤血球沈降速度（赤沈）の亢進

　感染症，心筋梗塞，血液疾患，悪性腫瘍などのような炎症性疾患や組織の崩壊を伴う多くの疾

患で赤沈が亢進することが古くから知られている．赤沈は非特異的な反応であり，多くの因子によって規定されているため特定の疾患の診断に役立つものではないが，疾患の程度のスクリーニングや，経過を観察する検査としての意義がある．

5）急性期（相）反応蛋白

急性期の全身反応の中で，血中濃度が上昇する蛋白を**急性期（相）蛋白 acute phase protein（APP）**あるいは**急性期（相）反応物質 acute phase reactant（APR）**と呼ぶ．APP は炎症が起こると 6 時間〜2 日の早期に上昇し，定量が可能なことから，炎症反応に伴って変化する APP の分析，いわゆる臨床検査は病態診断に不可欠なものになっている．

C-反応性蛋白 C-reactive protein（CRP）：肺炎球菌の C 多糖体と沈降反応を示す蛋白で，臨床的に炎症の有用なマーカーである．CRP は主に肝臓で産生され，炎症が発生すると 6〜24 時間以内に急激に増加する．CRP は補体を活性化し，活性化された補体を介して間接的にオプソニン効果を示すことが知られている．オプソニンとはマクロファージや多核白血球の食作用を促進する血清成分の総称である．

> **血清アミロイド A 蛋白 serum amyloid A protein（SAA）**：CRP と同様に肝臓で産生され，炎症が発生すると 6〜24 時間以内に急激に増加する．SAA は慢性炎症や悪性腫瘍などに続発して組織に沈着するアミロイド蛋白の前駆体でもある．
>
> **その他**：プロテアーゼインヒビター（アンチキモトリプシン，アンチトリプシン），凝固・線溶系（フィブリノーゲン，酸性糖蛋白），輸送蛋白（ハプトグロビン，セルロプラスミン）などが知られている．逆に，炎症時に低下する negative 炎症性マーカー（トランスフェリン，トランスサイレチン，アルブミン）もある．

2　免　疫

われわれの体には，外来から入ってきた病原体（ウイルス，細菌など）をきれいに排除するしくみが備わっている．また，同一の病原体が 2 度目に体の中に入ってくると，さらに迅速に排除され，発症から免れることが知られている．この**感染防御システム**は**ワクチン療法**として現在ではさまざまな感染症に応用されている．多種多様な病原体の中で健康に生活するためには，正常かつ正確な免疫監視機構が作動しなくてはならない．さらに，自己の組織や細胞が免疫反応の対象とならないような厳密な制御機構（**自己寛容**）のおかげで，自己と非自己を正確に見分けることが可能である．一方で，免疫システムに何らかの機能異常が生じると，免疫疾患を引き起こしてしまう．感染防御機構に異常が生じれば**感染症，免疫不全症**になってしまう．外来抗原に過剰に免疫反応が生じてしまうのが**アレルギー疾患**であり，自己の成分に誤って免疫反応が起こってしまうのが**自己免疫疾患**である．免疫応答システムが正常に機能できなくなる免疫異常には，遺伝的な要因に加えて生体を取り巻くさまざまな環境的な要因が大きく影響を及ぼしている．種々の免疫疾患の成り立ちを考えるためには，複雑な免疫応答システムを正しく理解する必要がある．

a　免疫応答のしくみ

免疫応答を大別すると，生まれながらに備わった**自然免疫**応答と，生後さまざまな環境の中から多様性を獲得した**獲得免疫**応答がある（図 II・5・10）．両者の決定的な違いは，獲得免疫には記憶機能が備わっているが，自然免疫にはその機能がないことである．つまり，獲得免疫は特定の

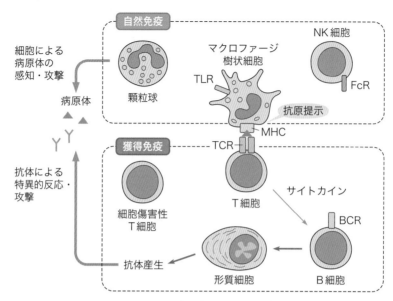

図 II・5・10　自然免疫と獲得免疫

TLR：Toll 様受容体 Toll-like receptor
FcR：Fc 受容体 Fc receptor
MHC：主要組織適合性抗原 major histocompatibility complex
TCR：T 細胞受容体 T cell receptor
BCR：B 細胞受容体 B cell receptor

抗原に対して記憶機能が作動して，多様な抗原に対して効率よく免疫応答が進むのに対して，自然免疫では病原体抗原を記憶することなく攻撃，処理する．

　自然免疫 innate immunity：ウイルスや細菌が体内に侵入すると，自然免疫に関係する免疫担当細胞である**マクロファージ**や**樹状細胞**などが病原体の共通な成分を Toll 様受容体 Toll-like receptor（TLR）によって認識し，免疫応答のスイッチがオンになる．自然免疫応答は初期に病原体を直接攻撃し，体内から排除する重要なシステムといえる．

　獲得免疫 acquired immunity：一方，獲得免疫は自然免疫で攻撃，排除を受けた病原体の一部分を目印として T 細胞が抗原を認識し，B 細胞がその抗原に対する特異的な**抗体（免疫グロブリン）**を産生する形質細胞へと分化する．

　自然免疫と獲得免疫は密接に結びついていることも知られている．

b　免疫担当細胞の分化と機能

1）抗原提示細胞

　マクロファージや樹状細胞は，自然免疫応答において異物処理や免疫応答情報の受け渡しなど重要な役割をもつ．また，一方では**抗原提示細胞** antigen presenting cell（APC）としての働きも担っている．これらは，抗原の一部を**主要組織適合性抗原** major histocompatibility complex（MHC）とともに T 細胞に提示・活性化させる（図 II・5・10）．

　ほとんどの免疫担当細胞は骨髄組織の中で産生されるが，マクロファージや樹状細胞も骨髄組織でその前駆体がつくられる．それらは末梢血中では単球として存在しており，その後各臓器に

移動して機能的な分化をとげる．それぞれの臓器，組織で呼ばれ方が違っており，たとえば，肝臓の類洞内では**クッパー(Kupffer)細胞**，皮膚では**ランゲルハンス(Langerhans)細胞**，肺胞内では**肺胞マクロファージ**などと呼ばれている．

2）NK 細胞

natural killer(NK)細胞は末梢血中に約5%程度存在し，主にウイルス感染細胞や腫瘍細胞を傷害できる自然免疫系のリンパ球である．しかし，T 細胞や B 細胞とは異なり特異抗原に対する受容体を発現していない．細胞質内に大きなアズール顆粒を有する，T 細胞や B 細胞に比して大きい，CD16 や CD56 といった細胞表面マーカーにて検出可能，などという特徴があげられる．また，NK 細胞は MHC クラス I を認識することによって，グランザイム/パーフォリンという細胞死に関与する分子を介してウイルス感染細胞や腫瘍細胞を攻撃することが知られている．近年，NK 細胞を含め自然免疫に関わる細胞分画として，自然リンパ球 innate lymphoid cell(ILC)が同定され，寄生虫感染やアレルギー疾患の病態に大きく関与することが知られている．

3）胸腺での T 細胞分化

抗原を認識する細胞である T 細胞は骨髄で前駆体が産生された後に，胸腺へと移動する．胸腺 thymus は T 細胞の「教育の場」といわれ，自己と非自己を厳密に見分ける教育がなされている．胸腺の被膜下の領域で増殖した未熟な T 細胞は，まず，皮質に移動して胸腺上皮細胞表面に発現した自己の MHC を認識できるかどうかで選別される(**正の選択；ポジティブセレクション**)．自己の MHC と認識できなければ細胞死が誘導される．さらに，皮髄境界領域で，胸腺上皮細胞に加え，マクロファージ，樹状細胞と反応し，自己の抗原を認識するかどうかの選別が行われる(**負の選択；ネガティブセレクション**)．つまり，MHC 分子および自己抗原が TCR と結合した T 細胞では細胞死(アポトーシス)が引き起こされる．すなわち，自己の抗原に応答してしまう T 細胞は決して胸腺外には出ていけないシステムが存在している．このような胸腺を中心とした免疫寛容を**中枢性トレランス**という(図 II・5・11)．

4）末梢 T 細胞

T 細胞にはさまざまな種類が存在しており，国際統一された分類として，細胞表面に発現した蛋白抗原を指標にした **CD 分類**がよく知られている．代表的なものとして，MHC クラス I と会合する CD8 あるいは MHC クラス II と会合する CD4 抗原を発現する T 細胞分類がある．CD4 陽性 T 細胞は**ヘルパー T 細胞 helper T cell(T_H)**ともいわれ，分泌するサイトカインの種類などで機能的な分類が進んでいる．抗原認識をしていないナイーブ CD4 陽性 T 細胞を T_H0 細胞といい，分泌するサイトカインの種類によって T_H1, T_H2, T_H17 などに分類される．T_H1 細胞が活性化されると IL-2, IFN-γ などのサイトカインが多く産生され，マクロファージを中心とする細胞性免疫反応が誘導され，IL-4 や IL-10 などのサイトカインを産生する T_H2 細胞が活性化されると，抗体産生による液性免疫反応が優位となる．さらに，IL-17 を産生する T_H17 細胞は自己免疫疾患などの発症に関与している．また，T 細胞が活性化しすぎないように抑制的な機能を果たすのが**制御性 T 細胞 regulatory T cell(T_{reg})**である．T_{reg} はアレルギー疾患や自己免疫疾患の発症に重要な抑制的役割を果たしている(図 II・5・12)．また，宿主にとって異物になる移植細胞，ウイルス感染細胞，癌細胞などを認識・攻撃する T 細胞として，**細胞傷害性 T 細胞 cytotoxic T cell(T_C)**

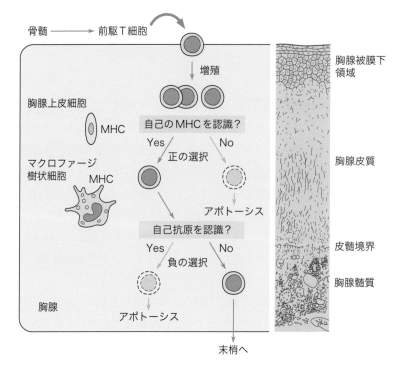

骨髄　——→　前駆 T 細胞

増殖

胸腺上皮細胞

MHC

自己の MHC を認識？

Yes　　　No

正の選択

マクロファージ
樹状細胞　　MHC

アポトーシス

自己抗原を認識？

Yes　　　No

負の選択

胸腺

アポトーシス

末梢へ

胸腺被膜下
領域

胸腺皮質

皮髄境界

胸腺髄質

図 II·5·11　胸腺における T 細胞の正・負の選択

も知られている.

　TCR はその遺伝子の一部に**遺伝子再構成**が起こることによって，多様な抗原認識を可能にしている．1 個の T 細胞には固有の TCR が発現することによって，抗原特異的な免疫応答が誘導されている．TCR の遺伝子再構成を終えた T 細胞は T 細胞クローンとして末梢で維持されている.

　また，免疫システムのブレーキ役となる免疫チェックポイント分子として T 細胞上に存在するCTLA-4 や PD-1 などの抑制性受容体が存在し，癌細胞に発現する PD-L1 によって宿主の免疫監視から逃れていることが知られている．これらの分子を標的とした免疫チェックポイント阻害薬が一部の腫瘍に対する免疫応答を高めることで，治療効果が認められている.

5）B 細胞

　B 細胞もまた骨髄組織で産生される．B 細胞は**抗体**（免疫グロブリン）をつくり出すために，広い細胞質を有する**形質細胞**へと分化する．T 細胞が抗原提示細胞から抗原を提示され，特定の抗原を認識すると，T 細胞は IL-4 や IL-6 などのサイトカインを分泌し，B 細胞を抗体産生細胞である形質細胞への分化を促進させる．B 細胞はその表面に発現している **B 細胞抗原受容体**を介して抗原情報を受け取り，その抗原にうまく結合できる免疫グロブリンを産生する．たとえば，インフルエンザの予防ワクチンとして，実際のウイルス抗原の一部を注射することによって，特異的抗原に対する免疫グロブリンを前もってつくっておけば，実際のウイルスが侵入してきたとき，迅速に特定の抗原に特異的な抗体をつくり出すことが可能であり，体内でのウイルスの増殖を抑制できる.

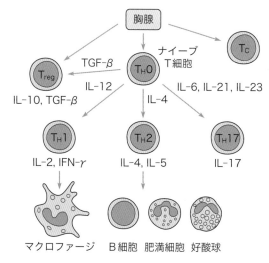

図II・5・12　さまざまなT細胞分化

c 液性免疫と細胞性免疫

　獲得免疫応答では，活性化する細胞の種類により，**液性免疫反応** humoral immunity response と**細胞性免疫反応** cellular immunity response に分類される．液性免疫反応では，B細胞が産生する**抗体**(免疫グロブリン)による抗原抗体反応が中心となるが，一方，細胞性免疫反応ではT_Hが産生するサイトカインにより活性化されたTcやNK細胞などが直接抗原を攻撃し排除する．

1) 抗体の構造と役割

　抗体分子の基本構造は**可変領域**と**定常領域**からなる大小2種類のポリペプチド鎖(heavy chain；H鎖，light chain；L鎖)の2本で構成され，S-S結合で結ばれた多重鎖構造である(図II・5・13)．免疫グロブリンは定常領域によってIgM，IgG，IgA，IgD，IgEの五つのクラスに分類される．抗体を介した免疫応答反応には**補体**と呼ばれる種々の液体分子の介在が重要である．

　抗体の可変領域は直接毒素やウイルスに強く結合することにより，それらの宿主細胞への結合や障害性を阻害することができる．一方で，定常領域は抗体が結合した病原体を免疫細胞が破壊，排除するのを補助する役割がある．つまり，マクロファージ，好塩基球，肥満細胞などの免疫担当細胞は抗体の定常領域(Fc)と結合する**Fcレセプター**を介して，① 補体カスケードと連携した病原体の破壊促進作用，② 病原体の貪食促進作用(**オプソニン作用**)，③ 本来免疫グロブリンが到達できない場所に能動的に輸送される作用に関与している．

　ある抗原に曝露されると最初にIgMが産生され，その後IgGが産生されるようになる．同一の抗原の2回目の免疫応答は主にIgGの反応となる．IgGは血清中の免疫グロブリンの中で最も多く存在し，さらに細かく分類され(IgG1，IgG2，IgG3，IgG4など)さまざまな免疫反応に関与している．また，IgG(IgG3)のみが胎盤を通過することが可能であるため，新生児では母親由来のIgGが存在している．さらに，IgG1やIgG3は補体との結合能が高い．IgMは血清中で5個のポリマー(五量体)を形成し，マクログロブリンとも呼ばれている．IgMのFc部の末端部がJ鎖で結合され，補体との結合親和性も高い．IgAは血清型と分泌型に分類され，とくに分泌型では消

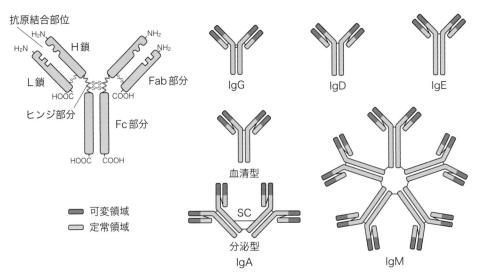

図II・5・13　免疫グロブリンの構造

表II・5・2　免疫グロブリンの特徴

種類	構造	特徴
IgM	5量体	免疫グロブリンの中で最も分子量が大きい．初期の抗原反応に関与
IgG	単量体	血中免疫グロブリンの中で最も多い．オプソニン化，中和作用が強い．四つのサブクラスをもつ
IgA	単量体(血清型)，二量体(分泌型)	粘膜免疫に関与(分泌型)．唾液，乳汁中に含まれる
IgD	単量体	血清中に微量に分泌される．機能の詳細は明らかとなっていない
IgE	単量体	肥満細胞からヒスタミンを遊離させ，I型アレルギー反応を惹起する

化管などの粘膜での感染防御に重要な役割を果たしている．分泌型 IgA は二量体を形成し，粘膜上皮細胞で産生される分泌成分 secretory component (SC)と結合することによって，消化管および粘膜の免疫防御に関係している．また，IgA は母乳に含まれていることから，新生児の感染防御に役立っている．IgD と IgE は血清中ではごく微量しか含まれていない．IgE はレアギンともいわれ，単量体では分子量が最も大きい．単球，肥満細胞，好塩基球との結合能が高く，I型アレルギーに関与している．IgD に関してはその生理的機能は明らかではない(表II・5・2)．

2）細胞性免疫反応

細胞性免疫反応ではT細胞から産生される一群のポリペプチド物質であるサイトカインが重要な役割を果たしている．炎症反応や免疫応答での，さまざまな化学伝達物質としてサイトカイ

ンが細胞間の情報伝達を担っている．何らかの刺激で活性化されたT細胞からさまざまなサイトカインが産生され，二次的に他の免疫担当細胞(NK細胞，マクロファージ，顆粒球など)による反応が誘導される．さらに，活性化された免疫担当細胞からもさまざまなサイトカインや炎症性伝達物質が産生される．慢性炎症における線維化，血管新生，破骨細胞の誘導なども細胞性免疫反応によって調節される．また，NK細胞などによる標的細胞の傷害やアポトーシスの誘導も細胞性免疫反応によるものといえる．

細胞性免疫反応において，抗原提示細胞であるマクロファージや樹状細胞も重要な働きをしている．活性化したマクロファージからはTNF-α，IL-1などのサイトカインに加え，種々の増殖因子，酵素，補体成分，アラキドン酸代謝物，H_2O_2，NOなどが産生され，炎症反応に影響を及ぼしている．

細胞性免疫反応の代表的な例は，結核菌に対する**ツベルクリン反応**(後述)や**接触性過敏症**(後述)である．さらに，移植免疫における**同種移植拒絶反応** host-versus-graft reaction(HVG反応)も細胞性免疫反応であり，同種移植片のMHCクラスⅠ，クラスⅡ分子が非移植者側(レシピエント)への免疫応答を強く誘導する抗原となる．一方で，**移植片対宿主反応** graft-versus-host reaction(GVH反応)では，免疫細胞を含む骨髄組織などのT細胞がレシピエントのMHCクラスⅠ，クラスⅡ分子を抗原と認識することによって，宿主組織を傷害してしまう．移植片対宿主病 graft-versus-host disease(GVHD)の代表疾患としては，**輸血後GVHD**が知られており，輸血用血液製剤中の供血者リンパ球が生着し，受血者のリンパ球や組織を攻撃・傷害する．皮膚，肝臓，消化管を標的臓器とし，新鮮血の輸血で発症しやすい．最も効果的な予防法として血液製剤への放射線照射があげられる．

d　アレルギーのしくみ

免疫応答システムでは，病原体だけでなく，外来のあらゆる物質が抗原として免疫反応の対象となる．生体にとって有害で過剰な免疫応答のことをアレルギーという．アレルギーの分類として，発症機序に基づいた**クームス(Coombs)の4分類**に加え，免疫担当細胞の機能亢進を伴ったアレルギー反応を加えた5型がよく知られている(表Ⅱ・5・3)．Ⅰ，Ⅱ，Ⅲ，Ⅴ型は抗体分子がアレルギー反応の引き金になり，Ⅳ型はヘルパーT細胞が産生するサイトカインが病態の中心である．アレルギー疾患の発症機序は複雑であり，先天的要因や環境要因が関与している．また，アレルギー疾患の中にはいくつかの自己免疫疾患(後述)を含むこともある．

1)　Ⅰ型アレルギー(即時型アレルギー)

Ⅰ型アレルギーはアレルギーの代表的な型であり，感作された抗原に対して2回目以降は迅速に起こる免疫応答である．即時型あるいは**アナフィラキシー型**アレルギーともいわれる．Ⅰ型アレルギーでは肥満細胞 mast cell と好塩基球 basophil leukocyte が重要な働きをしている．この2種類の細胞は細胞質に多数の顆粒を有し，この中にアレルギー症状の原因となる化学伝達物質が含まれている．肥満細胞や好塩基球は，細胞表面にIgE抗体のFc部に結合する受容体が発現しており，IgE抗体の結合とともに抗原が結合すると，細胞内の顆粒を放出する(**脱顆粒**)．この顆粒中には**ヒスタミン**，ロイコトリエン，好酸球走化因子，血小板活性化因子などが含まれ，血管透過性亢進，平滑筋収縮，外分泌腺過分泌，好酸球走化を引き起こし，アレルギー症状を誘導す

表 II・5・3　アレルギーの5分類

分類	反応	抗原	抗体	関与細胞	補体関与	標的臓器	疾患例
I 型 アナフィラキシー 反応	即時型*	外因性 （花粉，ダニ，食物など）	IgE	肥満細胞，抗原提示細胞，T・B細胞，マクロファージ，好塩基球，好酸球 など	なし	腸管，皮膚，肺	アナフィラキシーショック，蕁麻疹，鼻炎，気管支喘息，花粉症など
II 型 細胞傷害 反応 （細胞融解反応）	即時型	内因性 （組織抗原など），外因性 （輸血，薬物など）	IgG IgM	抗原提示細胞，T・B細胞，マクロファージ，好中球など	あり	赤血球，白血球，血小板	溶血性貧血，血液型不適合輸血，再生不良性貧血，血小板減少症など
III 型 免疫複合体反応 （アルサス反応）	即時型	内因性，外因性	IgG IgM	抗原提示細胞，T・B細胞，マクロファージ，好中球など	あり	血管，皮膚，関節，腎臓，肺	関節リウマチ，全身性エリテマトーデス，糸球体腎炎，血清病など
IV 型 細胞性免疫関与アレルギー	遅延型	内因性，外因性	なし	抗原提示細胞，T細胞，マクロファージなど	なし	皮膚，肺，甲状腺，中枢神経系など	ツベルクリン反応，接触性皮膚炎，甲状腺炎，結核，ハンセン病など
（V 型） 細胞刺激反応	即時型	内因性 （自己）	IgG	抗原提示細砲，T・B細胞など	あり	神経終末板，甲状腺，膵臓	重症筋無力症，バセドウ病など

*遅発型もある

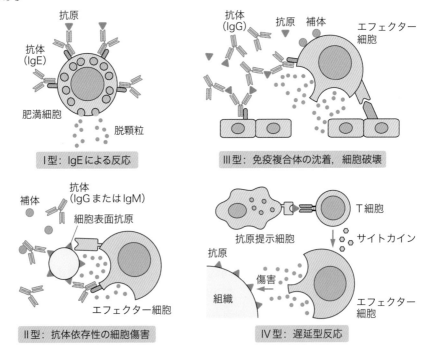

I型：IgEによる反応

III型：免疫複合体の沈着，細胞破壊

II型：抗体依存性の細胞傷害

IV型：遅延型反応

［黒川昌彦：アレルギー．薬系免疫学，第3版，植田正ほか(編)，南江堂，p116，2018 より許諾を得て転載］

る．**気管支喘息，花粉症，アトピー性皮膚炎，薬剤アレルギー**などが I 型アレルギーとされる．T_H2 型の免疫反応といわれ，IL-4 が IgE 抗体産生を調節している．

　　アレルギーを引き起こす抗原を**アレルゲン**といい，ダニ，花粉，動物の毛，化学物質に加え，卵，小麦，牛乳などさまざまな食事性アレルゲンがある．呼吸器症状，皮膚症状あるいは消化器症状など種々のアレルギー症状がある．I 型アレルギー反応が全身性に生じると，呼吸困難，循環不全が急激に進みショック状態となる．この状態を**アナフィラキシー**という．小児期の食事性アレルゲンや薬剤によるショックが代表的なものである．

2）Ⅱ型アレルギー（細胞傷害型）

　　Ⅱ型アレルギーは細胞傷害型といわれ，標的となる細胞や細菌に対して特異抗体が結合することによってアレルギー反応が生じる．Ⅱ型アレルギーには三つの細胞傷害機序が存在する．① 特異抗原に結合した IgG あるいは IgM 抗体に補体成分である C1q が結合すると，補体の古典的経路が活性化して，細胞や細菌が溶解する補体依存性の細胞傷害が進む．さらに，C3b，iC3b がその受容体を有するマクロファージの遊走を引き起こす．また，② 細菌や細胞に結合した IgG 抗体の Fc 部分にその受容体（Fc 受容体）を有する NK 細胞が結合することによって，細菌や細胞を傷害する[**抗体依存性細胞傷害** antibody-dependent cell-mediated cytotoxicity（ADCC）]．加えて，③ Fc 受容体を有するマクロファージも抗体依存性のマクロファージによる傷害［antibody-dependent macrophage-mediated cytotoxicity（ADMC）］あるいは貪食作用を示す（オプソニン効果）．

　　代表的なⅡ型アレルギーに ABO 型不適合輸血による**溶血性貧血**がある．たとえば，A 型の人は血中に抗 B 抗体を有しており，実際に B 型の血液が輸血されてしまうと，赤血球表面に抗体が結合することによって赤血球が傷害されてしまう．Rh 不適合妊娠時の**新生児溶血性貧血**，抗赤血球自己抗体による**自己免疫性溶血性貧血**，抗血小板自己抗体による**特発性血小板減少性紫斑病**，腎臓および肺の抗基底膜自己抗体による**グッドパスチャー（Goodpasture）症候群**，骨格筋の神経筋接合部での抗アセチルコリン受容体自己抗体による**重症筋無力症**などもⅡ型アレルギーの機序と関連している．

3）Ⅲ型アレルギー（免疫複合体型アレルギー）

　　Ⅲ型アレルギーは抗原抗体複合体，あるいはこの複合体に補体が結合した免疫複合体を介したアレルギー反応である．抗原に対して抗体が過剰に存在し，抗体の Fc 部分がその受容体を介した補体活性が強い反応を**アルサス（Arthus）反応型**という．一方で，抗原が過剰状態のときは免疫複合体が小さく血液中を循環しやすく**血清型**といわれ，腎糸球体の基底膜に沈着しやすく，**免疫複合体型糸球体腎炎**を発症する．たとえば，A 群溶血性連鎖球菌（溶連菌）の感染後に発症する急性糸球体腎炎は，溶連菌抗原とその抗体の免疫複合体が腎臓の糸球体に沈着することによって腎炎を発症する．また，自己免疫疾患である全身性エリテマトーデスや関節リウマチでは，自己細胞の核成分や免疫グロブリンに対する抗体が産生され，免疫複合体が組織に沈着することによって関節炎，血管炎あるいは間質性肺炎などの膠原病の病態機序に関与することも知られている．

4）Ⅳ型アレルギー（遅延型アレルギー）

　　Ⅳ型アレルギーは，即時型アレルギーと異なり抗原感作後一定時間経過した後にアレルギー反応が生じることから，遅延型アレルギーといわれる．感作された細胞傷害性 T 細胞，マクロ

ファージ，NK細胞が組織傷害を引き起こす反応で，T_H1細胞からのサイトカイン産生を介して誘導される細胞性免疫反応である．金属や化学物質などが原因の**接触性皮膚炎(過敏症)**はⅣ型アレルギーの代表である．また，結核の予防接種における**ツベルクリン反応**もⅣ型アレルギー反応を応用したものである．一方で，関節リウマチや橋本病(慢性甲状腺炎)などの自己免疫疾患の中には，Ⅳ型反応による組織傷害が病態の進展に関与しているものもある．

5）Ⅴ型アレルギー(刺激型アレルギー)

Ⅱ型アレルギー反応と同様に，Ⅴ型アレルギーは特異抗体が抗原に結合する反応であるが，ある種の受容体に対する抗体がその受容体に結合することで，受容体を発現する細胞の機能を亢進することによって病気が発症する．Ⅴ型アレルギーの代表として，**バセドウ(Basedow)病**[グレーブス(Graves)病]がある．下垂体から産生される甲状腺刺激ホルモン thyroid-stimulating hormone(TSH)は甲状腺細胞に発現するTSH受容体に結合することによって，甲状腺の機能を維持しているが，TSH受容体に対する自己抗体がつくられ，抗TSH受容体抗体が受容体に結合することで甲状腺細胞が過剰に刺激されると，甲状腺機能亢進症が生じる．

e　自己免疫疾患

正常な免疫システムでは，ウイルスや細菌などの外来抗原に対してのみ免疫応答が起こり，決して自分自身の組織や細胞を標的として攻撃することはない(**自己寛容**)．しかしながら，さまざまな原因で自己寛容が破綻し，自己の組織や細胞が標的となり，免疫担当細胞に攻撃されることにより特定の臓器傷害をきたすと**自己免疫疾患**を発症してしまう．自己免疫疾患の発症には，特定の自己抗原，自己反応性T細胞あるいはB細胞の存在，**自己抗体**の産生に加えて，遺伝的要因や環境要因などが発症と関連している．また，その病態にはアレルギー反応，感染症，慢性炎症との関連性もある．そのため，自己免疫疾患は**多因子疾患**といわれている．

自己免疫疾患は，病変が全身に広がっている**全身性(系統的)自己免疫疾患**と比較的限局した臓器に発生する**臓器特異的自己免疫疾患**に大別される．しかし，両者には明確な境界はなく，臓器特異性と全身性の連続したスペクトルが存在する(図Ⅱ・5・14)．また，全身性自己免疫疾患の中には，従来から膠原病あるいは**結合組織病**といわれる疾患が含まれている．血管，結合組織などを炎症の標的とする病気として，**関節リウマチ**，**全身性エリテマトーデス**，**全身性硬化症**，**多発性筋炎**，**リウマチ熱**などの古典的な膠原病に加え，**シェーグレン(Sjögren)症候群**，**混合性結合組織病**，**ウェゲナー(Wegener)肉芽腫症**，**高安病**，**ベーチェット(Behçet)病**なども膠原病に分類されることがある．

1）臓器特異的自己免疫疾患

標的臓器が比較的限局した自己免疫疾患で，標的細胞，自己抗原あるいは自己抗体などが明らかにされている疾患が多い．代表的な疾患をあげる．

橋本病(慢性甲状腺炎)は，甲状腺の腫大がみられ，組織学的特徴として，リンパ濾胞の形成を伴うリンパ球，形質細胞の浸潤が目立ち，甲状腺細胞の破壊，甲状腺機能低下をきたす．組織傷害の機序としてⅡ型あるいはⅣ型アレルギー反応が関与している．多くの場合，**抗ミクロソーム抗体**，**抗サイログロブリン抗体**が検出される．一方で，甲状腺亢進症をきたす**バセドウ病**も臓器特異的自己免疫疾患に分類され，Ⅴ型のアレルギー反応が関与している(前述)．

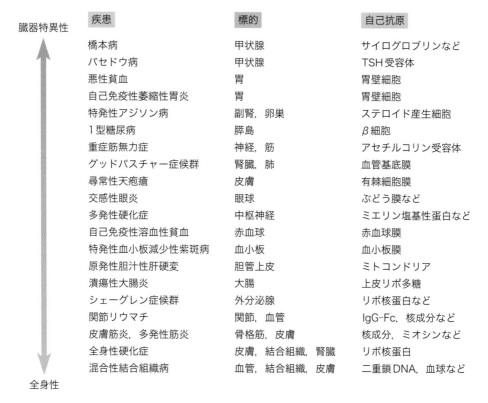

	疾患	標的	自己抗原
臓器特異性	橋本病	甲状腺	サイログロブリンなど
	バセドウ病	甲状腺	TSH受容体
	悪性貧血	胃	胃壁細胞
	自己免疫性萎縮性胃炎	胃	胃壁細胞
	特発性アジソン病	副腎，卵巣	ステロイド産生細胞
	1型糖尿病	膵島	β細胞
	重症筋無力症	神経，筋	アセチルコリン受容体
	グッドパスチャー症候群	腎臓，肺	血管基底膜
	尋常性天疱瘡	皮膚	有棘細胞膜
	交感性眼炎	眼球	ぶどう膜など
	多発性硬化症	中枢神経	ミエリン塩基性蛋白など
	自己免疫性溶血性貧血	赤血球	赤血球膜
	特発性血小板減少性紫斑病	血小板	血小板膜
	原発性胆汁性肝硬変	胆管上皮	ミトコンドリア
	潰瘍性大腸炎	大腸	上皮リポ多糖
	シェーグレン症候群	外分泌腺	リボ核蛋白など
	関節リウマチ	関節，血管	IgG-Fc，核成分など
	皮膚筋炎，多発性筋炎	骨格筋，皮膚	核成分，ミオシンなど
	全身性硬化症	皮膚，結合組織，腎臓	リボ核蛋白
全身性	混合性結合組織病	血管，結合組織，皮膚	二重鎖DNA，血球など

図Ⅱ·5·14　臓器特異性・全身性自己免疫疾患

　インスリン依存性糖尿病（1型糖尿病，若年性糖尿病）は膵臓のランゲルハンス（Langerhans）島のβ細胞が標的とされる自己免疫疾患であり，β細胞からのインスリン産生不足により糖尿病を発症してしまう．若年期に発症することが特徴であり，生活習慣病としての2型糖尿病と区別されている．

　重症筋無力症 myasthenia gravis は筋力低下を主徴とする自己免疫疾患であり，眼瞼下垂，眼球運動障害などを初発症状とし，進行すると，全身の運動障害，呼吸筋障害に至る．筋肉接合部における**アセチルコリン受容体**に対する自己抗体が産生され，筋肉細胞のアセチルコリン/受容体からの信号伝達障害をきたすことによって，筋肉の運動障害が生じる．Ⅱ型アレルギーが病態機序に関与しており，**抗レセプター病**ともいわれる．

　　　自己免疫性溶血性貧血は，抗赤血球自己抗体がつくられることによって，自己抗体と結合した赤血球が凝集，破壊および貪食されることで，貧血が進行する．患者赤血球と抗ヒト免疫グロブリン（IgG）血清を試験管内で反応させると，凝集反応が起こる［**直接Coombs（クームス）試験**］．抗赤血球自己抗体には補体の結合性のあるものとないものがあり，補体の結合性を有する自己抗体の場合，自己抗体に結合された赤血球はFc受容体を介してマクロファージなどに貪食される．患者の脾臓や肝臓では赤血球の貪食像が観察されることがある．

　　　特発性血小板減少性紫斑病 idiopathic thrombocytopenic purpura（ITP）は血小板数が減少することにより，出血傾向が目立ち，鼻出血，歯肉出血，紫斑などの症状がみられる．抗血小板自己抗体による脾細胞での

Fc 受容体を介した貪食が，血小板を減少させる．II 型アレルギーが関与している．脾臓摘出にて寛解する場合が多い．

　　グッドパスチャー症候群は，肺出血と血尿を特徴とした自己免疫疾患で，血中に**抗基底膜（IV 型コラーゲンα鎖）抗体**が検出され，**抗基底膜病**ともいわれる．抗基底膜自己抗体は腎臓の糸球体基底膜あるいは肺の毛細血管基底膜に結合し，補体依存性の傷害（II 型アレルギー）により基底膜が破壊され，血尿あるいは肺出血を起こす．蛍光抗体法により，患者の腎組織の基底膜に沿って免疫グロブリンの沈着が観察される．さらに，**急速進行性糸球体腎炎**，**半月体形成性糸球体腎炎**という疾患に進展する．

2）全身性自己免疫疾患

　全身性自己免疫疾患は，標的臓器の特異性が弱く，全身性に病変が広がっているのが特徴である（図 II・5・14）．腎臓，血管，結合組織，関節，筋などに対する自己免疫反応であり，多くの全身性自己免疫疾患で，臨床症状，血清検査所見，病理所見など類似するところがある．

　全身性エリテマトーデス systemic lupus erythematosus（SLE）（後述）は，多臓器に病変を伴う難治性の自己免疫疾患で，中でも，腎臓の糸球体に免疫複合体が沈着することによって糸球体係蹄壁が肥厚し，重篤な腎病変を伴うことがある．

　関節リウマチ（後述）は全身の多発性関節炎を主徴とした自己免疫疾患で，自己免疫疾患の罹患患者の中で最も患者数が多い．患者の約 8 割は女性であり，中年以降に発症することが多いが，まれに小児期に発症する若年性関節リウマチもある．IgG の Fc 部分に対する自己抗体である**リウマチ因子**の検出が診断に有用である．症状は，早朝の関節のこわばり，疼痛，腫脹，発赤などであり，関節外症状としても SLE に類似した病変（後述）が認められる．

　　　結節性多発動脈炎は，全身の小〜中動脈における壊死性血管炎を特徴とし，発症頻度は男性に多い（男女比 4：1）．免疫複合体による III 型アレルギーがこの疾患の病態に関連している．また，B 型肝炎ウイルス抗原や薬剤アレルギーが発症に関与している可能性も指摘されている．
　　　シェーグレン症候群は，涙腺，唾液腺を含む外分泌腺を標的とする全身性自己免疫疾患であり，ドライアイ，ドライマウスを主徴とする．消化管障害や他の自己免疫疾患を併発することもある．患者の約 9 割が女性で，閉経期以降の発症が多い．診断にはリボ核蛋白に対する自己抗体（SS-A/Ro，SS-B/La）が高率に検出されるのに加えて，リウマチ因子も検出されることがある．

f　免疫不全

　免疫機能が低下し，宿主の免疫応答が正常に機能しない状態を**免疫不全**という．免疫不全状態が続くと，**日和見感染**による重篤な感染症を引き起こす．免疫応答システムの中で，種々の免疫担当細胞が正常な免疫反応を起こすことで機能的な役割を担っているが，免疫担当細胞の分化，機能維持に異常が発生すると免疫不全状態になる．免疫不全には，先天的に免疫応答システムに異常がある**先天的（原発性）免疫不全**と，ウイルス感染，薬剤などの副作用，放射線障害による**二次性（後天的）免疫不全**がある．

1）原発性免疫不全

　T 細胞や B 細胞などの免疫担当細胞の発生・分化に異常をきたし，正常な免疫応答ができない状態で，免疫担当細胞の増殖や，情報伝達，代謝などに関係する遺伝子に異常がある場合が多い．

（a）リンパ球系の分化・機能異常

　重症複合免疫不全 severe combined immune deficiency（SCID）は，リンパ球系幹細胞の分化異常により，T 細胞，B 細胞の両方を欠損する状態で，新生児期より獲得免疫異常によって慢性下

病症, 反復性肺炎, 種々の臓器での真菌症, ウイルス感染を繰り返す重篤な免疫不全症候群である.

> SCIDには, いくつかの型がある. 常染色体潜性遺伝様式をとるSCIDとして, アデノシンデアミナーデ adenosine deaminase(ADA)遺伝子の欠損によるプリン代謝異常を介してリンパ球機能不全を起こすものなどがある. また, 伴性潜性遺伝様式をとるものでは, X染色体上のIL-2受容体遺伝子に変異が生じているものもある.
> B細胞の分化異常による免疫不全として, ブルトン(Bruton)型伴性無γ-グロブリン血症がある. B細胞の活性化や免疫グロブリンのクラススイッチに重要とされるチロシンキナーゼの遺伝子に変異が生じている. また, B細胞表面上のCD40に結合する蛋白質(リガンド)であるCD40Lをコードする遺伝子の変異による高IgM症候群もある.
> 胸腺の発生異常による疾患として, ディジョージ(DiGeorge)症候群がある. 第3, 第4鰓嚢の形成異常によって, 胸腺組織の欠如あるいは低形成をきたし, T細胞の分化が阻害される. 第3, 第4鰓嚢症候群ともいわれ, 副甲状腺にも形成不全がみられ, 新生児低カルシウム血症を発症することが多い.

(b) 顆粒球, 単球の分化・機能異常

自然免疫系で重要な役割を果たしている**顆粒球**(好中球, 好酸球, 好塩基球)や単球は, 病原体への攻撃, 貪食あるいは処理によって, 生体防御機構を維持している. 先天的な遺伝子あるいは分子異常により, 顆粒球, 単球の遊走能, 病原体の貪食, 細胞内消化などの処理過程に障害があれば, 免疫不全をきたし重篤な感染症を発症する.

慢性肉芽腫症では, 食細胞機能の最初のステップに重要な**NADPH(還元型ニコチンアミドアデニンジヌクレオチドリン酸)**酸化酵素の反応が起こらず, 貪食後の殺菌作用に障害が起こり, 重篤な感染症を発症し, 感染部位には結核病変に似た肉芽腫を形成する.

> **ミエロペルオキシダーゼ欠損症**では, 好中球におけるNADPHによるスーパーオキサイドあるいはH_2O_2までは正常に産生するが, ミエロペルオキシダーゼ欠損によるH_2O_2とCl^-の反応に障害があるため, 殺菌効果のあるClO^-の産生が起こらず, 全身の感染症を繰り返す.
> **チェディアック・東(Chédiak-Higashi)症候群**は, 好中球の微小管機能不全, 遊走能低下, 二次リソソーム形成異常あるいはNK細胞活性低下をきたし, 反復性感染症を発症する.

2) 後天性免疫不全

ウイルス感染, 薬剤(各種ステロイド, 免疫抑制薬, 抗悪性腫瘍薬など), 臓器移植, 血液系腫瘍, 糖尿病, 肝硬変, 放射線障害, 加齢などによって, 免疫不全状態になり, 種々の感染症に罹患しやすくなる.

後天性免疫不全症候群(エイズ) acquired immunodeficiency syndrome(AIDS)は, ヒト免疫不全ウイルス human immunodeficiency virus (HIV)の感染によって免疫不全状態となり, 日和見感染や悪性腫瘍を発症する疾患である. HIVは逆転写酵素を有するRNAウイルス(レトロウイルス)で, ウイルス表面の蛋白であるgp120(被殻糖蛋白)と免疫担当細胞の表面のCD4分子に強い結合親和性があることから, 主に, CD4陽性T細胞(ヘルパーT細胞)がHIV感染の標的細胞になる. CD4分子はBリンパ芽球, マクロファージ, ミクログリア, 樹状細胞などにも発現しており, HIVの標的となりうる. 主に, CD4陽性T細胞数の著しい減少および細胞性免疫反応の低下により, 各種サイトカイン産生障害, 遅延型過敏反応の低下, 抗体産生系へのヘルパー機能の低下が観察される. 成人HIV感染者の約8割が性行為感染であり, HIVに感染すると, 伝染性単

核症に類似した症状を呈し，感染後3〜8週でHIVに対する抗体が産生される．その後，無症候期あるいは非特異的な全身症状(リンパ節腫脹，発熱，下痢，倦怠感など)が2〜6年続く．次の段階で，エイズ期となりエイズの発症と定義づけられている．この時期に，中枢神経症状，日和見感染，カポジ(Kaposi)肉腫，悪性リンパ腫などを発症する．日和見感染では，サイトメガロウイルスやヘルペスウイルスなどのウイルス感染症，カリニ，カンジダ，クリプトコッカスなどの真菌やトキソプラズマなどの原虫に感染しやすい．悪性腫瘍の合併はカポジ肉腫，B細胞リンパ腫などがあげられる．

6 感 染 症

1 感染症の定義・概念

感染症 infection disease とは，病原体を病因とする疾病である．他の生物に依存して生存する生物を寄生体と呼ぶのに対して寄生される側の生物を宿主と呼び，宿主に寄生し疾病を引き起こす生物のことを**病原体** pathogen という．ヒトの感染症の原因となる病原体には，細菌やウイルス，真菌，寄生虫などさまざまな微生物が知られている．

感染とは，宿主の体内に侵入したり体表面に付着した病原体が増殖することであり，感染により宿主の正常な機能が障害されると「感染症」という疾病が成立する．感染から感染症への状態変化は，「病原体の病原性」と「宿主の感受性」とのバランスにより決定されるものであり，同じ病原性の病原体に曝露され感染したとしても宿主の状態により発症する場合としない場合がある．病原体によっては発症していない状態(未発症，不顕性感染)でも他者へ病原体を伝播させることがあり，感染症対策においては未発症状態の理解も重要である．感染と感染症という状態の違いを十分に認識した上で，感染症の性質を理解する必要がある(図Ⅱ·6·1)．

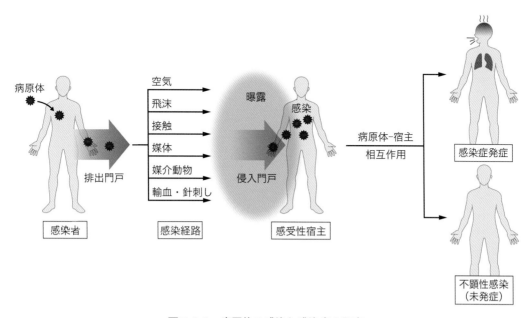

図Ⅱ·6·1 病原体の感染と感染症の発症

表 II·6·1　ヒト病原体の分類

分類		大きさ	代表例	
			病原体	感染症
プリオン		<20 nm	異常プリオン（PrP^{Sc}）	クロイツフェルト・ヤコブ病
ウイルス		20～400 nm	インフルエンザウイルス	インフルエンザ
細菌		0.2～15 μm	オウム病クラミジア	オウム病
			肺炎球菌	肺炎
			結核菌	結核
真菌		2～200 μm	アスペルギルス	侵襲性肺アスペルギルス症
			ヒストプラズマ	ヒストプラズマ症
寄生虫	原虫	1～50 μm	トリパノソーマ・ブルセイ	アフリカ睡眠病
			マラリア原虫	マラリア
	蠕虫	3 mm～10 m	アニサキス	アニサキス症
			旋毛虫	旋毛虫症

2　病原体の種類

　ヒトの感染症の原因となる病原体は，細菌，真菌，寄生虫，ウイルス，プリオンに大別できる（表 II·6·1）．これらの大部分は肉眼では見えないような小さな微生物である．微生物は，ヒト体内だけでなく火山や深海など地球上のあらゆる場所に存在する．その中で，ヒトや動物，植物に病気を起こす病原体は 1% 以下であり，微生物の中では病原体はむしろ少数派である．

> 　現代社会において微生物学の知識は，医学だけでなく農学や工学などさまざまな分野で応用されており，微生物の分類に関する知識も日進月歩である．医学領域における微生物の分類は必ずしも最新の科学としては正確ではないところもあるが，感染症の発症機構や診断，治療などに関する知識を整理する上では上記のような分類が理解しやすく，かつ実践的である．

a　ウイルス

　ウイルスはゲノム核酸とそれを包む蛋白質であるカプシドなどから構成される細胞構造をもたない微生物である．

> 　ウイルスによってはカプシドの外側にエンベロープと呼ばれる脂質膜をもつものもある．エンベロープをもつウイルスはアルコールなどで簡単に失活させることができる一方で，カプシドのみからなるウイルスはアルコールなどの消毒薬に耐性が高く，環境中でも安定で感染が広がりやすい．このようなウイルスの粒子性状の理解は感染症対策の観点から重要である．

　ウイルスは，ウイルス粒子のみでは増殖することができず，増殖には必ず宿主となる細胞が必要となる．原核生物や真核生物の細胞は核酸として DNA と RNA の両方をもっているが，ウイルスはどちらか一方の核酸しかもたない．また，細胞は二分裂で増殖するが，ウイルスは感染細胞の中で数百～数千のウイルス粒子を複製することにより増殖する．潜伏感染もしくは慢性感染

により病気を起こすヘルペスウイルス，エイズウイルスや，急性感染により病気を引き起こすインフルエンザウイルス，腫瘍を引き起こすパピローマウイルスなど，発病機構はウイルスによりさまざまである.

> 2019 年 12 月に，中華人民共和国湖北省武漢市で発生が確認された呼吸器ウイルス感染症（COVID-19）は，コロナウイルス科ベータコロナウイルス属の SARS コロナウイルス 2 型（SARS-CoV-2）によるものである. このウイルスは，人獣共通感染症病原体であり，もともとはコウモリのウイルスであったが，何らかの機序でヒトへ感染するようになったと考えられている. COVID-19 は 2020 年 1 月以降，世界中に急速に拡大し，2020 年 3 月にはパンデミックとなった. 2021 年 1 月現在も流行は拡大し続けており，世界中の社会に大きな混乱をもたらしている.
> 抗菌薬やワクチンの発明以来，人類は感染症に対抗するさまざまな技術を開発し続けてきた. にもかかわらず，新興感染症の出現は医学や医療という分野を超え，人間社会全体に甚大な被害をもたらすことが改めて明らかになった. 今後は，このような感染症の出現を未然に食い止めるための研究が重要となる.

b 細　菌

細菌は単細胞性の核をもたない原核生物であり，核以外の細胞内構造ももたない. 細菌の形状は，球状，棒状，らせん状，糸状の 4 種類に分類できる. 球状の細菌は**球菌**，棒状の細菌は**桿菌**と呼ばれる. 同種の細菌であっても栄養の供給状況などにより形や大きさが変化することがあるため，病理組織形態のみから細菌種の同定が難しいことがある.

ほとんどの細菌で，細胞壁の性質の違いにより染色液への染色性が異なり，**グラム陽性菌**，**グラム陰性菌**，**抗酸菌**に分類される.

> 細胞壁の染色性の違いによる細菌の分類は，医学領域において最も古典的かつ重要な分類法である. 細胞壁は，ペプチドグリカンという糖鎖とペプチドを構成要素としてもっている. 黄色ブドウ球菌などのグラム陽性菌は厚いペプチドグリカン層の細胞壁をもっており，この厚い細胞壁によりグラム染色で使用する紫色のクリスタル紫が細胞内に沈着し保持されるためグラム染色陽性となる. 一方，大腸菌などのグラム陰性菌の細胞壁はペプチドグリカン層が薄く，クリスタル紫が細胞内に保持されず，グラム染色陰性となる. 結核菌などの抗酸菌の細胞壁には，ペプチドグリカン層は薄いものの厚い脂質層が存在し，この脂質層によりほとんどの染色剤が浸透しないが，赤色の石炭酸フクシンは細胞質内に浸透する. また，抗酸菌以外の細菌では石炭酸フクシンがアルコールと塩酸処理で脱色されるが，抗酸菌では脂質層により色素が細胞質内に保持され菌体が赤く染め出される. このこと（酸処理により脱色されない）から「抗酸菌」と呼ばれている.

細胞壁は細菌の生存にとって重要であり，抗生物質であるペニシリンは細胞壁の合成を阻害することにより抗菌効果を発揮する. 一方，マイコプラズマ属の細菌のように細胞壁をもたない細菌ではペニシリンのような機序をもつ抗生物質は効果がない. バシラス属やクロストリジウム属などの細菌は，**芽胞**と呼ばれる休止状態の細胞をつくる. 芽胞のままでは増殖しないが，体内に取り込まれ増殖に好ましい環境になると発芽・増殖し病気を起こす. 芽胞は熱や乾燥，酸などの過酷な環境への耐性が高く，滅菌が難しい.

c 真　菌

真菌は，細菌と異なり核をもつ真核生物であり，酵母のように単細胞性のものもあるが，多くは多細胞性である. 真菌は胞子からの増殖や菌体の切断部位から成長増殖するなど，原核生物に属する細菌とは異なる細胞構造と生殖様式，生活環を有しており，細菌を標的とした抗菌薬が常

在菌叢を壊し，結果として真菌の増殖を促し症状を悪化させる場合がある．

> 　真菌は厚い細胞壁をもつなど植物と共通の特徴を有しているが，その構造は植物よりも単純である．真菌は，古典的な分類学では子嚢菌門，担子菌門，接合菌門などに分けられるが，医学領域においては類円形の酵母と細長い菌糸を伸ばす糸状菌に大別される．酵母は出芽していく過程で仮性菌糸という菌糸状の構築を形成することがある．また，酵母と糸状の二つの形態を取る二相性真菌もあり，形態のみで真菌を分類することは非常に難しい．

　ヒトの病原体としては，酵母ではカンジダやクリプトコッカスなど，糸状菌としてはアスペルギルスやムコールなどが重要となる．真菌により起こる感染症である真菌症は，大きく表在性と深在性に大別される．**表在性真菌症**は白癬のように皮膚のみで真菌が繁殖するものであり，**深在性真菌症**は真菌が肺や肝臓，腎臓，脳など内臓で繁殖するものであり，重篤な日和見感染症として重要である．

d　寄生虫

　医学領域において寄生虫として取り扱われる生物は，単細胞性の**原虫**と多細胞性の**蠕虫**の二つに分類される．

　原虫は，少なくとも1個の核と多数の細胞内構造物を有している真核生物であり，大きさは1〜50 μm 程度である．大きさや形態的に真菌である酵母と似ているものもあるが，原虫と真菌との相違点は，真菌が細胞壁をもっているのに対し原虫は細胞壁をもたないことである．また，真菌と異なり原虫の多くが運動性をもっている．

　多細胞生物である蠕虫は肉眼的に観察可能な大きさであり，1 m 以上まで成長するが，数 mm 程度の微小体の時期にヒトに感染する．蠕虫は，明瞭な頭部と尾部をもち，体組織は外層，中層，内層の3層の複雑な構造をもつ生物である．日本住血吸虫のような吸虫とエキノコックスのような条虫，糞線虫や回虫などが含まれる．

e　プリオン prion

　プリオンとは，哺乳類の神経細胞に発現する蛋白質の一種である．何らかの原因により異常な構造のプリオン（PrP^{Sc}）に変化すると分解されずに組織に沈着し，中枢神経組織を破壊する致死的な病気であるプリオン病［伝達性海綿状脳症 transmissible spongiform encephalopathy（TSE）］を引き起こす（☞Ⅲ-9 ① e プリオン病, 280頁）．プリオン自体は蛋白質分子であり微生物ではないが，PrP^{Sc}は個体を超え伝播することから感染性のある病原体として取り扱われる．

> 　ウシのプリオン病であるウシ海綿状脳症は，もともとヒツジの PrP^{Sc} がウシに伝播したものであり，頻度は高くないもののヒトにも伝播し，変異型クロイツフェルト・ヤコブ病を引き起こす．ヒトでは感染性のプリオン病以外にも原因不明のクロイツフェルト・ヤコブ病 Creutzfeldt-Jakob disease や遺伝性のプリオン病であるゲルストマン・ストロイスラー・シャインカー症候群 Gerstmann-Sträussler-Scheinker syndrome などがある．

表 II·6·2　病原体の侵入門戸と排出門戸

侵入門戸	排出門戸
皮膚, 目, 耳, 鼻, 口, 肛門, 尿道, 膣, 胎盤, 乳腺	涙, 鼻汁, 耳垢, 唾液, 痰, 咳, くしゃみ, 吐瀉物, 乳汁, 尿, 糞便, 膣分泌液, 精液, 血液, 臓器

3　感 染 経 路

a　病原体の侵入門戸と排出門戸

病原体が体内に侵入する場所は**侵入門戸**と呼ばれる（表 II·6·2）．侵入門戸には，皮膚，眼，耳，消化器（口，肛門），呼吸器（鼻），泌尿生殖器（尿道，膣，胎盤）がある．咬傷，熱傷，注射，創傷によって皮膚が傷つくと病原体が容易に体内に侵入する．蚊やダニなどによる刺傷を侵入門戸とする病原体もある．そのほかに特殊な侵入門戸として，胎盤を介して感染母体から胎児へと感染するものもあり，このような感染症は先天性感染症と呼ばれる．

> 病原体により，侵入門戸が単一のものとさまざまな侵入門戸を使うことができるものがある．また，同じ病原体でも侵入する経路によって病原性や病気が変わることもある．感染実験室や医療現場など病原体感染のリスクがある場合は，個人防護具 personal protection equipment（PPE）により，このような侵入門戸を適切に防護する必要がある．

病原体が感染個体から体外へ排出される場所を**排出門戸**という（表 II·6·2）．排出経路は病原体の伝播を考える上で重要である．呼吸器に感染する病原体は，咳やくしゃみ，会話の際に口や鼻を通して飛沫として排出される．消化管内に感染する病原体は糞便とともに排出される．唾液から病原体が排出されることもある．泌尿生殖器に感染する病原体は尿や精液から病原体が排出される．とくに精液は，精巣が血液精巣関門により免疫系から隔絶されていることから，長期間にわたり病原体が排出される．血液もまた排出門戸となり，感染者の血液は，エイズウイルスや肝炎ウイルスなどの多くの病原体の感染源となりうる．

> 未発症者でも血液中に病原体が存在することもまれではなく，輸血などは常に感染のリスクがあることを念頭において取り扱う必要がある．肝臓や腎臓などの臓器移植の際には血液だけでなく移植された臓器そのものが感染源となることもある．医療現場における感染防御対策においては，どのようなものにどのような感染リスクがあるかを適切に把握することが重要である．

b　感染経路の種類

新たな感染者が発生するには，病原体が排出門戸から排出され，次の個体の侵入門戸に到達しなければならない．病原体が伝播する代表的な様式を以下に述べる．

空気感染：直径 5 μm 以下の空気中に浮遊するエアロゾルによる病原体の伝播．飛沫が乾燥して飛沫核となって 1 m 以上の範囲に飛散し，長時間空気中を浮遊する．N95 マスクの使用が予防に有用である．

表II・6・3　主な感染経路と病原体

感染経路	代表的な病原体
空気感染	結核菌，麻疹ウイルス，水痘ウイルス
飛沫感染	インフルエンザウイルス，ムンプスウイルス，風疹ウイルス
接触感染	ノロウイルス，エイズウイルス，梅毒，ジカウイルス，プリオン
媒体感染	クリプトスポリジウム，A型肝炎ウイルス，コレラ
媒介動物感染	日本脳炎ウイルス，マラリア，デングウイルス，ジカウイルス，SFTSウイルス
輸血や切創事故による感染	B型肝炎ウイルス，C型肝炎ウイルス，エイズウイルス

　飛沫感染：直径5μm以上の飛沫による病原体の伝播．空気感染と異なり，飛沫は空気中に浮遊し続けることなく，約1m以内の範囲にとどまる．サージカルマスク，サージカルキャップの使用が予防に有用である．

　接触感染：病原体に直接接触することによる病原体の伝播．性行為などの感染者との直接的な接触により伝播するものや，手指などを介して経口的に取り込まれるものがある．母体から胎児に病原体が伝播する垂直感染も接触感染の一つと考えられる．手袋，ガウンなどの使用が予防に効果的とされている．

　媒体感染：病原体に汚染された水や食物の摂取により病原体が伝播する．空気感染も「空気」という媒体を介した媒体感染の一つの形と考えることができるが，空気感染は，医療現場での感染制御という観点において特別の注意が必要である．

　媒介動物感染：ダニ，ハエ，ノミ，シラミなどの媒介動物(ベクター)を介して病原体が伝播する．大腸菌を媒介するハエのように病原体を足などに付着させ伝播させる機械的媒介動物と，マラリアを媒介する蚊のように病原体生活環の一部を媒介動物体内で過ごし病原体を伝播させる生物学的媒介動物がある．

　輸血や切創事故による感染：接触感染の一つであり，病原体で汚染された血液の輸血や病原体で汚染された医療器具による切創事故(針刺し事故)により病原体が伝播する．

　表II・6・3にそれぞれの感染経路の代表的な病原体を示すが，状況により通常とは異なる感染経路により伝播することもまれではない．

4　感染症に関する知識

a　法　　律

　わが国では，感染症の調査や対策について「感染症の予防及び感染症の患者に対する医療に関する法律(感染症法)」に規定されている．この法律の目的は，感染症の予防，および蔓延の防止

表 II·6·4　感染症法の対象となる感染症

分類	主な感染症	分類の考え方
一類感染症	エボラ出血熱, ラッサ熱, ペストなど7疾患	ヒトからヒトに伝染する 感染力と重篤性から危険性を判断
二類感染症	急性灰白髄炎, ジフテリア, 高病原性鳥インフルエンザウイルス感染症など7疾患	
三類感染症	腸管出血性感染症, コレラ, 細菌性赤痢など5疾患	
四類感染症	黄熱, 狂犬病, 炭疽, マラリア, SFTSなど44疾患	動物等を介してヒトに感染
五類感染症	インフルエンザ, 麻疹, 梅毒, MRSA, エイズ, クリプトスポリジウム症など49疾患	その他国民の健康に影響
新型インフルエンザ等感染症	新型インフルエンザ, 再興型インフルエンザ	新たにヒトからヒトに伝染する能力を有することとなったインフルエンザ. かつて世界的規模で流行した後に終息し, 長期間が経過しているもの
指定感染症	2019年現在は該当なし	既知の感染症で一～三類感染症と同様の危険性
新感染症	2019年現在は該当なし	ヒトからヒトに伝染する未知の感染症. 危険性がきわめて高い

を図ることであり, 以下のような手段が定められている.

① 基本方針, 予防計画の策定

② 感染症発生動向の把握, 公表

③ 感染症発生時の適切な措置(就業制限, 入院等)

④ 適切な医療の提供(感染症指定医療機関)

⑤ 病原体等の管理体制の確立

⑥ 結核対策の充実・強化

　感染症法の対象となる感染症について表 II·6·4 に示す. 感染症法は, 医学・医療の進歩や衛生意識の向上, 行政の公正性・透明性の確保の要請と人権の尊重, 国際交流の活発化などによる感染症を取り巻く状況の変化に合わせて, 改正が行われている. 2003 年には, 東アジアで発生した重症呼吸器症候群 severe acute respiratory syndrome(SARS)のアウトブレイクにより, 感染症

表II·6·5　感染症法に基づき管理が必要となる病原体等

分類	病原体名	分類の考え方
一種病原体等	エボラウイルス，クリミア・コンゴ出血熱ウイルス，痘そうウイルス，南米出血熱ウイルス，マールブルグウイルス，ラッサウイルス	所持等の禁止
二種病原体等	SARSコロナウイルス，炭疽菌，野兎病菌，ペスト菌，ボツリヌス菌，ボツリヌス毒素	所持等に許可が必要
三種病原体等	SFTSウイルス，狂犬病ウイルス，多剤耐性結核菌，コクシジオイデス真菌など25病原体	所持等に届出が必要
四種病原体等	インフルエンザウイルス(H5N1，H7N7，H7N9)，デングウイルス，コレラ菌，クリプトスポリジウムなど17病原体	基準の遵守

対策の強化(とくに国の役割の強化)と動物由来感染症(人獣共通感染症)に対する対策の強化と整理が行われた．2007年には，2001年の米国における炭疽菌混入郵便物によるバイオテロ事件を教訓として，バイオテロ防止策のために病原体等の管理，取り扱いについて規制された(表II·6·5)．2008年には，高病原性鳥インフルエンザウイルス(H5N1)の拡大とヒトへの感染事例発生を受けて新たに「新型インフルエンザ等感染症」という類型が創設された．このように，国内外の新興・再興感染症(☞e 新興・再興感染症，次頁)の発生へ対応し，2006年以降，感染症法の対象感染症として追加されたり，類型や症状・届出方法等が変更されたりした感染症は30疾患以上にのぼる．

　　これらの対象感染症を診断した医師・獣医師は，各感染症の分類される類型に応じて感染症の蔓延を防止するために適切な措置を講じるとともに，感染症発生動向調査事業のために患者情報を保健所へ届け出ることが求められており，この情報が感染症サーベイランスシステムにより都道府県を通じて厚生労働省に報告される．収集された情報は国立感染症研究所等の専門家により分析が行われ，感染症発生動向調査週報や病原微生物検出情報として国民，医療関係者等に還元されている．新興・再興感染症はこれからも出現し続けると考えられ，各医療機関においては，感染症法に関する情報を常に更新しておく必要がある．

b 薬剤耐性菌

　微生物の増殖を抑制する抗微生物薬は，抗菌薬，抗結核薬，抗真菌薬，抗ウイルス薬に大別される．対象となる微生物により作用機序は異なるものの，いずれの抗微生物薬も増殖した病原体数を低減させることにより，宿主免疫による感染防御を補い，感染症の治癒を促すという基本原理に相違はない．抗微生物薬は，最も有効な感染症治療薬である一方で，ほとんどの病原体において薬剤耐性が報告されている．このような薬剤耐性病原体が出現する最大の要因は，抗微生物薬の不適切使用である．

　とくに，抗菌薬における薬剤耐性菌の増加は喫緊の問題である．カルバペネム系薬は，臨床現場で汎用される細菌細胞壁合成阻害活性をもつβラクタム系薬の中で最強の抗菌力と抗菌スペクトラムを有する抗菌薬であり，重症・難治性感染症に対する「最後の切り札」として使用されている．このカルバペネム系薬に耐性をもつ細菌による感染症の集団発生や，これらに対する薬剤

耐性遺伝子が菌種を超えて容易に伝播することが報告されており，有効な抗菌薬がまったくない薬剤耐性菌の増加が懸念されている．

> 薬剤耐性菌の増加は国際社会でも大きな課題となっており，医療従事者だけでなく患者側も常に抗微生物薬の適正使用を心がけることが最も重要である．また，抗菌薬は畜産業，水産業，農業など幅広い分野で用いられており，中でも畜産業では発育促進の目的で飼料に抗菌薬を混ぜるなど，多くの国において畜産業での抗菌薬使用量はヒトの医療分野での使用量よりも多いことが知られている．近年，これらの畜産業における抗菌薬使用や動物由来の薬剤耐性菌が人間社会に影響を及ぼしていることがわかってきている．

c マイクロバイオーム

ヒトの皮膚や口腔内，腸管内，膣内などには病原体以外の細菌や真菌，ウイルスなどの微生物が共生している．このような共生微生物からなる微生物集団を，**マイクロバイオーム**という．マイクロバイオームの菌種組成は，部位や年齢，居住地域などによって大きく異なっている．また，その多くは健康の維持に寄与している．とくに腸管の常在菌叢と呼ばれる細菌集団については，腸管内食物の分解や，腸管免疫系の維持，病原細菌と拮抗して病原細菌の定着や増殖を阻害するバリアとして機能することが知られている．このような常在菌叢が抗菌薬の服用などにより減少すると，それに代わって病原細菌が増殖し感染症が成立することがある（**菌交代現象**）．さらに，腸内常在菌叢の菌種組成の変容（**ディスバイオーシス**）は，肥満や糖尿病，炎症性腸疾患などさまざまな疾患と関係していることがわかってきている．

d 日和見感染 opportunistic infection

感染症の発症は，病原体の病原性と宿主の感受性とのバランスによって制御されている．宿主の感受性を規定する最も重要な因子は免疫である．免疫機能の低下した宿主は病原体に感染しやすく（**易感染性宿主** immunocompromised host），健常人には無害であるような病原性の弱い微生物による感染症＝日和見感染症が問題となる．日和見感染症の背景となる免疫異常の原因としては，先天性免疫不全症やエイズウイルス感染によるエイズ（後天性免疫不全症候群），悪性腫瘍，糖尿病，肝硬変，膠原病，人工透析などがあげられる．また，放射線療法や抗悪性腫瘍薬，免疫抑制薬の投与などの医療行為に伴う免疫機能の低下も日和見感染症の原因となる．

近年，免疫系の制御分子を標的とした抗体医薬や分子標的薬が次々と実用化されており，これらの投与に伴う日和見感染症が新たな問題となっている．日和見感染症を起こしやすい免疫機能低下には，好中球やマクロファージなどの食細胞の障害，液性免疫の障害，細胞性免疫の障害の三つのタイプがあるが，それぞれのタイプで日和見感染症の原因となる病原体に違いがある．食細胞の障害では細胞外寄生性細菌や真菌，液性免疫の障害では莢膜保有細菌による日和見感染症が起こりやすく，細胞性免疫の異常では，結核菌やリステリアなどの細胞内寄生性細菌やエプスタイン・バー（Epstein-Barr；EB）ウイルス（EBV）や水痘・帯状疱疹ウイルス，サイトメガロウイルスなどの潜伏感染性ウイルス，クリプトコッカスなどの真菌，トキソプラズマなどの原虫による日和見感染症が起こりやすい．

e 新興・再興感染症

新興感染症 emerging infectious disease とは，局地的もしくは国際的に公衆衛生上問題となる新たな感染症のことであり，これまでに 100 種類以上の感染症が確認されている．**再興感染症** reemerging disease とは，一度は公衆衛生上ほとんど問題ないレベルまで制御された後，再び増加してきた感染症や新たな流行地や薬剤耐性型などで出現してきた感染症のことであり，結核や黄熱などがその代表例である．このような感染症が出現する要因としては，都市化や世界的な交通網の発達，生活様式の変化，地球温暖化，医療技術の進歩，高齢者の増加，バイオテロ，戦争，難民などが考えられている．しかし，単一の要因によるのではなく，社会のあり方そのものが複雑に関与しており，新興・再興感染症の出現を完全に防ぐことは難しい．

> 新興・再興感染症は発生国から国境を越えて感染が拡大し，国際社会全体への脅威となることがあることから，発生時には国際社会で協力しながら対策していくことが重要である．そのために，わが国においても発生国へおもむき国際協力を通じ感染症対策を担うことのできる人材の育成が求められている．

f 動物由来感染症（人獣共通感染症）

1959 年に，世界保健機関（WHO）と国連食糧農業機関（FAO）は「脊椎動物からヒトに感染する感染症及び脊椎動物とヒトの間で感染を起こす感染症」を人獣共通感染症と定義した．学問的には「人獣共通感染症」という用語が用いられ，厚生労働省ではヒトの立場から「動物由来感染症」という用語を用い，農林水産省では「人畜共通伝染病」という用語を使用しているが，この三つの言葉はいずれも同じ概念を示す．現在，節足動物媒介性感染症も人獣共通感染症のカテゴリーに含まれており，ヒトに感染する病原体の 2/3 が人獣共通感染症病原体と考えられている．とくに新興感染症では，高病原性鳥インフルエンザウイルス感染症やエボラ出血熱（エボラウイルス病）など人獣共通感染症が多く，新興感染症の対策にはヒトと動物の双方の観点からの対策が重要である．

g バイオテロ・生物兵器

バイオテロとは，病原体などを兵器として用いて意図的に対象者・集団に健康被害を発生させ，社会の混乱を引き起こすことである．このような兵器を生物兵器という．生物兵器は現代の戦争での使用は国際法で禁じられているものの，2001 年の米国同時多発テロでは，炭疽菌を用いたバイオテロが起こり 23 例の感染症例（うち 5 例死亡）が報告されている．わが国においても 1990 年代にオウム真理教によるボツリヌス毒素や炭疽菌を用いたバイオテロ未遂事件が発生している（散布したものの幸い患者は発生しなかった）．また，生きた病原体だけなく，病原体が産生する毒素を用いたバイオテロも可能と考えられている．バイオテロに用いられる病原体と自然界に存在する病原体を区別することは容易ではなく，患者が発生しても自然発生の感染症か人為的感染かの区別が難しい．わが国においても，バイオテロに利用される可能性がある病原体については，感染症法で一種病原体等から四種病原体等までに分類し，所持や輸入の禁止，許可，届出，基準の遵守等の規制が定められている（表 II・6・5）．

5 感染症の病理組織像

多種多様な病原体に比べて，病原体が感染する病変部における病理組織像のパターンは限られており，多くの病原体が形態的には類似の病変を形成する．特異的な病理組織像が見られる感染

表 II·6·6　代表的な感染症の病理組織像

主な病変	代表的な感染症および組織所見
膿瘍形成	好中球浸潤が主体の急性化膿性炎症で，多くの細菌感染や真菌感染で観察される
単核球浸潤	リンパ球浸潤を主体とする炎症は，多くの慢性感染症や急性ウイルス感染症で観察される
肉芽腫形成	結核などの抗酸菌感染や真菌感染，細胞内寄生細菌，原虫感染で観察される．肉芽腫内に壊死を伴うこともある
細胞変性・増殖性変化	ヘルペスウイルス感染による核内封入体形成や麻疹ウイルス感染による合胞体形成，パピローマウイルスによる細胞増殖性変化を誘導するウイルス感染もある
壊死	壊死はさまざまな炎症に付随してみられるが，炎症細胞浸潤を伴わない壊死は，ジフテリアやウェルシュ菌感染のように毒素による直接的な組織壊死や免疫不全状態の日和見感染で観察される
瘢痕形成	多くの感染症の病変の最終形態として線維化などの瘢痕形成が観察される

症はまれであり，感染症の病変の多くは，炎症を主体とする表 II·6·6 のような病理組織像パターンからなる．一方で，免疫不全の状態においては，炎症反応が乏しくまったく異なる病変を形成することがある．

6　代表的な感染症

a　クロイツフェルト・ヤコブ病 Creutzfeldt-Jakob disease

　クロイツフェルト・ヤコブ病は，感染性を有する異常プリオンの中枢神経系への蓄積により発症する致死的疾患である(☞2 e プリオン病, 74 頁)．年間 100 万人に 1 人程度の頻度で発症する．ほとんどのクロイツフェルト・ヤコブ病は原因不明の孤発性である．孤発性クロイツフェルト・ヤコブ病の典型例では，大脳皮質に多数の小型で境界明瞭な空胞が形成され，海綿状(スポンジ状)変化がみられる．抗 PrP 抗体を用いた免疫組織化学染色(以下，免疫染色)により沈着した異常プリオンが陽性となる．

b　麻疹肺炎

　麻疹肺炎は麻疹ウイルスによる麻疹に合併する肺炎である．麻疹ウイルスは感染性がきわめて高く，ワクチン未接種者の集団では容易に感染が拡大する．麻疹は，典型的には結膜炎，呼吸器症状，発熱からはじまり，次いで全身に広がる発疹がみられる．発疹は融合して不整形斑状(斑丘疹)となる．麻疹患者の約 6% で麻疹肺炎の合併がみられる．麻疹肺炎を起こした肺には，肺胞上皮に合胞体性多核巨細胞がみられる(図 II·6·2A)．多核巨細胞には，好酸性の核内封入体および

合胞体性多核巨細胞

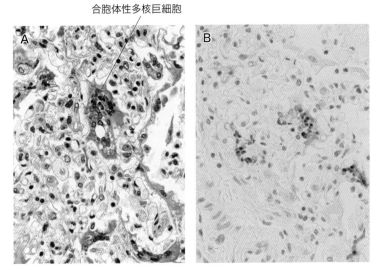

図Ⅱ·6·2　麻疹肺炎
A：HE 染色，B：抗麻疹ウイルス NP 抗体の免疫染色

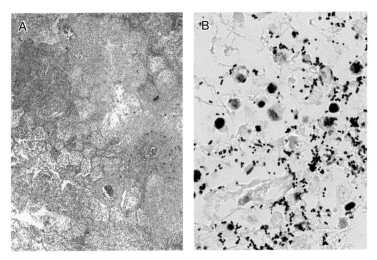

図Ⅱ·6·3　大葉性肺炎
A：HE 染色，B：グラム染色

細胞質内封入体がみられる．これらの封入体は麻疹ウイルスの NP 蛋白質に対する抗体を用いた免疫染色により陽性となる（図Ⅱ·6·2B）．

c　肺炎球菌性肺炎

　肺炎の中で大半を占める細菌性肺炎は市中肺炎と院内肺炎に分けられ，市中肺炎の 2 割以上が肺炎球菌性肺炎といわれている．一般的に肺炎球菌性肺炎は大葉性肺炎を呈し，肺胞腔内にフィブリンや好中球浸潤を伴う滲出性炎症が肺一葉全体に広がる（図Ⅱ·6·3A）．大葉性肺炎よりも炎症の範囲が狭く小葉レベルの肺炎を気管支肺炎と呼び，黄色ブドウ球菌やインフルエンザ桿菌な

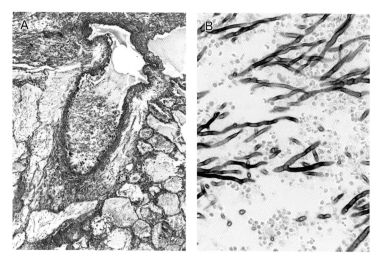

図 II・6・4　侵襲性肺アスペルギルス症
A：HE 染色，B：グロコット染色

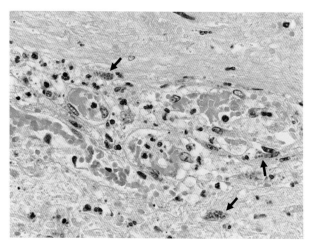

図 II・6・5　トキソプラズマ症（HE 染色）
タキゾイドの増殖が見られる（矢印）．タキゾイドはマクロ
ファージをはじめとしたさまざまな有核細胞中で増殖して
宿主細胞を破壊する．

どが起因菌となることが多い．肺炎球菌性肺炎の肺組織のグラム染色にてグラム陽性球菌が双球
菌状，連鎖状に見られる（図 II・6・3B）．

d　侵襲性肺アスペルギルス症

　侵襲性肺アスペルギルス症は，日和見感染症（☞④ d 日和見感染，79 頁）の深在性真菌症であ
る．組織学的には，強い好中球浸潤と壊死を伴い，菌糸による気管支上皮や肺胞壁，ときに血管
侵襲像が観察される（図 II・6・4A）．アスペルギルスは糸状菌でありグロコット染色により明瞭な
菌糸構造を観察できる（図 II・6・4B）．アスペルギルスの菌糸は隔壁が多く，鋭角に分岐する．ま

た，菌糸の増殖方向性が一定であることなどから他の糸状菌と鑑別されるが，同様の形態をとる糸状菌も多く，組織切片の形態評価のみでの種同定は困難である．真菌は種によって薬剤感受性が異なることから，種同定は重要であり，培養などの検査結果含めて総合的に評価する必要がある．

e　トキソプラズマ症

　トキソプラズマ症は，トキソプラズマ(*Toxoplasma gondii*)という原虫により起こされる感染症である．トキソプラズマはほぼすべての温血脊椎動物(哺乳類・鳥類)に感染能をもち，全人類の1/3以上(数十億人)が感染しているとされるなど，世界中に蔓延しているが，感染率は国・地域・年齢によって異なる．健常人が感染した場合は，免疫系の働きにより臨床症状は顕在化しないか軽度の急性感染症状を経過した後で，生涯にわたり保虫者となる．しかし，免疫不全者には重篤な症状を引き起こす．保虫者が免疫不全症に罹患した場合，免疫不全を契機に休止期にあったトキソプラズマ虫体は活動を再開し，脳，肺などの単一臓器にタキゾイドの増殖を伴う病変を形成する．一方で，免疫不全者が初感染する場合は全身性の病変がみられ，全身の臓器でタキゾイドの増殖がみられる(図Ⅱ・6・5)．また，妊娠中の女性が初感染することにより起こる先天性トキソプラズマ症は，出生児に精神遅滞，視力障害，脳性麻痺など重篤な症状をもたらすことがある．

7 腫　瘍

　腫瘍 tumor, neoplasm とは身体の細胞が自律的に，過剰に増殖してできた組織の塊である．自律性とはまわりからの制約を受けずに独自に勝手気ままに振舞うことであり，したがって腫瘍の増殖は無秩序，無目的であり，そしてしばしば無制限である．

　体細胞は炎症，再生，過形成などで病的に増殖するが腫瘍以外ではおのずから限度があり，合目的性で，原因が去れば増殖は止まる．この場合，腫瘍状の塊あるいは結節をつくることがあり，腫瘍状病変と呼んで真の腫瘍と区別する．

　組織学的には，腫瘍を構成する腫瘍組織は実質と間質とに分けられる．実質は腫瘍の本質的な部分で増殖する腫瘍細胞からなり，間質は実質を支え，栄養を導く役目をもち，普通は血管と結合組織からなる．間質の結合組織内線維芽細胞はさまざまなサイトカインや成長因子を分泌し腫瘍細胞の増殖促進に関与している．

　腫瘍形成は後述の項(☞9腫瘍の分類，96頁)でも述べるように，単一の原因で起こるものではなく分子生物学的にも増殖能異常，免疫システムからの逃避，遺伝子の不安定性や異常，遺伝子複製機構の永続，刺激となる炎症の存在，浸潤・転移機構の異常，血管新生の更新，細胞死の異常や細胞内代謝異常といったさまざまな因子が複合的に関与している．

1　種類と名称

　腫瘍には上皮性腫瘍と非上皮性腫瘍，それに混合腫瘍がある．皮膚表面をおおう表皮，消化管，尿路などの内腔をおおう粘膜上皮，分泌を行う腺組織や実質臓器などは上皮性組織からなり，ここから発生する腫瘍が上皮性腫瘍である．これに対し結合組織，脂肪組織，筋組織，神経その他は非上皮性組織であり，これから発生した腫瘍が非上皮性腫瘍である．さらに異なった2種以上の組織成分からなる腫瘍を混合腫瘍といい，上皮と非上皮の組み合わせもある．

　一方，腫瘍はその生物学的性質から良性腫瘍 benign tumor と悪性腫瘍 malignant tumor とに分けられる．上記の組織発生的な分類と組み合わせると表Ⅱ・7・1 のようになる．

　腫瘍の名称は，腫瘍の母組織または腫瘍を構成する細胞名の後に「腫-oma」という文字を付けて呼ぶことが多い(腺腫，脂肪腫など)．一般に悪性上皮性腫瘍は癌腫 carcinoma，悪性非上皮性

表Ⅱ・7・1　腫瘍の分類

上皮性腫瘍	非上皮性腫瘍	混合腫瘍
良性上皮性腫瘍	良性非上皮性腫瘍	良性混合腫瘍
悪性上皮性腫瘍(癌腫)	悪性非上皮性腫瘍(肉腫)	悪性混合腫瘍

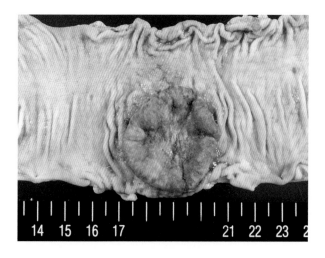

図Ⅱ・7・1　大腸癌の手術切除標本
大腸内腔の粘膜面に周囲が盛り上がって
中心部がクレーター状に陥没して潰瘍を
形成した大きな癌がみられる(60歳代,
女性)

腫瘍は**肉腫** sarcoma と呼び,種類によって扁平上皮癌,軟骨肉腫などとなる.「**癌 cancer**」とい
う言葉は普通,悪性腫瘍全体を指すが,胃癌,子宮頸癌または扁平上皮癌などのように用いれば
癌腫を表す.なおこれらの命名法には例外も多い.

2　腫瘍の形態

a　肉眼的形態

　腫瘍の肉眼的形態は発生部位,腫瘍の占める範囲,増殖様式およびその周囲組織との関係など
によって異なる.腫瘍は皮膚,粘膜,漿膜などの表面にできることもあり,組織の内部にできる
こともある.また表面に発生したものが組織の内部に進展増殖し,反対に組織内部に発生したも
のが表面に出ることもある.

　表面または表面直下から出た腫瘍は結節をつくり,表面の肥厚あるいは表層下の硬結としてみ
られたり,外表あるいは内腔に向かって突出する.表面より突出するものはポリープ状,乳頭状,
茸状などの形態をとる.表在性の悪性腫瘍は崩壊・壊死によりしばしば二次的に潰瘍を形成する.
胃癌,大腸癌(図Ⅱ・7・1),皮膚癌などには潰瘍をつくる型が多い.

　深部組織や肝臓,腎臓など充実性の臓器の中に生じる腫瘍は,限局性の結節または塊をつくる
ことが多い.腫瘍結節は被膜をもって周囲組織と明らかに区別されるものと,被膜をもたず周囲
に浸潤性に広がるものがあり,後者は悪性腫瘍に多い.

　腺管を母組織とする腫瘍は,ときに腫瘍を形成する一部の腺腔が異常に拡張して囊胞状とな
る.卵巣や膵臓に発生する腫瘍でよくみられる.大きな塊状の充実性腫瘍では内部がしばしば壊
死を起こして,その物質が排出されると空洞になる.肺癌などでみられる.

　腫瘍の大きさは肉眼的にほとんど判別できないものから,人頭大あるいはそれ以上に達するも
のまである.通常悪性腫瘍の方が大きいが,腫瘍の大きさと腫瘍の良性,悪性との間に単純な相
関関係はない.

　腫瘍の色はそれを構成する細胞あるいは組織の色を表すのを原則とし,一般に灰白色である.

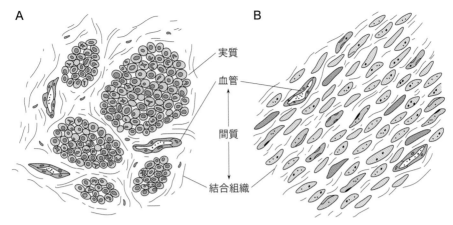

図Ⅱ·7·2　腫瘍の組織学的形態
A：癌腫，B：肉腫

特別な成分を有するものとして悪性黒色腫の黒色，胆汁産生を伴う肝細胞癌の緑色，脂肪腫の黄色，血管腫の赤色調などがある．出血や壊死が起こると暗赤色ないし黄褐色になる．

　腫瘍の硬度も種々である．実質細胞に富み，細胞間の線維や基質に乏しいものは軟らかく，その反対のものは硬い．石灰沈着を伴う腫瘍，軟骨組織や骨組織からなる腫瘍はとくに硬い．

b 組織学的形態(図Ⅱ·7·2)

1）腫瘍実質

　腫瘍実質は腫瘍の本質的な部分であり，腫瘍細胞およびその産生物によって構成される．各腫瘍の実質はそれぞれの発生母組織に似ている．しかしまた，どこか違った面ももっている．一般に良性腫瘍は母組織との近似が強く，脂肪腫では組織学的に成熟脂肪組織と区別がつきにくい．悪性腫瘍では種々の程度の「類似」と「かけはなれ」があるが，多くのものは母組織との多少の類似により，たとえば，扁平上皮癌，腺癌，横紋筋肉腫などに分類される．他方，母組織とは本質的に異なった反面があり，異型と呼ばれる．異型とは元来母組織の細胞と異なる意であるが，実際には腫瘍細胞が，次に述べるような形態を示すものを異型と呼んでいる．すなわち，一般に細胞，とくに核が大きく，核・細胞質比 nuclear cytoplasmic ratio(N/C 比)が大であり，核は過染性で不整，クロマチンの分布が不均等でしばしば凝集する．また細胞相互間に大きさ，形，染色性の程度がまちまちで，種々の程度の多形性を示す．さらに細胞が活発に増殖する指標として核分裂像 mitosis がみられ，とくに正常ではみられない3極・4極分裂などの**異常核分裂**に遭遇する．そして，これらが悪性腫瘍細胞の特徴とされる．

2）腫瘍間質

　腫瘍の間質は実質の間を埋めて腫瘍組織を支持し，これに栄養物を与える部分であり，血管を有する結合組織からなるものが普通である．腫瘍実質の間に分け入り，また実質を取り囲むように存在する．一般に肉腫では間質の量が少ないため肉様で軟らかく，癌腫で間質の少ないものは軟らかく髄様癌と呼ばれ，間質の多いものは固く硬癌と呼ばれる．硬癌は触診で硬く触知されることが多い．

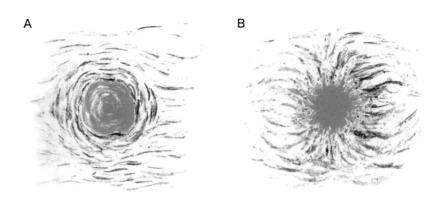

図 II・7・3　腫瘍の局所的発育形式
A：膨脹性発育，B：浸潤性発育

3　腫瘍の発育

　良性腫瘍は多くの場合発育が遅く，大きさにも限度があり，宿主の被害が局所的で，生命の危険がほとんどないものである．これに対し悪性腫瘍は，そのまま放置すれば発生した局所にとどまらず，周囲組織やほかの部位に進展または転移して宿主を死に至らしめる(表 II・7・2, 91 頁)．

a　局所発育 local growth

　腫瘍の発育形式には，膨脹性発育(限局性発育)と浸潤性発育がある(図 II・7・3)．膨脹性発育とはちょうど風船が膨らむように，あるいは「じゃがいも」が地下で生育するように，周囲の組織を圧迫しながら発育する．したがって，周囲の組織との境界は明瞭である．これは子宮の平滑筋腫や甲状腺の腺腫にみるように，良性腫瘍では一般的な発育形式である．悪性腫瘍の髄様癌もこの形式の発育をとりやすい．一方，浸潤性発育は木の根が地中を広がるように，腫瘍組織が周囲の組織の間隙を縫って広がっていくもので，この際には周囲との境界は不明瞭である．これは悪性腫瘍，とくに胃癌，乳癌などの硬癌の特徴である．硬癌では線維性間質が多いために周囲組織は収縮し，外表からはくぼみやひきつれとして認められる．

b　転　　移 metastasis

　転移とは，腫瘍細胞が原発部位から離れてほかの部位に達し，そこで新たに発育することをいう．最初腫瘍ができた部位を原発巣といい，転移した部位を転移巣と呼ぶ．転移する能力(転移能)は，悪性腫瘍の最大の特徴であり，転移があれば間違いなく悪性腫瘍と判定される．また，転移のために生命に対する危険が大きい．転移は全身のあらゆる部位に起こりうるが，その経路はリンパ行性，血行性，体腔内性の三つによることが多く，おのずから転移をきたしやすい臓器が生ずる．

　リンパ行性転移：癌腫で多くみられる転移の方式である．腫瘍細胞が原発巣の組織間隙からリンパ毛細管を侵しリンパの流れによって運ばれる．すなわち，まず原発巣に属するリンパ節(所属リンパ節)に転移巣ができ，これからリンパの流れに従って身体の中心方向に向かって次々にリンパ節転移をつくる．したがって，肺癌では肺門リンパ節に，胃癌では胃周囲リンパ節から後腹

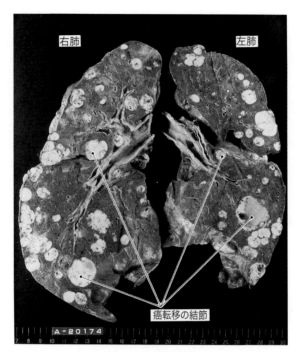

右肺　　左肺

癌転移の結節

A-20174

図Ⅱ・7・4　肺の転移癌
肝癌からの血行性肺転移(60歳代，男性)．境界明瞭な大
小の灰白色結節が両肺に多数認められる．

膜リンパ節に，乳癌では腋窩リンパ節に転移が多い．所属リンパ節よりも腫瘍近くに存在するリ
ンパ節をセンチネル(見張り)リンパ節と呼び，手術時にこのリンパ節への転移の有無が外科的切
除の術式選定に関わってくることがある．

　血行性転移：癌腫にも肉腫にも多い．腫瘍細胞は原発巣の主に静脈を侵して血行に入り，通常
血流の方向に従って他所に運ばれ，転移巣が形成される．腎癌，子宮癌などの腫瘍は肺に，胃癌，
大腸癌などの腫瘍は肝臓に転移巣をつくりやすく，したがって肺と肝臓が転移の好発臓器となる
(図Ⅱ・7・4，図Ⅱ・7・5)．

　体腔内性転移(播種)：肺癌や腹腔内臓器の癌(胃癌など)が漿膜を侵して，腫瘍細胞が胸腔や腹
腔に出て，種子がまかれるように隔たった部位の胸膜・腹膜に散布され，そこで増殖するもので，
播種と呼ばれる．体腔内播種が広範に起こると腹水や胸水が貯留し，**癌性腹膜炎**(腹膜癌腫症)あ
るいは癌性胸膜炎(胸膜癌腫症)と呼ばれる．ほかに，癌が気管支を通じて肺内に広がり，またま
れに尿路により他所に移ることもある．

c 再　発 recurrence

　腫瘍の再発とは，手術や放射線治療などによって除去され，あるいは消失した腫瘍と同じ腫瘍
が再び生じてくることをいう．再発は悪性腫瘍の特徴の一つに数えられ，局所再発と転移性再発
が分けられるが，良性腫瘍でも取り残しがあれば局所再発が起こる．良性と悪性の中間的な振る
舞いをする腫瘍を中間群腫瘍や境界性腫瘍と呼ぶことがあるが，これらは転移をきたさないもの
の局所破壊性に再発を繰り返すものや，ごくまれに転移をきたすものを指す．

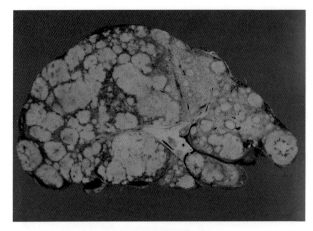

図Ⅱ·7·5　肝臓の転移癌
膵癌からの血行性肝転移(70 歳代，男性)

4　腫瘍と宿主

a　局所性影響

　良性腫瘍，悪性腫瘍とも周囲組織に対して圧迫など機械的影響を与えるが，重要臓器やその付近に生じた場合は良性腫瘍でも生命の危険を生ずる．たとえば，脳橋や延髄付近に生じる腫瘍は呼吸麻痺を引き起こす．悪性腫瘍では発育が速く，浸潤性の増殖を営み，圧迫だけでなく周囲組織を破壊し，出血など種々の致死的合併症をきたす．

b　全身的影響

　腫瘍による局所的影響がいずれかの重要臓器に及ぶと，その機能の障害から全身的に影響が現れてくる．たとえば消化管の通過障害によって全身栄養障害が，骨髄の破壊により全身性貧血が，胆道の閉塞により全身性黄疸が，尿路の狭窄ないし閉塞で尿毒症が招来される．悪性腫瘍の末期にはしばしば**悪液質 cachexia** と呼ばれる状態になり，著しい「やせ」と貧血をきたし，皮膚は乾燥して色も汚く，食欲不振，脱力感などを生ずる．これは腫瘍が宿主から栄養を奪い，逆に腫瘍から有毒物質が産出されるためといわれるが，ほかに種々の要素が関係するとみられる．このような状態では，患者(宿主)の免疫力低下のため感染を受けやすく，しばしば肺炎を合併し，真菌やウイルスの日和見感染も起こる．また，これらが直接死因となることも多い．

c　ホルモン作用・ホルモン環境

　内分泌腺の腫瘍では腫瘍細胞が母細胞と同じホルモンを分泌することが多い(ホルモン産生腫瘍)．そのため下垂体腺腫は先端巨大症や巨人症，あるいはクッシング(Cushing)病を起こし，副腎皮質腺腫は，たとえば過アルドステロン症［コン(Conn)症候群］を生じて高血圧と低カリウム血症をきたす．そのほか，膵神経内分泌腫瘍のインスリン過剰分泌による低血糖，副甲状腺腺腫からのパラトルモン分泌による高カルシウム血症などホルモン産生腫瘍の種類は多い．内分泌臓器以外の腫瘍でもホルモン作用を示すことがある(肺の小細胞癌など)．

　一方，腫瘍の中には宿主のホルモンの影響を著しく受けるものがある(ホルモン依存性腫瘍)．

表 II・7・2　良性腫瘍と悪性腫瘍の比較

	良性腫瘍	悪性腫瘍
発育速度	遅い	速い
局所発育	膨脹性	浸潤性
転　移	ない	しばしばある
再　発	少ない	多い
宿主への影響	普通は少ない	著しい
腫瘍細胞の分化度	良い(高い)	悪い(低い)
腫瘍細胞の異型度	低い	高い
腫瘍細胞の核分裂像	少ない	多い

乳癌，子宮体癌，前立腺癌などがその代表的なものである．乳癌では妊娠期や授乳期に発育が促進されたり，反対に抑制されたりするものがあり，同癌の約半数にエストロゲン受容体が証明される．子宮体癌の発生・増殖には女性ホルモンであるエストロゲンが関与する．プロゲステロンはむしろ子宮体癌を抑制する．乳癌の治療に用いるエストロゲン製剤であるタモキシフェロンの投与は子宮体癌の発癌リスクを上げるが，エストロゲンとプロゲステロンからなる避妊薬ピルは長期投与で子宮体癌のリスクを抑制する．前立腺癌はエストロゲンで発育が抑制され，去勢も制癌に奏効する．

d　宿主抵抗

　腫瘍の発育は，腫瘍自身の性状のみでなく，宿主側の諸条件によっても影響される．宿主抵抗とは宿主である生体が腫瘍の発育に対して何らかの防御機構を発揮することをいい，これが働くときは腫瘍の発育は抑制を受ける．きわめてまれではあるが，腫瘍が自然退縮をきたすこともある．反対に宿主抵抗を欠く場合，腫瘍の発育は急速となる．同種類の腫瘍でも発育状況は同一でなく，予後もまちまちであるのはこのためである．宿主抵抗の本態は腫瘍に対する免疫現象と考えられる．この腫瘍免疫を肯定させる事実としては，免疫不全の状態，すなわち低γ-グロブリン血症の患者や，臓器移植に際して免疫抑制薬を投与された患者に，悪性腫瘍，とくに悪性リンパ腫が発生しやすく，また進展が急速である．

　腫瘍に対する宿主抵抗は腫瘍の間質にみられる間質反応で組織学的に表現される．**増殖性(線維性)反応**と**滲出性(細胞性)反応**とがあり，前者は腫瘍発育先端における間質結合組織の増殖を示し，後者は間質におけるリンパ球，形質細胞などの浸潤により特徴づけられる．免疫と関係づけられるのは滲出性間質反応で，とくにリンパ球浸潤が重要である．

　これまで述べてきた良性腫瘍と悪性腫瘍の特徴を簡単にまとめると表 II・7・2 のようになる．

5　悪性度と病期

　悪性腫瘍で組織学的悪性度による分類は腫瘍細胞の核の異型度や組織の分化度により 3 度ないし 4 度に分けられ，度数が大きいほど悪性度 grade が高く，患者の予後は悪い．

　また，悪性腫瘍患者の予後を推定する指標として用いられる病期分類がある．現在最も広く用

いられているのは，国際対がん連合(UICC)で検討された**TNM分類**であり，これは各臓器の悪性腫瘍を臨床的な立場からそれぞれ判定するものである．T(tumor)は原発巣の大きさと広がり，N(node)は所属リンパ節転移の有無と広がり，M(metastasis)は遠隔転移の有無を表し，それぞれに度数をつけて病期stageを決める．その組み合わせによって，病期Iから病期IVまでに分類される．この病期分類と患者の予後とはほぼ相関し，病期I・IIは比較的予後がよく，III・IVとくにIVにあたるものは予後が不良である．

病期I：原発部位に限局した「癌」で，転移のないもの
病期II：原発臓器内ないし周辺部に拡大しているが，転移のないもの
病期III：所属リンパ節転移はあるが，遠隔転移のないもの
病期IV：遠隔転移のあるもの

6　コンパニオン診断とプレシジョン・メディシン

両者ともに癌の病理診断およびその後の治療に密接に関連した検査である．多くの場合，これらの検査には病理組織標本作成のためのホルマリン固定パラフィン包埋標本が用いられる．

コンパニオン診断 companion diagnostics は，特定の悪性腫瘍(乳癌，肺癌，大腸癌など)とそれに対する特異的な分子標的治療のために，標的分子異常の有無や遺伝子多型等を検出して確認する．免疫組織化学染色による蛋白の検出や，FISH法あるいはPCR法による遺伝子異常の検出を特定の分子標的薬に対応した特定の試薬を用いて行う．乳癌における免疫組織化学染色による HER2蛋白発現やFISH法による *HER2* 遺伝子増幅の検出，肺癌における *EGFR* 遺伝子変異の検出，大腸癌における *RAS* 遺伝子異常の検出が例としてあげられる．

これに対して，**プレシジョン・メディシン precision medicine** とは悪性腫瘍の種類に限らず，共通の遺伝子異常を有する悪性腫瘍に対して同じ分子標的薬での治療を目指すことをいう．そのためには，分子標的となる遺伝子異常を次世代シークエンサーを用いて行う遺伝子パネル検査と呼ばれる方法で検出する必要がある．この遺伝子パネル検査では100〜400個の遺伝子異常の有無を一度の検査で検出することができる．得られた解析結果は，本当に意味のある遺伝子異常なのか，あるいは対応する治療薬が存在するのかなどの意義づけを行うために病理医，薬物療法の専門医，知識を有する臨床医，バイオインフォマティックス専門家，遺伝カウンセラー，ゲノム研究者などから構成されたエキスパートパネルと呼ばれる組織内で検討される(☞図I・1・1, 2頁)．

7　腫瘍の原因

腫瘍の原因(腫瘍性増殖の主要な決定要因)は，一定の時間内に死ぬ細胞よりも多くの細胞が生まれる状態が恒常的に持続することにあり，過剰増殖が細胞死を上回る場合と，増殖率が不変でも細胞死が減少する場合がある．

ほとんどの腫瘍は単一の形質転換細胞から発生すると考えられており，過剰増殖能や細胞死抵抗性といった形質(腫瘍形質)を獲得した細胞の単クローン性増殖が腫瘍の本態といえる．

表Ⅱ・7・3　主な癌遺伝子とその異常によって引き起こされる腫瘍

遺伝子	腫　瘍	遺伝子	腫　瘍
ALK	悪性リンパ腫，肺腺癌	*MYC*	バーキットリンパ腫
MYCN	神経芽腫，小細胞癌	*RET*	甲状腺癌
CTNNB1	大腸癌，子宮内膜癌	*CCND1*	マントルリンパ腫
PIK3CA	乳癌，大腸癌，卵巣癌	*KRAS*	膵癌，肺癌，大腸癌
KIT	消化管間質腫瘍	*ERBB2*	乳癌，卵巣癌，胃癌
EGFR	肺腺癌	*BCL2*	濾胞性リンパ腫
BRAF	メラノーマ，大腸癌		

　腫瘍の起源となる細胞の腫瘍形質獲得は，細胞増殖や細胞死(アポトーシス)に関わる遺伝子の恒常的な発現異常の結果であり，遺伝子そのものの異常(ジェネティック genetic な変化)や遺伝子発現調節の異常(エピジェネティック epigenetic な変化)がその原因となる．genetic な異常としては遺伝子変異，染色体転座(ある染色体の一部が他の染色体に移動すること)や遺伝子増幅(遺伝子のコピー数が増加する変化)があげられ，epigenetic な異常としては DNA のメチル化や染色体構成蛋白(ヒストン)のアセチル化・脱アセチル化，マイクロ RNA があげられる．

a　genetic な異常

　腫瘍化の原因となる遺伝子そのものの異常には，種々の異なる様式があり，癌原遺伝子，癌抑制遺伝子，変異誘発遺伝子などが関与する．

　細胞増殖に対して促進的に作用する蛋白をコードした遺伝子(癌原遺伝子)では，その蛋白の作用が恒常的に活性化するような ① 変異(機能獲得性変異)あるいは ② 染色体転座が起きた場合や，変異はなくとも遺伝子が ③ 増幅することで蛋白量が増加する場合に腫瘍化の原因となる．また，④ 細胞増殖を抑制する蛋白をコードする遺伝子(癌抑制遺伝子)に，その蛋白の作用が失われるような変異(機能喪失性変異)が加わった場合も同様である．

　遺伝子の本態である DNA 塩基配列のミスマッチを修復する酵素蛋白をコードする遺伝子(変異誘発遺伝子)の発現は細胞の遺伝子にコードされた全遺伝情報(ゲノム)の完全性を保護する．この ⑤ ミスマッチ修復酵素遺伝子に機能喪失性変異が起こると DNA は変異を進行性に蓄積しやすくなり，さらに癌原遺伝子や癌抑制遺伝子に影響が及ぶと発癌することになる．

1）機能獲得変異

　癌原遺伝子に機能獲得性変異が加わったものを癌遺伝子(表Ⅱ・7・3)という．癌遺伝子は癌原遺伝子のコードする蛋白の機能によって異なる役割をもち，増殖因子(*SIS*, *HST*)，細胞表面受容体(とくにチロシンキナーゼ活性をもつ増殖因子受容体)(*ERBB*, *KIT*, *RET*, *MET*)，細胞内シグナル伝達物質(*SRC*, *RAF*, *RAS*)，DNA 結合性核蛋白(転写因子)(*MYC*, *FOS*, *JUN*)，細胞周期関連蛋白(*CYCLIND*, *CYCLINE*, *CDK*)，アポトーシス阻害物質(*BCL2*)などに分類される．

2）転　座

　腫瘍の原因となる染色体転座で最もよく知られているのはフィラデルフィア染色体で，慢性骨髄性白血病の95%にみられる．9番染色体の一部が22番染色体に転座することによって形成さ

表 II・7・4　主な癌抑制遺伝子とその失活によって引き起こされる腫瘍

遺伝子	腫　瘍
VHL	腎癌
APC	大腸癌
PTEN	脳腫瘍, 子宮内膜癌
WT1	ウィルムス腫瘍
BRCA1/2	乳癌, 卵巣癌
RB1	網膜芽細胞腫
TP53	大腸癌, 卵巣癌など多くの腫瘍
NF1	神経線維腫, 神経芽腫

れ, 細胞分裂シグナルや抗アポトーシスシグナルを引き起こす融合蛋白(キメラ蛋白)bcr-abl を
コードする融合遺伝子を含む. また, バーキット(Burkitt)リンパ腫では 8 番染色体から 14 番染
色体への転座が 75% にみられ, 細胞周期の進行に関わる癌原遺伝子 *MYC* が免疫グロブリン遺伝
子のプロモーター/エンハンサー領域の隣に配置されることで活性化され, 恒常的に発現するよ
うになる(融合遺伝子形成はない). 濾胞性リンパ腫では 14 番染色体と 18 番染色体の転座によっ
てアポトーシス阻害物質である bcl2 の恒常的発現がみられる.

3) 増　幅

　腫瘍の原因となる遺伝子の増幅を起こしやすいものとしては, *MYC*[神経芽腫, 肺小細胞癌,
ウィルムス(Wilms)腫瘍, 肝芽腫]や *ERBB2*(乳癌, 卵巣癌)が知られている.

4) 癌抑制遺伝子(表 II・7・4)

　癌抑制遺伝子は, 細胞周期, シグナル伝達に関わる分子および細胞表面受容体の調節因子の中
で, 細胞が増えすぎないように作用する蛋白をコードする. つまり, 細胞の過剰な増殖を防ぐよ
う調節し, 腫瘍発生を抑制することがその生理的役割である. 癌遺伝子が, 一方のアリル(対立遺
伝子)の異常のみで細胞の過剰増殖を誘発すること(顕性の変化, ☞ II -8 ③ 単一遺伝子異常, 112
頁)を前提とするのに対し, 癌抑制遺伝子では両方のアリルからの発現が障害されて初めて, その
機能を失う(潜性形質).

　代表的な癌抑制遺伝子としては, *P53* 遺伝子と網膜芽細胞腫遺伝子 *RB* がとくによく研究され
ている.

> 　*RB* 遺伝子は 13 番染色体長腕に位置し, それがコードする蛋白は細胞周期の最も重要なチェックポイン
> トに関わり, *RB* 遺伝子の機能喪失性変異は無制限の細胞増殖をもたらす. 小児癌である網膜芽細胞腫の原
> 因遺伝子であり, 遺伝性の網膜芽細胞腫患者ではすべての体細胞に *RB* 遺伝子の一方のアリルに欠失または
> 変異があるが(生殖細胞系列性変異), 網膜芽細胞腫の腫瘍細胞では両方のアリルが通常不活性化している.
> このことは, *RB* 遺伝子は癌抑制機能をもち, 遺伝性網膜芽細胞腫には両アリルの遺伝子異常が必要である
> ことを意味する.

　P53 遺伝子は 17 番染色体短腕上に位置し, その蛋白産物は細胞周期の負の制御因子であり,
アポトーシスを誘導する機能もある. p53 蛋白は異常な DNA をもった細胞の無制限な増殖を抑
制することでゲノムの番人として機能しており, *P53* 遺伝子に機能喪失性変異が起こると異常

DNAをもった細胞でも細胞周期が進行してしまう．*P53*遺伝子の変異は多くの腫瘍でしばしば検出され，ヒト癌において最も多い遺伝子変化のようである．

> その他の癌抑制遺伝子として，家族性大腸腺腫症の発生に関連する*APC*遺伝子，ウィルムス腫瘍で欠損する*WT1*遺伝子，神経線維腫症1型の原因となる*NF1*遺伝子，乳癌や卵巣癌の発癌に関連する*BRCA1*，*BRCA2*遺伝子が有名である．

5) ミスマッチ修復酵素遺伝子異常

MLH1，*MSH2*，*MSH6*，*PMS2*といったミスマッチ修復酵素遺伝子異常による疾患として，遺伝性非ポリポーシス性大腸癌［リンチ(Lynch)症候群］があげられ，全大腸癌の5%程度を占めるとされる．*APC*遺伝子の異常をもたない人において，家族性に発生しやすい大腸癌である．

b epigenetic な異常

DNAのメチル化は遺伝子転写制御機構の一つで，ゲノム上のCpG配列が密に存在する場所(CpGアイランド)でのシトシンのメチル化がよく知られている．全遺伝子の約半数の遺伝子ではその上流の転写調節領域にCpGアイランドをもつ．この領域のメチル化はその下流の遺伝子の転写を抑制し，遺伝子が発現しないようにさせる．メチル化は遺伝子の組織特異的発現(たとえば肝臓の細胞は肝臓の細胞としての機能を果たすために必要な遺伝子を発現するが，神経や筋肉の機能を果たす遺伝子は発現しない)など生理的に重要な機能ではあるが，癌抑制遺伝子やDNA修復遺伝子の高メチル化をきたすと，発癌の原因となる．

クロマチンは，ヒストンと呼ばれるコア蛋白にDNAがらせん状に巻きつく構造をとっている．ヒストンのアセチル化・脱アセチル化は，染色体構造を変えることによる転写制御に重要な役割を果たしている．ヒストンのアセチル化・脱アセチル化も発癌に関与する場合がある．

マイクロRNAは蛋白質に翻訳されない21～25塩基程度のRNAで，標的遺伝子のmRNAと部分相補的に結合しその翻訳を抑制する．また，細胞の増殖，分化，アポトーシスなどにおいて重要な役割を果たしていると考えられている．さらに，多くのマイクロRNAは正常組織に比べ癌組織においてその発現が低下しており，癌抑制的に機能していることが示唆されている．

c 癌細胞の性質

正常細胞が悪性腫瘍細胞(癌細胞)へ変化するためには少なくとも4～7個の遺伝子変異が必要であると推定されている．正常細胞はもともとその細胞固有の遺伝子を発現しているが，癌化の過程でさまざまな遺伝子変異が加わり多様な性質を獲得する．癌細胞では癌化に伴って獲得した性質と，もともとの細胞固有の性質とが相互作用するため，その形態，増殖力，浸潤能，転移能の程度は多様である．しかし，程度の差こそあれ，結果的には癌細胞として以下の①～⑧共通した性質をもつに至る(図Ⅱ・7・6)．

① 自律的(自発的)分裂増殖シグナルの発信
② 外部からの増殖抑制シグナルへの不応性
③ アポトーシス抵抗性
④ 無制限の自己複製能
⑤ 分化の抑制

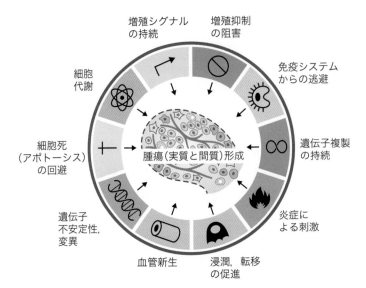

図 II・7・6　腫瘍形成の機序

腫瘍形成のためには増殖能，免疫，遺伝子異常，炎症，浸潤・転移，血管新生，細胞死，代謝といったさまざまな因子が複合的に関与している．

[Hanahan D, Weinberg RA：Hallmarks of cancer：the next generation. Cell 144(5)：646-674, 2011 を参考に筆者作成]

⑥ 血管新生能

⑦ 浸潤能

⑧ 転移能

d 分化異常としての癌

　腫瘍，とりわけ癌の悪性形質獲得の原因は，細胞増殖制御機構の破綻である．増殖という事象は分化成熟と密接に関連しており，正常ではより未熟な細胞が増殖を繰り返すたびに同時に分化成熟し，成熟した細胞は増殖しない．増殖から分化への連携が失われた結果，分化しきれない細胞が増殖蓄積したものを癌ととらえることもできる．この考え方は癌幹細胞の存在を想定すると理解しやすい．癌幹細胞は自己複製能とさまざまな分化系統の癌細胞を生み出す能力をあわせもつ細胞と定義され，腫瘍塊は少数の癌幹細胞と，大多数の不完全ながらも種々の程度に分化した細胞群（癌幹細胞由来の分化した腫瘍細胞）からなる．癌の転移や再発は癌幹細胞に由来すると考えられている．すなわち，血管やリンパ管にのって遠隔臓器に到達した癌幹細胞や，化学療法，放射線療法から逃れた癌幹細胞が多数の分化した癌細胞を生み出し転移・再発病巣を形成する．

e 腫瘍発生の外的要因

　腫瘍の原因は genetic，epigenetic な変化に伴う細胞増殖や細胞死に関わる遺伝子の異常発現であるが，その原因となると多くの場合は自然発生的なエラーである．しかし，中には遺伝子異常獲得に外的要因のある場合があり，生物学的因子（主にウイルス感染），化学的因子，物理的因子に大別される．

1）生物学的因子

　発癌の原因となるウイルス感染としては，ヒトパピローマウイルス(HPV)による子宮頸癌，ヒト T 細胞白血病ウイルス 1 型(HTLV-1)による成人 T 細胞白血病/リンパ腫，エプスタイン・バー(Epstein-Barr；EB)ウイルス感染によるバーキット(Burkitt)リンパ腫，免疫不全関連 B リンパ球増殖疾患，ホジキン(Hodgkin)リンパ腫，鼻咽頭癌，肝炎ウイルス(HBV，HCV)による肝細胞癌，ヒトヘルペスウイルス 8 型(HHV8)によるカポジ(Kaposi)肉腫，原発性体腔液性リンパ腫がよく知られている．

　ときに細菌感染も発癌の原因となることがあり，ヘリコバクター・ピロリによる胃癌，胃悪性リンパ腫が知られている．

2）化学物質

　コールタール(皮膚癌)，アルキル化薬(抗悪性腫瘍薬に用いられる)(固形癌，血液腫瘍)，アフラトキシン(アスペルギルス・フラバス由来のカビ毒)(肝腫瘍)，芳香族アミン(膀胱癌)，アゾ色素(肝腫瘍)，ニトロソアミン(消化管腫瘍)，金属(二価の金属陽イオン)(肺癌)が発癌物質として知られている．これらは通常体内の代謝による活性化を受けて作用する．

3）物理的発癌

　紫外線による皮膚癌(基底細胞癌，扁平上皮癌，悪性黒色腫)，石綿(アスベスト)曝露による悪性中皮腫が知られている．放射線大量被爆はその部位に放射線誘発癌を生じるリスクがある．

　以上をふまえて，発癌の原因とその過程を概観すると図Ⅱ・7・7 のようにまとめられる．

8　腫瘍の疫学

　現在，わが国の死因第 1 位は悪性腫瘍である．1981 年以降，その死亡数は増加し続け，2017 年の悪性腫瘍による死亡数は男性220,398 人，女性152,936 人，全体で373,334 人と総死亡数1,344,000 人の約 28％を占める(人口動態調査，厚生労働省)．

　死亡率の高い悪性腫瘍を臓器別にみると，1980 年代までは臓器別の悪性腫瘍死亡数が最も多いのは男女ともに胃であったが，2017 年の人口動態調査において，男性では肺悪性腫瘍が最も多く，男性悪性腫瘍死亡の24.0％を占めている．次いで胃 13.5％，大腸 12.4％，肝臓 8.1％，膵臓 7.9％となった．胃，肝悪性腫瘍は減少傾向に，肺，大腸の悪性腫瘍がやや増加傾向にある．女性では，大腸悪性腫瘍による死亡が最も多く 15.3％，次いで肺 13.8％，膵臓 11.0％，胃 10.1％，乳房 9.3％と続いている．男性同様，女性でも胃悪性腫瘍による死亡率は減少傾向にあり，肺は横ばい，大腸，膵臓，乳房は増加傾向を示す．

　男女とも悪性腫瘍の罹患数は 1985 年以降増加し続け，2008 年の罹患数は 1985 年の約 2 倍となった．2016 年の国立がんセンター地域がん登録全国推計によると，総罹患数 995,132 人で，男性で最も多いのは胃 16.4％，前立腺 15.8％，大腸 15.8％，肺 14.8％，次いで肝臓 5.0％であった．胃，大腸，肺ともに増加傾向で，前立腺は 2000 年以降急激に増加している．女性で最も罹患数が多いのは乳房 22.1％で，大腸 16.0％，胃 9.8％，肺 9.7％，子宮 6.6％と続く．女性では乳房が急増し，大腸，胃，肺，子宮ともに増加傾向を示す．

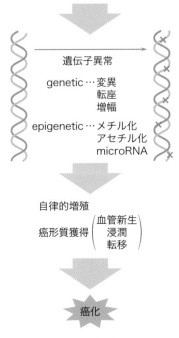

感染（ウイルス，ヘリコバクター・ピロリ）
化学物質（コールタール，アルキル化薬）
物理的因子（放射線，アスベスト）

遺伝子異常

genetic …変異
　　　　　転座
　　　　　増幅

epigenetic …メチル化
　　　　　　アセチル化
　　　　　　microRNA

自律的増殖

癌形質獲得（血管新生
　　　　　　浸潤
　　　　　　転移）

癌化

図Ⅱ・7・7　発癌の原因

　胃悪性腫瘍による罹患率が増加傾向でありながら，死亡率は減少傾向を示すのは，検診の普及や医療技術の進歩によって早期に発見され，早期に治療できることなどが要因と考えられる．また，女性の子宮悪性腫瘍による死亡数は，2017年6,611人で，1955年のおよそ1/5である．悪性腫瘍死亡全体に占める割合も，1955年に20.0％だったものが，2017年には4.3％になっている．これは生活面での衛生環境改善による子宮頸癌の減少や早期発見・早期治療などが要因であったと考えられる．

　国別に比較すると，欧米諸国に比べてわが国を含むアジア諸国では胃や肝悪性腫瘍による死亡率が高く，肺，乳房悪性腫瘍による死亡率は低い．近年わが国で増加傾向にある前立腺癌や乳癌による死亡率も徐々に近づいてきているとはいえ，欧米に比べるとまだ低い．

　このように時代による各臓器悪性腫瘍の頻度の変化や地域による違いを，さまざまな食生活も含む環境因子と関連づけて調べることで，悪性腫瘍の危険因子を知ることができる．代表的な危険因子の例は，「喫煙」と「肺癌」，「アスベスト」と「悪性中皮腫」などがある．

9　腫瘍の分類

　腫瘍の分類法には，①発生した臓器（部位）による分類，②腫瘍の悪性度による分類，③腫瘍の分化傾向による分類がある．①は，主に臨床的な所見によって決定されるが，②および③，

とくに③は主に病理組織学的な手法によって決定される．これを組織型と呼んでいるが，その分類に使われる名称は②と③の組み合わせによって付けられるものが多い．

　腫瘍の分子生物学的な解析が進むにつれ，近年では特定の染色体異常や遺伝子異常に基づいた分類が，上記の分類を補完するものとして，または独立した組織型として用いられることが多くなってきている．

1）腫瘍の発生した臓器（部位）による分類

　「骨腫瘍」「胃癌」「軟部肉腫」などといった，臓器名や身体の部位が名称に含まれるものは，名称がその腫瘍の発生した臓器を表している．この分類は一般的によく使われる分類であり外科的治療の考え方や各種の統計の基本となっている．しかしながら，後に述べる腫瘍の性質については考慮されておらず，同じ名称で呼ばれる群の中に，さまざまな組織型が含まれている．

2）腫瘍の悪性度による分類

　生物学的悪性度は，その腫瘍が及ぼす，宿主（つまりここでは人体）の生命への影響の度合いを示す．良性，悪性，その中間である境界病変などに分類される．悪性腫瘍は増殖と再発・転移によって宿主を死に至らしめる．また，組織型としては良性の腫瘍であっても，その発生部位や二次的な障害の合併などによって致死的となりうることにも注意が必要である．

3）腫瘍の分化傾向による分類

　腫瘍の分化傾向は，分化の"方向性"と分化の"程度"の組み合わせによって表現される．

　分化の方向性は，その腫瘍が，どの正常の組織もしくは細胞に類似した特性をみせるかを基準として判断されることが多い．最も大きな分類としては上皮性と非上皮性の区別があげられる．さらに，上皮への分化がみられるものでは，扁平上皮や腺上皮などへの分化が区別され，非上皮性では平滑筋や軟骨などへの分化が区別されるなど，さまざまな細胞分化の方向性が考えられる．

　分化の程度（分化度）は，上記の分化の方向性があるとした場合，その正常組織にどの程度近い分化をみせるかを基準として判断される．多くの場合，各腫瘍は高分化，中分化，低分化の3段階に分類される．分化の方向性がはっきりしない腫瘍も存在するが，その場合は未分化という言葉が使われる．

　腫瘍の分化の程度と悪性度は関連がある．良性腫瘍の分化は悪性腫瘍と比べて一般的に高いが，分化度という言葉は，悪性腫瘍を分類する際に使われることが多い．これは，悪性腫瘍の中では分化が低いものの方が高いものよりも予後が悪い（悪性度が高い）ことが多いからである（図Ⅱ・7・8）．

4）腫瘍の起源による分類

　「～を起源とした腫瘍」という表現が以前から用いられている．現実的には，実際に体内の腫瘍が発見されるときには，最初に腫瘍化した細胞を突き止めることは不可能であることから，この分類は先に述べた腫瘍の分化傾向による分類として扱うべきものが多い．しかしながら，多くの腫瘍は発生母地に存在する正常細胞の性質をある程度発現していると考えられることから，起源による分類が存在し，実質的には分化の傾向による分類と重複しているものが多いと思われる．

　以下，腫瘍の代表的な組織型の特徴を，先に述べた分類のうち，腫瘍の分化傾向による分類と腫瘍の悪性度による分類を基準に述べる．

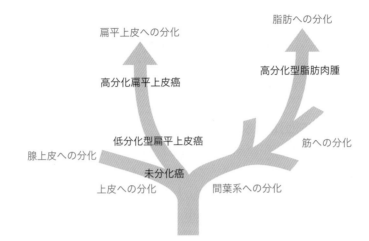

図Ⅱ・7・8　分化の傾向の模式図

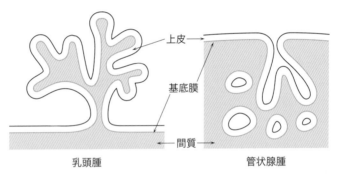

図Ⅱ・7・9　乳頭腫と腺腫

10　上皮性腫瘍(表Ⅱ・7・5)

a　良性上皮性腫瘍(図Ⅱ・7・9)

1) 乳頭腫 papilloma

　"乳頭状"の形態を特徴とするもので，粘膜表面に生じるものが多い．"乳頭状"とは，組織学的には，血管と結合組織からなる分岐する軸(間質)と，それの表面をおおう上皮細胞(実質)から腫瘍が構成されている状態を呼ぶ．さらに表面をおおう上皮によって扁平上皮性乳頭腫 squamous cell papilloma，尿路上皮性(移行上皮性)乳頭腫 urothelial cell papilloma などに分類され，その上皮は正常の上皮にごく近い性状を呈する．正常部の粘膜に対応して，口腔から食道にかけては扁平上皮性乳頭腫が，また，腎盂から膀胱にかけては尿路上皮性(移行上皮性)乳頭腫が発生することが多い．

2) 腺腫 adenoma

　腺上皮の特徴をもった腫瘍で，腺組織によくみられる管状構造をつくる管状腺腫 tubular adenoma が代表的なものである．組織形態はそのほかにもさまざまなものがみられるが，これは正

表Ⅱ·7·5　代表的な腫瘍の分類

		良性	悪性
上皮性腫瘍		乳頭腫 腺腫	(癌腫) 扁平上皮癌 基底細胞癌 尿路上皮癌 腺癌 腺扁平上皮癌 神経内分泌腫瘍 未分化癌 特定臓器の癌腫
非上皮性腫瘍	骨・軟部腫瘍	線維腫 線維腫症 線維性組織球腫 脂肪腫 平滑筋腫 横紋筋腫 血管腫 リンパ管腫 シュワン細胞腫 神経線維腫 神経節腫 骨腫 軟骨腫	(肉腫) 線維肉腫 脂肪肉腫 平滑筋肉腫 横紋筋肉腫 血管肉腫 悪性末梢神経鞘腫瘍 神経芽腫 骨肉腫 軟骨肉腫 未分化肉腫
	中枢神経系腫瘍	神経膠腫 髄膜腫	髄芽腫 膠芽腫 網膜芽腫
	色素組織腫瘍	色素性母斑	悪性黒色腫
	造血組織腫瘍		悪性リンパ腫 白血病 多発性骨髄腫
	その他	褐色細胞腫 傍神経節腫	滑膜肉腫
混合腫瘍		癌肉腫, テラトーマ	

常腺組織での腺の形態がそれぞれ異なることによるものである．したがって，それぞれの臓器に発生する腺腫は肉眼的にもさまざまな形態をとる．たとえば，消化管では有茎性のポリープ状や平坦隆起状などの肉眼形態をとり，卵巣などにみられる嚢胞腺腫 cystadenoma ではさまざまな性状の液体を入れた嚢胞の内腔面を腫瘍細胞が裏打ちする形態をとる．

b　悪性上皮性腫瘍（癌腫）carcinoma

　上皮性の悪性腫瘍を癌腫と呼ぶ．上皮細胞の組織学的特徴はその強い接着性にあり，癌腫も一

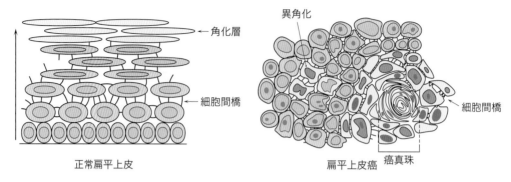

図Ⅱ・7・10　扁平上皮癌
胞巣の辺縁が基底層，中心が角化層の向きに分化傾向がみられる．正常の扁平上皮では角化細胞が
存在しない層にみられる角化を異角化と呼ぶ．

部の低分化のものを除き，癌細胞の接着性が特徴となる．つまり，癌細胞が介在する間質なしに
互いに密着して存在する．組織学的には癌細胞からなる集団が間質の中に複数の島状に存在する
状態がみられ，これを胞巣状構造と呼ぶ．癌腫の高分化型のものは正常組織に類似の形態を呈す
ることから，後述する組織型の分類が可能であり，ときに発生臓器の推定が可能であるが，分化
が低くなるにつれて細い組織型の分類が困難になる．

1）扁平上皮癌 squamous cell carcinoma（図Ⅱ・7・10）

もともと扁平上皮でおおわれている皮膚，口腔，喉頭，咽頭，食道，子宮頸部などに生じるこ
とが多い．そのほか，肺や気管支では正常上皮に起こった扁平上皮化生を基盤として発生する．
組織学的な特徴は細胞の**角化**であり，表皮の角化層でみられるような角化と有<ruby>棘<rt>ゆうきょく</rt></ruby>細胞層でみら
れるような**細胞間橋**が腫瘍組織にみられる．この角化は胞巣の中心部に強い傾向があり，そうし
てできた角化物の塊は**癌真珠** cancer pearl と呼ばれる．癌真珠は組織学的には同心円状に配列し
た角化細胞と角化物からなる．低分化型ではこれらの扁平上皮の特徴が乏しくなる．

2）基底細胞癌 basal cell carcinoma

主に皮膚，とくに中高年者の顔面など露出部の皮膚に発生する，重層扁平上皮の基底細胞類似
の細胞からなる腫瘍で，多くは表皮に発生し真皮の方向に発育する．転移はまれである．

3）尿路上皮癌 urothelial carcinoma（移行上皮癌 transitional cell carcinoma）（図Ⅱ・7・11）

腎盂，尿管，膀胱の尿路上皮に類似する腫瘍で，発生部位もそのほとんどがこれらの尿路であ
る．乳頭状癌と**非乳頭状癌**に分類されるが，乳頭状癌が多い．

4）腺癌 adenocarcinoma（図Ⅱ・7・12）

円柱上皮におおわれた部分に好発する腫瘍で，胃，大腸，膵臓，胆嚢，肺，乳腺，子宮体部，
前立腺などにみられる．組織学的特徴は円柱状もしくは立方状の細胞がつくる管腔構造である
が，乳頭状構造が目立つものもある．管腔構造，乳頭状構造が腫瘍の多くの部分でみられるもの
が高分化型に分類され，これらの構造が目立たないものが低分化型である．また，腺癌は間質の
量によってさまざまな形態をとる．線維性間質がとくに多く，癌細胞が散在性に存在するものは，
その増加した間質のために病巣が硬くなり，**硬癌** scirrhous carcinoma と呼ばれる．一方，間質

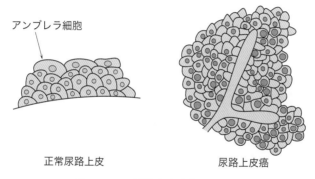

図Ⅱ・7・11　尿路上皮癌(乳頭状癌)
癌は乳頭状を呈し，上皮の細胞層は厚くなる．また，アンブ
レラ細胞を欠く．

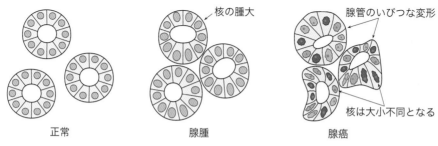

図Ⅱ・7・12　腺腫と腺癌
腺腫(良性腫瘍)では，核の腫大が認められ，腺癌(悪性腫瘍)では細胞異型と構造異型が
著明になる．

が少なく癌細胞が充実性に増殖し，癌細胞からなる実質が増加するものは**髄様癌 medullary carcinoma** と呼ばれる．

　また，腺癌はその腫瘍細胞の形態や性質，間質の性状などでさまざまな特殊型が存在する．腫瘍細胞が産生する粘液に注目すると，細胞質に多量の粘液が貯留しその粘液のために核が偏在する**印環細胞癌 signet-ring cell carcinoma**(印環は印鑑付きの指輪のことで，形状が似ることからこう呼ばれる)，細胞外に多量の粘液が貯留し癌細胞の集塊がその中に浮遊する像を呈する粘液癌 mucinous carcinoma などの特殊型が存在する．

5) 腺扁平上皮癌 adenosquamous carcinoma

　腺癌の特徴である腺腔形成がみられる部分と扁平上皮癌の特徴である角化がみられる部分が同一腫瘍内に存在するもの．

6) 神経内分泌腫瘍 neuroendocrine neoplasm (NEN)

　従来から神経内分泌の分化を示す腫瘍としてカルチノイド腫瘍や小細胞癌の一部などの組織型分類が知られていたが，それらを画一的に扱う概念である．そのため，基本的に悪性腫瘍ではあるものの，比較的悪性度の低いものから高いものまでを含んでおり，主として腫瘍細胞の増殖活性に基づいて悪性度を分類する(グレード分類)方法が提唱されている．従来のカルチノイド腫瘍

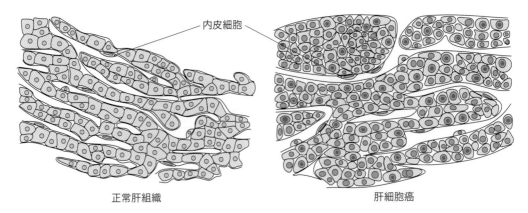

内皮細胞

正常肝組織　　　　　　　　　　　　　　肝細胞癌

図Ⅱ・7・13　正常肝組織と肝細胞癌

は悪性度の低い群に属すると考えられる．悪性度の高い群は神経内分泌癌 neuroendocrine carci-noma（NEC）とも呼ばれる．NEC は腫瘍細胞の形態（大きさ）から，**小細胞癌 small cell carci-noma**，**大細胞神経内分泌癌 large cell neuroendocrine carcinoma** などに分類される．

7）未分化癌 undifferentiated carcinoma

　腫瘍細胞が，接着性など上皮細胞の性格を残しているが，それ以上の形態的分化が明らかでないものを未分化癌と呼ぶ．

8）特定臓器の癌腫

　いくつかの臓器ではその臓器に特徴的な性状を呈する癌腫が発生する．そのうち代表的なものを以下にあげる．

　肝細胞癌 hepatocellular carcinoma は肝細胞への分化を示す癌腫で，正常肝の肝細胞索や類洞構造に類似の組織構築がみられる．腫瘍細胞は胆汁を産生することがある（図Ⅱ・7・13）．

　腎細胞癌 renal cell carcinoma は尿細管上皮への分化を示す癌腫で，中でも最も多い組織亜型は，脂質とグリコーゲンを多量に含んだ，組織学的に明るい細胞質を特徴とする淡明細胞型腎細胞癌 clear cell renal cell carcinoma である．組織構築は，胞巣状，管状，嚢胞状など多様な形態をとる（図Ⅱ・7・14）．

　甲状腺乳頭癌 papillary carcinoma of thyroid gland は甲状腺濾胞上皮への分化を示す癌腫で，甲状腺癌の中で最も多い．腫瘍細胞の核は，しわ，すり硝子状の染色性，核内細胞質偽封入体など特徴的な所見を呈する．

　その他，胎盤のトロホブラストの性質をもつ絨毛癌 choriocarcinoma や，胚細胞から発生すると考えられる精上皮腫（セミノーマ）seminoma や，胎児性癌 embryonal carcinoma などがある．

11　非上皮性腫瘍（表Ⅱ・7・5）

　非上皮性腫瘍には，骨，軟骨，軟部組織（線維組織，脂肪組織，平滑筋，横紋筋，脈管，末梢神経を含む），中枢神経などの組織，細胞への分化がみられるものが含まれ，非常に多彩である．

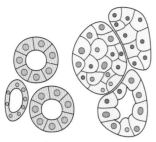

正常尿細管　　　腎細胞癌

図Ⅱ・7・14　腎細胞癌
明るい細胞質の癌細胞が胞巣
状の構築をみせる.

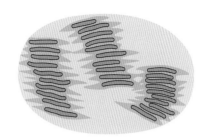

図Ⅱ・7・15　核の柵状配列
紡錘形細胞の核が一列に並ぶ.

a 良性非上皮性腫瘍

1）骨・軟部組織の良性腫瘍

線維腫，脂肪腫，血管腫，神経鞘腫などの頻度が高い.

（a）線維腫 fibroma

線維芽細胞と膠原線維が種々の割合で混在した腫瘤形成性病変である．皮膚や粘膜面にポリープ状の病変をつくるものが多い．腫瘍としての名称が使われているが，本態は過誤腫あるいは反応性病変との考え方をする者が多い.

（b）線維腫症 fibromatosis

線維腫と同様に，線維芽細胞と膠原線維からなる病変であるが，線維芽細胞は線維腫に比べてより幼若で，腫瘤と正常組織との境界が不明瞭であるのが特徴である．再発がしばしばみられるが，取り残しと関連すると考えられ，転移はみられない．腹壁や腹腔内に生じるデスモイド腫瘍 desmoid tumor はこの線維腫症の一亜型である.

（c）線維性組織球腫 fibrous histiocytoma

線維芽細胞に類似する紡錘形細胞と組織球に類似する細胞からなる腫瘍である．紡錘形細胞は"花むしろ"状配列を呈する（図Ⅱ・7・21，109頁）．皮膚に生じたものはとくに皮膚線維腫 dermatofibroma と呼ばれる.

（d）脂肪腫 lipoma

最も多い良性軟部腫瘍の　つで，皮下に多く生じる．薄い被膜をもつことが多いが，組織学的には，正常の脂肪組織と区別のつかない分葉状の成熟脂肪組織からなる.

（e）平滑筋腫 leiomyoma

子宮や消化管に発生する頻度が多い．軟部組織にも発生し，その場合，腫瘍径は小さいものが多く，皮膚の立毛筋由来と考えられる型と，血管平滑筋由来と考えられる型などがある.

（f）横紋筋腫 rhabdomyoma

非常にまれな腫瘍で，心臓や舌などに発生する．正常の横紋筋細胞に類似した細胞からなる.

（g）血管腫 hemangioma

皮膚や軟部組織のほか，肝臓などの臓器にも発生する．先天性にみられるものもある．増生し

ている血管の型により，毛細血管腫，海綿状血管腫，静脈性血管腫などに分類される．

（h）リンパ管腫 lymphangioma

小児の頭頸部や後腹膜に先天的にみられるが頻度は低い．さまざまな大きさのリンパ管と線維性結合組織からなる境界不明瞭な腫瘤を形成する．リンパ管系組織の異常とする考え方が多い．

（i）シュワン細胞腫 schwannoma（神経鞘腫 neurilemmoma）

末梢神経の髄鞘を形成するシュワン細胞への分化がみられる腫瘍細胞からなる．細胞成分の多い部分と，浮腫状の細胞成分の少ない部分が混在した像が特徴的で，前者では紡錘形の腫瘍細胞の核が柵状の配列をする nuclear palisading（図Ⅱ・7・15）がみられる．

（j）神経線維腫 neurofibroma

皮膚，皮下に好発する腫瘍である．組織学的にはシュワン（Schwann）細胞および線維芽細胞に類似した細胞の増殖がみられ，種々の程度に膠原線維の束を伴う．孤在性にも発生するが，神経線維腫症［NFI；フォン・レックリングハウゼン（von Recklinghausen）病］では多発し，悪性化する頻度が高くなる．

（k）神経節細胞腫 ganglioneuroma

神経節や副腎髄質に発生する腫瘍で，神経線維腫類似の組織の中に大型の神経節細胞類似の細胞が混在する．

（l）骨腫 osteoma

まれな病変で，頭蓋骨，下顎骨に生じる．組織学的には成熟した層状骨からなる．

（m）軟骨腫 chondroma

指趾骨内に生じるものが最も多く，これらは内軟骨腫 enchondroma と呼ばれる．組織学的には硝子軟骨の像を呈する．

2）中枢神経系の良性腫瘍

（a）神経膠腫 glioma

中枢神経系腫瘍の中で最も頻度の高いものである．細胞の分化傾向により星細胞腫 astrocytoma，乏突起細胞腫 oligodendroglioma，上衣腫 ependymoma などに細分類される．

（b）髄膜腫 meningioma

髄膜に発生する腫瘍で，多くはクモ膜上皮から発生すると考えられる．組織は，上皮様細胞と紡錘形細胞が混在するなど，多彩な像を呈する．石灰化小体（砂粒体）がみられるものがある．

3）色素組織の良性腫瘍

（a）色素性母斑 pigmented nevus（nevus pigmentosus）

肉眼的には皮膚の黒色斑もしくは隆起性病変である．メラニン色素産生細胞が真皮内や表皮真皮接合部に増殖する．

4）その他の良性腫瘍

（a）褐色細胞腫 pheochromocytoma および傍神経節腫 paraganglioma

褐色細胞腫は主に副腎髄質から発生し，アドレナリン，ノルアドレナリンを分泌する．同様の腫瘍が傍神経節からも発生し，傍神経節腫と呼ばれる．組織学的には類似するが，傍神経節腫は生理活性物質は産生することもしないこともある．

b　悪性非上皮性腫瘍（肉腫 sarcoma）

1）骨・軟部組織の悪性腫瘍

（a）脂肪肉腫 liposarcoma（図Ⅱ・7・16）

高齢者の下肢や後腹膜に好発する頻度の高い肉腫の一つである．組織学的には脂肪芽細胞の存在が特徴的である．高分化型，粘液型，脱分化型，多形型などの亜型がある．高分化型，粘液型の予後は比較的良好であり，四肢に発生する高分化型はとくに良性と悪性の中間程度の悪性度のものとして扱われる．

（b）平滑筋肉腫 leiomyosarcoma

高齢者の後腹膜に多く，子宮や消化管にも発生する．組織学的には好酸性の豊富な細胞質をもつ紡錘形細胞の束が交錯する像を呈する．ときに多形性に富むものもある．

（c）横紋筋肉腫 rhabdomyosarcoma

小児の頭頸部，泌尿生殖器，四肢などに好発する．組織学的にはさまざまな分化段階の横紋筋芽細胞がみられ，充実性のものから浮腫状の背景が目立つものまで存在する．比較的分化した腫瘍細胞では好酸性の細胞質をもち，細胞質には横紋がみられる．胎児型，胞巣型，多形型などの亜型がある．

（d）血管肉腫 angiosarcoma（図Ⅱ・7・17）

高齢者の皮膚に好発する．血管腫が平滑筋を含めた血管組織全体で腫瘍を形成しているのに対して，血管肉腫は血管内皮細胞への分化を示す腫瘍である．血管肉腫の一亜型であるカポジ（Kaposi）肉腫は，エイズなどの免疫不全状態で好発することで知られる．

（e）悪性末梢神経鞘腫瘍 malignant peripheral nerve sheath tumor（MPNST）

成人の四肢，躯幹などに好発する腫瘍である．フォン・レックリングハウゼン病で発生頻度が高いことが知られている．良性腫瘍である神経線維腫からの悪性化が認知されている数少ない肉腫の一つである．

（f）神経芽腫 neuroblastoma（図Ⅱ・7・18）

小児の固形腫瘍で頻度の高いものである．副腎髄質発生が最も多く，両側発生もしばしばある．またほかの交感神経節からも発生する．小円形細胞からなる腫瘍であるが，部分的に花冠（ロゼット；神経細線維を中心に腫瘍細胞が冠状に取り囲んだもの）を形成する．1歳半以降の発生例は予後が悪い．

（g）骨肉腫 osteosarcoma（図Ⅱ・7・19）

10歳代の膝などの大きな関節の近くの長管骨の骨幹端に好発する．組織学的には未熟な骨組織である類骨 osteoid を腫瘍細胞が産生するのが特徴である．肺転移を起こしやすく，予後不良である．

（h）軟骨肉腫 chondrosarcoma（図Ⅱ・7・20）

高齢者の骨盤骨，肋骨などに好発する．正常に比べて細胞密度が高い軟骨組織の分葉状増殖がみられ，既存の骨梁を巻き込むような髄腔内の増殖が特徴的である．

（i）未分化肉腫 undifferentiated sarcoma

分化傾向の不明な肉腫である．細胞の形態によって紡錘形細胞型，多形型などに細分類される．

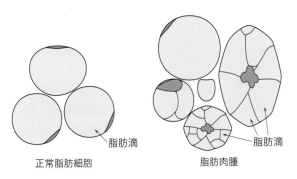

図 II・7・16　脂肪細胞と脂肪肉腫
複数の脂肪滴が細胞質内にみられる脂肪芽細胞がみられる.

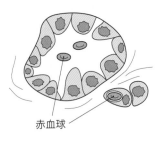

図 II・7・17　血管肉腫
腫瘍細胞が赤血球を入れた血管腔を形成する.

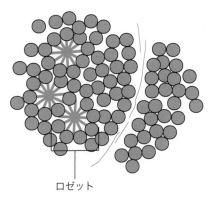

図 II・7・18　神経芽腫
部分的に花冠(ロゼット)の形成がみられる.

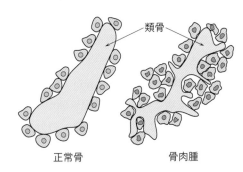

図 II・7・19　正常骨組織と骨肉腫
腫瘍細胞が不規則な形状の類骨を産生する.

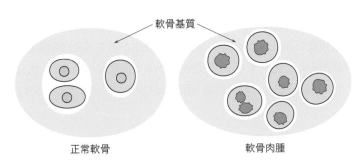

図 II・7・20　正常軟骨と軟骨肉腫
細胞の密度が増し,2核の細胞が増加する.

花むしろ状配列(図 II・7・21)が特徴的とされる「悪性線維性組織球腫」という分類は,細胞分化と名称が必ずしも一致しないため用いられなくなり,現在は未分化肉腫に分類されている.

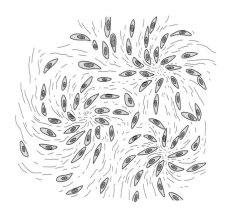

図Ⅱ・7・21　花むしろ状配列

2）中枢神経系の悪性腫瘍

（a）髄芽腫 medulloblastoma

小児の小脳に好発する腫瘍で，小型円形細胞の増殖からなるが，一部は神経細胞と膠芽細胞への分化を呈する．花冠形成（図Ⅱ・7・18）もみられる．

（b）膠芽腫 glioblastoma

成人の大脳半球に好発する腫瘍で，多形性の強い組織像が特徴である．分化は一般的に低いが，部分的に星細胞などの神経膠細胞への分化がみられることが多い．予後は不良である．

（c）網膜芽腫 retinoblastoma

乳幼児の網膜に好発する腫瘍である．腫瘍細胞は網膜視細胞への分化がみられる．花冠形成もみられる．

3）色素組織の悪性腫瘍

（a）悪性黒色腫 malignant melanoma

中高年の皮膚に好発する腫瘍であり，眼にも発生する．腫瘍細胞はメラニンを産生し，腫瘍は肉眼的に黒色を呈する．他の肉腫に比べてリンパ節転移の頻度が高く，予後不良である．

4）造血組織の悪性腫瘍

（a）悪性リンパ腫 malignant lymphoma

ホジキン（Hodgkin）リンパ腫と非ホジキンリンパ腫に大別され，それぞれさらに亜型が存在する．ホジキンリンパ腫は基本的にリンパ節から発生し，非ホジキンリンパ腫はリンパ節のほか各臓器に存在するリンパ組織や皮膚からも発生する．亜型は形態像と腫瘍細胞の分化傾向（T細胞性，B細胞性など）をもとに決定される．進行すると末梢血に腫瘍細胞が多数みられるようになることがあり，白血化と呼ばれる．

（b）白血病 leukemia

造血細胞の悪性腫瘍で，末梢血中に多数の腫瘍細胞がみられる．多くは白血球系の分化を呈し，骨髄芽球への分化を示す骨髄性白血病と，リンパ芽球への分化を示すリンパ性白血病が代表的なものである．また，急性型と慢性型がある．染色体異常，遺伝子異常による分類が進んでいる．

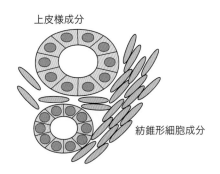

図Ⅱ・7・22　滑膜肉腫
管腔状を呈する上皮様細胞と紡錘形細
胞からなる二相性を呈する.

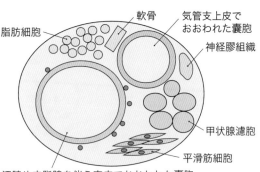

図Ⅱ・7・23　テラトーマ
3胚葉成分がさまざまな割合で混在する.

（c）多発性骨髄腫 multiple myeloma

中高年に好発する腫瘍で，椎骨，頭蓋骨，肋骨，骨盤などに多発性の溶骨性病変をつくる．組織学的には異型を伴った形質細胞の増殖がみられ，血清学的に免疫グロブリン異常が検出される.

5）起源不明の悪性腫瘍

（a）滑膜肉腫 synovial sarcoma（図Ⅱ・7・22）

若年成人の大きな関節付近の軟部組織に発生するまれな腫瘍である．組織学的に，管腔を形成する上皮様成分と，紡錘形細胞の部分がみられる二相性が特徴的である．発生部位から想定された名称がなお用いられているが，滑膜とは関連なく発生していることが多い.

12　混合腫瘍 mixed tumor（表Ⅱ・7・5）

上皮と各間葉系組織の複数の分化傾向が同一腫瘍内にみられるものを総称して混合腫瘍と呼ぶ.

a　癌肉腫 carcinosarcoma

癌腫と肉腫の成分が混在する腫瘍である.

b　テラトーマ teratoma（図Ⅱ・7・23）

外胚葉（皮膚，神経組織），中胚葉（骨軟部組織），内胚葉（消化管，呼吸器）の3胚葉成分を合わせもつ腫瘍である．最も多く発生する卵巣，精巣では胚細胞由来と考えられるが，縦隔，松果体などにも発生する．良性の成熟テラトーマと神経組織に悪性成分を認めることの多い悪性の未熟テラトーマがある.

8 先天異常と小児疾患

1 先天異常の発生機序・原理

　出生時あるいは出生前から生じる異常を**先天異常** congenital anomaly といい，生後 4 週までの新生児期では死亡原因となることが多い．先天異常はそのほとんどが原因不明であるが，大きく**染色体異常**や**遺伝子異常**などの**遺伝的要因**，放射線や薬剤，感染症などの**環境要因**によるものに分けられる．

　遺伝情報は核の中にある DNA に保存されており，DNA は遺伝子を形成する．遺伝子が原因となり発症する疾患を遺伝性疾患と呼び，小児期に多くみられる．しかし，すべての疾患が小児期に発症するわけではなく，成人以降に発症するハンチントン(Huntington)病などは遺伝子疾患ではあるものの，先天異常には含まれない．

　また，先天異常の中でも，特に肉眼的な形態異常を生じているものを**形成異常** malformation と呼ぶ．

2 染色体異常

　ヒトの体細胞の染色体は 46 本存在し，そのうち 2 本の性染色体以外が常染色体であり，相同染色体として 22 対 44 本存在する．配偶子である精子と卵子では，減数分裂によりそれぞれ半数の 23 本の染色体をもつが，受精後の胚細胞は再び 46 本の染色体をもち，両親と同じ数となる．染色体の異常には，**数的異常**や**構造異常**が知られている．

　数的異常は配偶子形成時の染色体不分離が原因で起こることが多く，相同染色体が 3 個ある**トリソミー**や，1 個しかない**モノソミー**が知られており，前者の方が頻度は高い．また，同一個体の中で，異なる染色体数の細胞が混在している場合を**モザイク**と呼ぶ．

　染色体の構造異常は，配偶子形成などの過程で染色体が断裂して，その一部が他の染色体に結合した転座や，染色体の一部が失われる欠失などが知られている．

a 常染色体の数的異常

1）21 トリソミー（ダウン症候群）

　常染色体の数的異常として最も頻度が高いものとして，21 番染色体が 3 本の **21 トリソミー**である**ダウン症候群** Down syndrome が知られている．卵子を形成する際の染色体不分離が原因となることが多く，出生 1,000 人に 1 人程度に発症するとされているが，母親が高齢になると頻度が高くなり，40 歳では出生 100 人に 1 人程度とされる．トリソミー型のほか，約 1％は染色体数が 46 本の正常細胞と 47 本の染色体を混合してもつモザイク型である．

　眼瞼裂斜上や鞍鼻，内眼角贅皮などの特徴的な顔貌や，巨舌症，手のひらに単一の水平屈曲線

である猿線をもち，およそ80％の症例で知能障害，およそ40％の症例で心房中隔欠損や心室中隔欠損などの先天性心疾患を併発し，白血病の罹患率も高いことが知られている．

　現在，治療の進歩により生命予後が改善しており，平均寿命は約60歳とされている．また，出生前診断の進歩も著しく，羊水細胞の染色体検査のほか，母体血中に少量混在する胎児由来DNAのうち，21番染色体に関連するDNA断片を低侵襲的に検出する手法が新型出生前診断として確立している．

2）18トリソミー

　18トリソミーの発症率は，出生8,000人に1人程度であるが，そのうち1歳に達するのは約10％とされている．後頭部の突出，小顎，耳介低位や口唇裂，手指の重なりや，かかとが後方に突出した揺り椅子状の足底などがみられ，内臓では，心室中隔欠損をはじめとした心疾患や馬蹄腎などが認められる．

3）13トリソミー

　13トリソミーは上記二つのトリソミーよりもさらに発症頻度が低く，出生15,000人に1人程度とされ，生後1ヵ月以内に80％が死亡し，1歳に達するのは約10％とされている．小頭症，多指症，口唇口蓋裂や，重度の先天性心疾患，全前脳胞症など中枢神経系の異常や単眼症などを伴うことがあり，臍帯ヘルニアなどの消化管の異常も高頻度で認められる．

b　性染色体の数的異常

　性染色体の数的異常としては，**ターナー症候群** Turner syndrome が知られており，X染色体モノソミー(45, X)，あるいはX染色体短腕モノソミーを示す．出生女児2,500人に1人程度発症するとされ，(外見は女性であるが)低身長や翼状頸，外反肘などの特徴があり，卵巣の形成不全を伴う．そのほかには，男性でX染色体が増えている**クラインフェルター症候群** Klinefelter syndrome が知られており，核型は47, XXY を示す．出生男児1,000人に1人程度とされ，四肢が異常に長く，高身長となる．精巣は小さく無精子症を示し，二次性徴の発現に乏しく，男性不妊の原因となる．

3　単一遺伝子異常

　生物学的な特徴が親からその子孫に受け継がれる遺伝現象は，遺伝子によって伝えられる．遺伝子の突然変異が生殖細胞に起こると，**遺伝性疾患**を引き起こす．体細胞の突然変異は遺伝しないが，癌やある種の先天異常の発生原因となりうる．突然変異には，一つのDNA塩基が異なる塩基に置換される点突然変異や，一つまたは二つの塩基対が挿入もしくは欠失し，DNA翻訳枠がずれることで発症するフレームシフト突然変異，三つの塩基が増幅されるトリプレットリピート突然変異などが知られている．遺伝性疾患のうち，単一遺伝子の異常によるものは，**メンデルの法則**に従い，その遺伝様式により，**常染色体顕性(優性)遺伝**，**常染色体潜性(劣性)遺伝**，**伴性遺伝**に分類される．代表的な遺伝性疾患を表II・8・1に示した．

表Ⅱ·8·1　代表的な遺伝性疾患（多因子遺伝性疾患は除く）

遺伝様式	疾　患
常染色体顕性遺伝	家族性大腸腺腫症，マルファン症候群，フォン・レックリングハウゼン病（神経線維腫症），結節性硬化症，遺伝性球状赤血球症，遺伝性多嚢胞腎（成人型）
常染色体潜性遺伝	フェニルケトン尿症，ガラクトース血症，ホモシスチン尿症，チロシン血症，糖原病，ニーマン・ピック病，ゴーシェ病，ウィルソン病
伴性遺伝	血友病，デュシェンヌ型筋ジストロフィー，ファブリー病，アルポート症候群

「優性遺伝」「劣性遺伝」は，遺伝様式を指す用語として従来から広く用いられてきたが，これらは遺伝子の特徴の現れやすさを示しており，「優・劣」を示すものではなく，誤解や偏見を招きやすい．現在，日本医学会では，「優性遺伝」「劣性遺伝」に代えて「顕性遺伝」「潜性遺伝」と記載することが推奨されており，本書においても後者の表記に統一した．

a　常染色体顕性遺伝疾患

　常染色体上の遺伝子は父親と母親に由来する一対の**対立遺伝子**よりなり，片方の遺伝子の異常があった場合に，他方が正常であっても発症するものを常染色体顕性遺伝という（図Ⅱ·8·1）．通常両親のどちらかがその疾患を発症しており，同一家系内で多発する傾向がある．家族性大腸腺腫症などのように，家族性腫瘍は本遺伝様式をとることが多い．

b　常染色体潜性遺伝疾患

　常染色体顕性遺伝に対し，両方の対立遺伝子に異常が生じた場合にのみ発症するものを常染色体潜性遺伝という（図Ⅱ·8·1）．変異をきたした遺伝子を一つもつ場合は，発症せず**保因者**となるが，両親が保因者の場合，兄弟姉妹では4人中1人の確率で発症する可能性がある．発生頻度の低い突然変異の場合，発端者は近親婚により誕生した可能性がある．通常若年で発症し，酵素が影響を受けることが多く，**フェニルケトン尿症**をはじめとした先天代謝異常症の多くが本遺伝様式をとる．先天代謝異常症では，新生児期に発見し早期に食事療法や薬物療法を行うことにより，各種症状の発症を抑制することが可能である．とくにフェニルケトン尿症では，生後早期からフェニルアラニン摂取量を制限することが重要となる．わが国では，新生児の尿や血液による**新生児マススクリーニング**が普及しており，フェニルケトン尿症に代表されるアミノ酸代謝異常症，ガラクトース血症，有機酸代謝異常症，脂肪酸代謝異常症，甲状腺機能低下症や副腎過形成症の早期発見に寄与している．

c　伴性遺伝疾患

　原因となる遺伝子の異常が性染色体（通常X染色体）上にあるため，発症様式が性別に関連する遺伝様式を伴性遺伝という．通常，潜性遺伝様式を示すため，発症はX染色体を1本しかもたない男性での発症がほとんどであり，女性では保因者となることが多い（図Ⅱ·8·2）．保因者の母親と健常者の父親から生まれた男子では，1/2の確率で発症する．発症者である男性の異常な遺伝

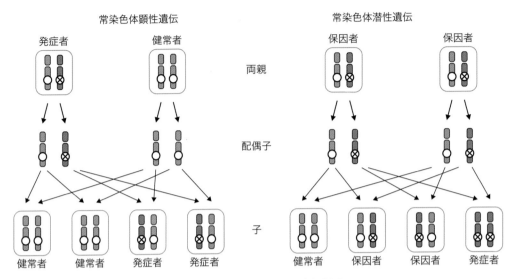

図 Ⅱ·8·1　常染色体による遺伝様式

顕性遺伝では，対立遺伝子の少なくとも片方の遺伝子に異常があった場合に発症するのに対して，潜性遺伝では，両方の対立遺伝子に異常が生じた場合に発症し，片方の遺伝子のみ異常である場合は保因者となる．

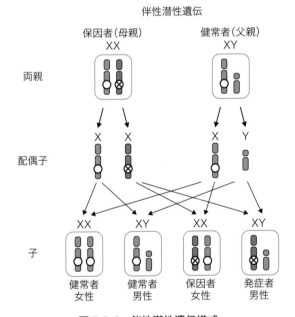

図 Ⅱ·8·2　伴性潜性遺伝様式

保因者である母親から異常な遺伝子をもつ X 染色体を受け継いだ男性が発症者となり，女性は保因者となることが多い．ただし，父親が発症者で，母親が保因者の場合は，2 人に 1 人の女性は発症する確率がある．

子は，息子に遺伝することはないが，健常者の母親と発症者の父親から生まれた娘はすべて保因者となる．**血友病やデュシェンヌ(Duchenne)型筋ジストロフィー**が代表的な疾患である．

d　その他の疾患

1）ミトコンドリア異常症

単一遺伝子の異常ではあるが，上記のようなメンデルの遺伝法則に従わないものも知られている．卵子は豊富な細胞質を有しているが，精子は細胞質がほとんどみられず，ミトコンドリア遺伝子の大部分は，両親から遺伝子を受け継ぐ核遺伝子とは異なり，母親由来とされている．ミトコンドリア遺伝子の変異があると，好気的エネルギー産生が障害され，脳や骨格筋が障害を受ける**ミトコンドリア異常症**を引き起こす．

2）ゲノム刷込み異常症

ある種の常染色体上の対立遺伝子のうち，父親あるいは母親由来の遺伝子のどちらかが選択的に不活化され一方のみが発現することがあり，この現象を**ゲノム刷込み**と呼び，発現予定の遺伝子に異常があると発症する．たとえば，インスリン依存型糖尿病では，父親から疾患の原因遺伝子を受け継いだ場合に発症することが多く，母親からでは発症しない．逆に，11番染色体短腕上の遺伝子が関与するベックウィズ・ウィーデマン(Beckwith-Wiedemann)症候群(BWS)では，母親から原因遺伝子を受け継いだ際に発症するが，父親からであると発症しないとされている．また，散発性のBWSの中には父性ダイソミーの状態がみられ，ゲノム刷込みを受け，発現のない父親由来の対立遺伝子しかもたないために発症すると考えられている(図Ⅱ・8・3)．BWSでは内臓肥大，巨舌，臍帯ヘルニアなどの症状を伴い，腎芽腫や肝芽腫などの小児腫瘍を併発することがある．

3）トリプレットリピート病

遺伝子内で，特定の3塩基の繰り返し配列(トリプレットリピート)が異常に増幅すると，その遺伝子の機能が障害される現象が知られている．これを**トリプレットリピート突然変異**と呼び，脆弱X症候群がその代表的な疾患である．重度の精神発達遅滞を示し，下顎突出，巨大精巣などを伴う．

4　多因子遺伝異常

複数の遺伝子に生じた異常が原因となり発症する疾患であり，先天性心疾患をはじめとしたさまざまな先天異常や高血圧，糖尿病などの生活習慣病，自己免疫疾患などがあげられる．生活習慣病などでは，遺伝的要因のみならず，環境要因などもその発症に複雑に関与している．

5　形成異常

個体発生の過程で各器官が形成されていくが，胎生2週までの胚芽期は胎児毒性因子に曝露しても流産に終わるか，細胞の修復力により器官形成に影響は及ぼさないとされている．胎生3〜8週の胎芽期に入ると，各器官への分化が起こりはじめ，この時期に胎児毒性因子に曝露するとさ

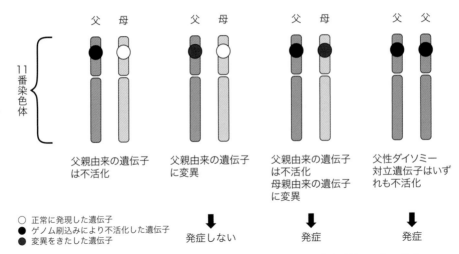

図Ⅱ・8・3　ゲノム刷込みとベックウィズ・ウィーデマン症候群(BWS)の発症
家族性の BWS では，母親から原因遺伝子を受け継いだ場合に発症し，父親から受け継いだ場合は発症しない．散発性の BWS では父性ダイソミーの状態をみることがあり，この場合，対立遺伝子はいずれも不活化されているために BWS が発症する．

まざまな形成異常を引き起こす．胎生 9 週から出生までの胎児期では，器官形成異常の程度は軽いが，機能異常を引き起こすことがある．また，出産時の障害により異常が発生することもある．

a　形成異常の分類

　同一個体に多発する形成異常において，特定原因により，他の異常が連鎖的に引き起こされる場合を連鎖 sequence といい，複数の形成異常が存在し，非偶発的に出現しているものの，相互の関連が不明な場合を連合 association という．たとえば，腎臓の異常が一次的原因となり，羊水過少によるさまざまな異常を引き起こすポッター(Potter)連鎖や，椎体異常，肛門形成異常，気管食道瘻，橈骨・腎臓異常の五徴候をきたす VATER 連合などがある．また，連鎖ほどのまとまりを欠き，広い範囲にわたって多発性の異常が認められるものを症候群 syndrome と呼び，上述のポッター連鎖はポッター症候群と呼ぶことも多い．

> 症候群は，根本原因となる遺伝子変異などが判明している場合が多いが，連合は根本原因の統一見解が得られていない場合に用いられることが多い．

　また形成異常は，上記のような異常が単体に生じるものと，二つの個体が頭部，胸部，臀部などで結合した結合体や，双胎のうち一方の個体が無脳無心体や寄生体となっている場合がある．

b　単体形成異常

　単体形成異常とは，正常に卵割し発生した個体に起こり，主に胎生期の障害により，身体や各臓器の形成異常を生じることが知られている(表Ⅱ・8・2)．

　身体全体の肉眼的な異常としては，巨人症，小人症や，身体の半分が肥大する片側肥大症などがある．頭頚部，顔面の異常では，口唇・口蓋裂，顔面裂などの癒合不全が知られており，特異な顔貌の例としては，ダウン症候群に特徴的なつり上った小さい目(眼瞼裂斜上)や低い鼻(鞍

表Ⅱ·8·2　代表的な形成異常

	形成異常
身体全体，躯幹	巨人症，小人症，片側肥大症
中枢神経	無脳症，小頭症，脊髄髄膜瘤，先天性水頭症
顔面，頸部	口唇裂，口蓋裂，甲状舌管嚢胞，巨舌，外耳形成異常
心·血管	心房中隔欠損，心室中隔欠損，動脈管開存，大血管転位
呼吸器	気管支閉鎖，気管食道瘻，先天性肺嚢胞
消化器	食道閉鎖，先天性幽門狭窄，腸閉鎖，メッケル憩室，ヒルシュスプルング病，鎖肛，胆道閉鎖
泌尿器	嚢胞腎，馬蹄腎，重複尿管，尿道下裂
生殖器	停留精巣，双角子宮
四肢·骨格系	先天性股関節脱臼，多指症，軟骨無形成症，骨形成不全症

鼻)，上まぶたの皮膚が目頭をおおう(内眼角贅皮)，巨舌などがある．

　神経系の異常としては，神経管の形成異常により生じる二分脊椎や脊髄髄膜瘤がある．水頭症は，脳室あるいはクモ膜下腔に脳脊髄液が貯留するもので，先天性水頭症の中には，遺伝子異常に伴う遺伝性水頭症が知られている．

　比較的頻度の高い形成異常として，心房中隔欠損や心室中隔欠損などの先天性心疾患，気管支閉鎖，先天性嚢胞性肺疾患，食道閉鎖や胆道閉鎖，メッケル(Meckel)憩室，鎖肛などや，嚢胞腎，重複尿管，尿道下裂や停留精巣などがある．

　骨格系の異常としては，四肢欠損症や多指症，合指症などが知られている．

c 変　　形

　発生過程において，物理的な外力により身体の一部の変形や位置異常をきたす疾患であり，先天性内反足，股関節脱臼，側弯症などが知られている．多くは，器官形成期以降の胎児期に起こると考えられており，双角子宮や子宮筋腫などに基づく子宮内での胎児の圧迫などが原因となることが多い．

　また，羊水は胎児の尿に由来しているため，胎児の排尿に障害をきたすような泌尿器系の形成異常が生じると羊水過少となる．そして，その結果胎児が圧迫されると，四肢の変形や老人様顔貌を示すポッター連鎖を引き起こす．さらに，羊水は胎児期の肺の発育に不可欠であるため，ポッター連鎖では，泌尿器系の異常，顔貌や四肢の異常のほかに，肺低形成や胎盤表面に線維素などから構成される微小な羊膜結節を形成することがある(図Ⅱ·8·4)．

d 破　　壊

　発生途中の器官や身体の一部が破壊された結果，さまざまな形成異常をきたす疾患で，原因としては，機械的因子，無酸素状態，感染や放射線などが知られている．例として，片側性の精巣欠損症は，胎児期の血流不全による一側の精巣の出血壊死であると考えられており，回腸閉鎖症は，胎児期に生じた腸重積による局所的な腸管壊死がその原因と考えられている．

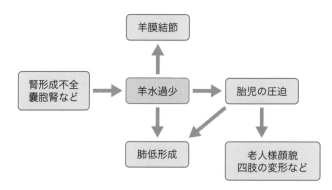

図Ⅱ・8・4　ポッター連鎖の病態
泌尿器系の形成異常により胎児の排尿に障害が生じると羊水過
少を引き起こし，胎児圧迫による四肢の変形や老人様顔貌をき
たすとともに，肺低形成や胎盤表面の羊膜結節を形成する．

> 　妊娠初期に破壊が生じた場合には，さまざまな形成異常をきたすことがある．たとえば，妊娠初期に何
> らかの原因で胎盤羊膜が損傷されると，羊膜は強靭な索状物となり，胎児の頭部，顔面，体幹，四肢など
> に絡みつき，羊膜索症候群として，無脳症，口唇・口蓋・顔面裂，腹壁欠損，四肢欠損など多彩な症状を
> きたす．

e　形成異常発生の環境要因

　形成異常をきたしうる物質は，胎児毒性因子として知られており，母体の異常，感染，放射線，
薬剤などがある．

1）母体要因

　母体糖尿病：胎児・出生児への影響として巨大児，新生児低血糖症，肥大型心筋症などが知ら
れている．

2）感　染

　胎児や新生児の感染は，経腟的な上行性感染，あるいは，感染母体血液が胎盤を通過すること
による経胎盤的な血行性感染により引き起こされる．経腟的感染では，感染した羊水の吸引によ
り肺炎の原因にもなる．経胎盤的感染では，さまざまな形成異常を引き起こすことがあり，最も
重要な原因の頭文字をとって TORCH と呼ばれる．トキソプラズマ(Toxoplasma)，風疹ウイル
ス(Rubella virus)，サイトメガロウイルス(Cytomegalovirus)，ヘルペスウイルス(Herpes
virus)，そして梅毒など(Others)であり，最近ではジカウイルスも問題となっている．以下に主
な感染とそれに関連する異常を示す．

　　トキソプラズマ：肝脾腫，脳内石灰化，水頭症，網脈絡膜炎など
　　風疹ウイルス：先天性白内障，先天性心疾患，難聴，色素性網膜症，小頭症など
　　サイトメガロウイルス：水頭症，脳室内石灰化，小頭症，脈絡網膜炎，先天性心疾患など
　　単純ヘルペスウイルス：皮膚病変，脈絡網膜炎，肝脾腫など
　　ジカウイルス：小頭症など中枢神経系の異常など
　　梅毒：水疱性皮疹，肝脾腫，水頭症，角膜炎，難聴，歯牙の異常など

3）物理的要因

放射線：胎芽・胎児は子どもや成人に比べ放射線の感受性が大きい．放射線被爆の時期や線量によっても胎児への影響が異なり，とくに器官形成期において小頭症などの形成異常や精神発達遅滞を生じることがある．

4）化学的要因

アルコール：妊婦が多量摂取することにより，胎児に小頭症や顔面の異常，精神発達障害をきたす(胎児性アルコール症候群)．

抗痙攣薬：小頭症，口唇・口蓋裂，先天性心疾患，二分脊椎などを生じることがある．

サリドマイド：鎮静薬の一種であり，1950 年代後半のヨーロッパで多用され，妊婦が妊娠初期に服用後，四肢の短いアザラシ肢症の児が多発した．現在では，鎮静薬としての使用が禁止されている．

レチノイン酸(ビタミン A 誘導体)：妊娠中の過剰摂取により，中枢神経系の異常，口唇・口蓋裂や先天性心疾患との関連が指摘されている．

6　小児疾患

新生児・乳児では死亡原因として，種々の先天異常に次いで，早産に伴う呼吸器障害があげられている．出生体重が 2,500g 未満の低出生体重児では，臓器の未熟性によって新生児呼吸窮迫症候群(肺硝子膜症ともいう)を伴うことがあるが，そのほか，壊死性腸炎，脳室内出血などを引き起こすこともある．

ここでは，新生児・乳児期に頻度の高い重要な疾患を中心に取り上げる．

> 早産児は出生体重が軽く小さいが，妊娠週数に比較すれば適正であることも多い．妊娠週数に比較して小さい場合を SGA(small for gestational age)と呼び，胎児の発育障害を意味するが，その原因としては，染色体異常や先天性感染症などの胎児異常によるものと，胎盤付着位置が低い前置胎盤や，胎盤後面の血腫によって生じる胎盤早期剥離，胎盤梗塞などの胎盤の異常によるもの，母体高血圧症や母体の血栓形成傾向などの母体要因によるものなど，数多く知られている．

a　乳幼児突然死症候群 sudden infant death syndrome(SIDS)

SIDS は，その死亡が予測できず，死亡状況調査および解剖によっても死亡原因が同定されないもので，原則として 1 歳未満の児に突然死をきたす．その診断には，病歴，死亡状況調査と剖検が必須であり，表 II・8・3 に示すような死因に重大な影響を及ぼす疾患，病態，外因などを除外する必要がある．

SIDS は生後 2～3 ヵ月に多く，生後 1 ヵ月未満および 6 ヵ月以降には少ない．わが国の発症頻度は約 4,000 人の出生に 1 人程度であり，乳児死亡原因の第 4 位を占める．SIDS の発症には，覚醒と心肺機能の調節が関与しており，リスク因子として，**うつ伏せ寝**，喫煙，温度ストレスが重要とされている．仰向け寝を推奨することにより，SIDS の発症数は減少している．

b　呼吸器系の疾患

肺分葉異常：小児の呼吸器系疾患では先天的な要因によるものが多く，まず左右肺の分葉異常

表II·8·3　乳幼児突然死の原因となる疾患など

ウイルス性心筋炎
気管支肺炎
先天性大動脈狭窄などの先天性心疾患
QT 延長症候群
心筋症
脂肪酸代謝異常症
虐待などによる外傷

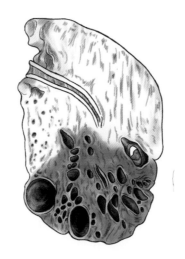

図II·8·5　先天性肺気道形成異常(CPAM)
右下葉に認められる嚢胞性病変. 肺実質内に
大小の多房性嚢胞を認める.

として，両肺3葉では無脾症を合併することがあり，単心室などの先天性心疾患や腸回転異常を
きたすことが多い．両肺2葉では多脾症を合併することがあり，下大静脈欠損や胆道閉鎖症をき
たすことがある．

　先天性嚢胞性疾患：先天性肺気道形成異常 congenital pulmonary airway malformation
(CPAM)，気管支閉鎖症，気管支嚢胞などがあり，肺実質内に大小の多房性の嚢胞を形成する(図
II·8·5)．肺・気道発生の異常，肺芽の異常，前腸の発生異常，先天性の気管支閉鎖などが原因
となる．

　肺分画症：本来の肺気道系との交通がなく，肺動脈ではなく大動脈からの異常血管により血流
を受ける孤立(分画)した肺組織が形成されている状態．

　肺低形成：両肺の低形成では，その原因として，肺の呼吸器様運動の欠如によるものと，ポッ
ター連鎖による羊水過少に伴う肺低形成が知られている．後者では肺の重量が体重に比して軽
く，組織学的に未熟な肺組織を示す．

　新生児呼吸窮迫症候群：在胎28週未満の新生児に多くみられる．肺が未熟であるため，界面活

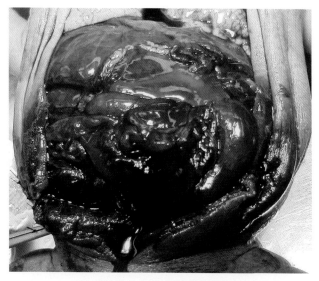

図 II·8·6　新生児壊死性腸炎
超低出生体重児の壊死性腸炎．小腸は広範囲にわたって変色，
出血壊死をきたし，腹膜炎を伴っている．

性作用をもつ肺サーファクタントの産生が十分に行われず，肺虚脱をきたし重篤な呼吸不全を起こす．肺胞や毛細血管の透過性が亢進するため，血液成分が肺胞腔に漏出し，肺硝子膜を形成する．現在は，サーファクタント補充療法などにより予後が改善したが，新生児・乳児の死亡原因では，本症候群を中心とした呼吸器障害が先天異常に次いで第2位を占める．

　横隔膜ヘルニア：発生異常により横隔膜に欠損孔が生じ，腹腔内臓器が胸腔内に脱出する疾患で左横隔膜に多い．合併症として，肺の圧迫による肺低形成をきたすことがある．

c　消化器系の疾患

　先天性食道閉鎖：食道の発生過程で，胎生4週頃に前腸腹側に呼吸器原基が出現する．その後，食道気管支中隔により食道と気管が分離するが，この過程の異常により食道閉鎖が生じる．上部食道が盲端に終わり，気管分岐部と下部食道が交通しているものが多く，気管食道瘻の状態となる．

　幽門狭窄症：胃幽門部の輪状筋層が肥厚し，胃から十二指腸への通過障害を引き起こす．

　先天性腸閉鎖症：十二指腸や回腸に多発し，胎生期の腸重積や腸捻転に伴う循環障害が原因と考えられている．

　新生児壊死性腸炎：低出生体重児に起こる出血性・壊死性の病変であり，腸管壁全体にわたる炎症性の病変で，ときに腸管の完全な壊死，腸穿孔が起こる(図 II·8·6)．また，粘膜下に気泡を生じ，腸管壁内気腫の形成を引き起こす．腸管の未熟性に加えて，経腸栄養が発症に関連するとされている．

　ヒルシュスプルング(Hirschsprung)病：消化管の蠕動運動を制御する腸管神経叢の神経節細胞の欠如によって起こる先天性腸閉鎖症である．消化管の神経節細胞は胎生5〜12週頃に，食道

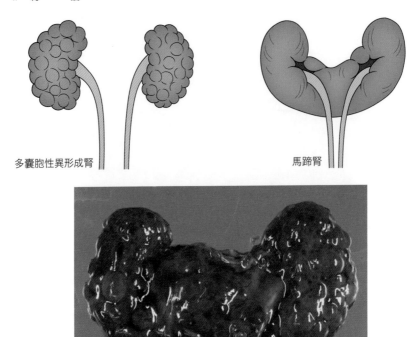

多嚢胞性異形成腎　　　　　　　　　　　　馬蹄腎

図 II・8・7　多嚢胞性異形成腎・馬蹄腎（合併例）
左右腎臓が癒合した馬蹄腎と，大小の多発嚢胞の形成を伴った多嚢胞性異形
成腎.

から肛門側に向かって進展していくが，障害が起こるとそれ以下の部分が無神経節部となる．その結果，腸管の狭窄をきたし，それよりも口側の腸管が大きく拡張する．

d　肝・胆道の疾患

　新生児肝炎：新生児や乳児期早期にみられる肝内胆汁うっ滞を主徴とする肝炎で，組織学的には，胆汁うっ滞と巨細胞性肝炎類似の像を示す．

　胆道閉鎖症：肝外胆管が何らかの炎症により破壊されることにより発生すると考えられており，ロタウイルスなどの感染症や免疫異常などが関連するとされているが，いまだ原因は不明である．難治性の胆汁うっ滞をきたし，多脾症に合併することが多い．治療としては，肝管あるいは肝門部空腸吻合術が施行されるが，最終的に肝移植が必要となる例も少なくない．

e　腎臓の疾患

　新生児期には先天性の多嚢胞腎の所見を認めることがあるが，常染色体潜性遺伝様式を示すものと，非遺伝性のものがある．前者では，腎臓は両側ともに著しく腫大し，表面は比較的平滑で，集合管の拡張をみる．また，肝臓や膵臓にも嚢胞や線維症を認めることが多い．後者では，胎生早期の尿管芽成分と後腎成分の分化発育に異常を生じ，大小多数の嚢胞をもつ異形成腎の所見を

表Ⅱ·8·4　胎児水腫の主な原因

	原　因
心血管異常	不整脈，先天性心疾患，心不全など
染色体異常	ターナー症候群，ダウン症候群，18トリソミーなど
呼吸器・胸郭異常	先天性肺気道形成異常，横隔膜ヘルニアなど
胎児貧血	血液型不適合(免疫性胎児水腫)，パルボウイルスB19感染，αサラセミア(ホモ接合体)など
双胎	胎児間輸血症候群など
感染症	サイトメガロウイルス，梅毒，トキソプラズマなど
その他	泌尿生殖器異常，代謝性疾患など，原因不明(特発性)

示す．細い尿管や痕跡的な膀胱などを伴うことも多い．そのほか，左右の腎臓下極の癒合を伴う馬蹄腎などの形成異常が知られている(図Ⅱ·8·7)．

f　胎児水腫

　胎児に生じる浮腫や体液の貯留した状態を胎児水腫という．表Ⅱ·8·4に示すように原因は多岐にわたるが，母子間の血液型不適合による溶血性貧血が原因の場合を免疫性胎児水腫とし，それ以外を非免疫性胎児水腫という．免疫性胎児水腫では，妊娠末期や出産時に胎児赤血球が母体血に混入することにより胎児血液に対する抗体が産生され，次回妊娠時に抗体が胎盤を通過し，胎児赤血球の溶血を引き起こす．胎児は貧血状態となり，その結果，心不全やそれに伴う循環障害により，組織の虚血，全身の浮腫を生ずる．現在では，Rh不適合による溶血を予防することが可能であり，免疫性胎児水腫はまれになっている．非免疫性胎児水腫の主な原因としては，心血管異常や染色体異常，胎児貧血をきたすサラセミアやパルボウイルスB19の感染などがあげられる．ただし，約20％の症例は原因不明(特発性)とされる．

　胎児水腫では，うっ血のため肝脾腫をきたし，しばしば同部位に髄外造血を認め，末梢血中に赤芽球が多数出現し，胎児赤芽球症の状態となる．血液型不適合における溶血により，高ビリルビン血症が著明になった場合には，大脳基底核や脳幹部にビリルビンが沈着し，核黄疸の状態となることがある．生存しえた場合は，慢性神経障害をきたすことが多い．

9 老　　化

1　加齢と老化

　ヒトには逃れることのできない寿命がある．寿命が尽きて死を迎えるまでの過程を**加齢**といい，ヒトは生を受けて以来(あるいは受精して以来)，加齢に伴う発育，成長，成熟，**老化**という過程を経ることになる．老化は長い年月をかけて，死に向かって人生を完成させる過程であると理解することも可能であり，「発育を完了した成熟期以降の機能の減退」と定義することができる．このようにヒトの寿命は，加齢や老化といわれる生物現象に決定される．

　老化は**生理的老化**と**病的老化**に分類され，前者は加齢に伴って誰にも起こる身体的，精神的機能の減退であり，加齢に伴って通常は直線的に機能が低下する．病的老化は，生理的老化が基盤となって現れる病的変化あるいは促進された老化現象のことで，老年期に多発する機能障害や慢性疾患を意味している．つまり，老年期にみられる多くの疾患(**老年病**)は，老化を背景因子として有している．

2　老化の機序

　老化現象を説明する仮説は大きく**エラー蓄積仮説**と**プログラム仮説**の二つに分類される．

　エラー蓄積仮説は，環境からの傷害が長い時間をかけて蓄積し，老化に至るという考え方である．紫外線，熱，環境ホルモン，化学物質，放射線などが**環境要因**としてあげられ，これらの刺激により，生体を構成する蛋白やDNAに異常が蓄積されることで細胞機能が低下するために起こる．細胞内のミトコンドリアが酸素を利用してエネルギーを産生する際にも，フリーラジカルによる**酸化ストレス**が生じ，同様の傷害が蓄積される(図Ⅱ·9·1)．

　一方，プログラム仮説は，寿命が遺伝情報としてすでにプログラムされているために老化が起こるとする仮説である．この中には，生体防御やDNA修復に関わる遺伝子の発現プログラムにより老化が規定されているという説や，細胞の寿命や老化を決定する遺伝子があり，細胞老化の蓄積が生体の老化を決定づけているという説が含まれている．

　細胞の寿命を決定する要因の一つに**テロメア**が知られている．テロメアは真核生物の染色体末端部にある構造で，末端部を保護する役割をもつ．増殖を繰り返している細胞では，テロメアの長さが細胞分裂のたびに短くなり，決められた長さまで短縮すると(つまり決められた回数の細胞分裂を起こすと)，増殖を停止して細胞死を迎える．後述する早老症患者由来の線維芽細胞では，分裂できる回数が健常人よりも少なく，テロメアの長さも短い．また，ヒトなどの多細胞生物と異なり，一般的に単細胞生物では寿命がないといわれている．これは細胞分裂により短縮したテロメアが**テロメラーゼ**と呼ばれる酵素の作用で修復されるためである．ヒトの細胞において

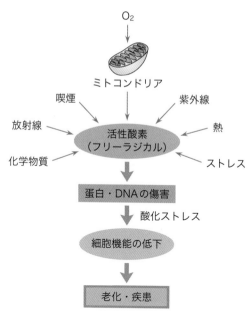

図 II・9・1　老化のエラー蓄積仮説

も生殖細胞，幹細胞や癌細胞では高いテロメラーゼ活性があり，これらの細胞は分裂を繰り返してもテロメアの短縮が起こらない．

3　遺伝性老化疾患

　早老症と呼ばれる遺伝性の老化疾患が存在し，**プロジェリア(Progeria)症候群**や**ウエルナー(Werner)症候群**などが知られている．責任遺伝子は DNA の修復や安定性に関わる遺伝子であり，これらの遺伝子に変異が発見されている．プロジェリアは生後 6 ヵ月〜2 歳くらいまでに発症し，ウエルナー症候群は 10〜40 歳くらいで発症する．どちらも白髪，禿頭，しわ，白内障，動脈硬化，糖尿病などの老化関連疾患が早期にみられる．ウエルナー症候群はわが国からの報告が多く，日本人 100 万人あたり 1〜3 人の発症率といわれている．そのほか，**ブルーム(Bloom)症候群**は常染色体潜性遺伝を示す遺伝病であり，20 歳までに高率に癌に罹患する．免疫不全，糖尿病も合併し，DNA の複製・修復に関与する遺伝子の変異が原因とされている．21 番染色体のトリソミーで起こる**ダウン(Down)症候群**でも，早老症がみられる．

4　老化の形態

　一般的に老化した細胞では細胞内小器官が減少している．ミトコンドリアは膨化し，細胞質には脂肪変性や空胞変性を伴う．核には染色性の異常，大小不同，核膜の陥入がみられるようになる．また，細胞質には**リポフスチン(消耗性色素)**と呼ばれる変性した脂質からなる淡褐色色素の

蓄積がみられる．老化細胞はやがて細胞死に陥り，生体から除去される．

　老化が起きると臓器は萎縮して重量が低下する．これは細胞老化による細胞分裂の低下と**細胞死(ネクローシスやアポトーシス)**の増加のためと考えられ，臓器は主にコラーゲンからなる線維性結合組織や脂肪組織に置換される．

　以下では，臓器別に加齢に伴う生理的老化による変化を記載し，老化と深く関連した疾患あるいは老年期に頻度が増加する疾患(病的老化あるいは老年病)についても概説するが，詳細は各疾患の項を参照されたい．

a　中枢神経系

　脳の加齢に伴う肉眼的変化は，脳重量の低下，脳回の萎縮による脳溝の拡大である．この変化はとくに前頭葉で顕著である．側脳室は拡大し脳梁は薄くなる．組織学的には神経細胞の萎縮，数の減少，リポフスチンの増加，**アミロイド小体**の増加がみられる．アミロイド小体はアストロサイト内に蓄積したポリグルコサミンである．後述する老人斑を構成するアミロイドとは別のものであり，病的意義はない．

　アルツハイマー神経原線維変化，平野小体，レビー(Lewy)小体，老人斑なども加齢とともに観察される頻度が増加する．**アルツハイマー神経原線維変化**は，微小管結合蛋白の一つである**タウ蛋白**が神経細胞内に異常沈着したもので，早ければ20歳代でもみられ，80歳代までにはほとんどの人に観察される．**老人斑**は*β*アミロイドと呼ばれる異常蛋白が神経細胞外に蓄積したものである(☞図Ⅲ・9・9，283頁)．**アルツハイマー(Alzheimer)病**では，アルツハイマー神経原線維変化および老人斑が顕著にみられる．

b　骨 格 筋

　活動性の低下により筋肉量の減少と筋力低下がみられる(**サルコペニア**)．下肢筋に起こり，上肢では比較的保たれる．長期の臥床の際の廃用萎縮では高度である．組織学的には，末梢神経の有髄神経密度の低下による神経原性変化(筋線維の群萎縮)に加えて，筋原性変化として筋線維の大小不同や間質結合組織の増加がみられる．

c　骨・関節

　加齢とともに椎間板の水分は減少し血流も減少する．椎間板に亀裂，脱出などを生じ，椎体には反応性の骨棘形成をみる．加齢とともに進展して，臨床的には**変形性脊椎症**に至る．椎体後面を縦走する後縦靱帯には石灰化や骨化が起こりやすく，脊髄の圧迫による神経症状を伴い**後縦靱帯骨化症**と呼ばれる．骨の加齢現象には，骨量の減少が知られている．これにはカルシウムの摂取不足，運動不足，ビタミンDの不足など複数の要因が関わっている．女性では閉経後のエストロゲンの減少により，容易に**骨粗鬆症**を起こす．エストロゲンには骨吸収を抑制する働きがあるためであり，エストロゲンが減少すると骨吸収が亢進する．

　関節荷重部においては，軟骨組織の摩耗，破壊により軟骨帽はやがて消失する．非荷重部では骨増生を伴う．臨床的には**変形性関節症**といい，膝関節，股関節，手関節に好発する．

d　皮膚および乳腺

　日光露光部位では，紫外線による老化現象が進展し，色素沈着，脱色素斑，弾性線維の変性，皮膚の萎縮などが観察される(光老化)．また，**日光角化症**と呼ばれる上皮内扁平上皮癌や**悪性黒**

色腫(メラノーマ)の発生頻度が増加する．皮膚の悪性腫瘍は高齢化により，近年とくに増加している．紫外線により生じる DNA 損傷を修復する酵素に欠損のある**色素性乾皮症**では，皮膚萎縮や色素斑，皮膚悪性腫瘍を若年齢で発症し，光老化の徴候が早期に出現するが，全身の早老症はみられない．

　乳腺はエストロゲン依存性の組織であり，加齢により萎縮する．腺房は消失し導管のみとなり，間質には線維化を伴う．

e 呼 吸 器

　加齢により肺胞の弾性線維は減少し，肺胞道から肺胞の拡張を伴う．これを**老人肺**と呼び，肺の弾性は低下して軟らかい(綿菓子肺)．肺残気量は増大し，最大換気量，1 秒量および 1 秒率，拡散能などは低下する．**老人性肺気腫**では肺胞の弾性線維が減少し，呼吸細気管支から肺胞道の拡張，破壊を生じる．喫煙者では，煙に含まれる化学物質への曝露により，末梢気道に炎症が起こり，肺気腫の形成が促進される．

　高齢者では嚥下機能の低下により誤嚥を生じやすい．誤嚥による**誤嚥性肺炎**は右肺下葉に多い．また，免疫機能の低下から，かつて感染した**陳旧性結核の再燃**を認めることがある．

f 循環器系

　心重量は加齢によりほぼ変化しない．心外膜脂肪織は膠様変性を起こし，心筋細胞にリポフスチン沈着が増加するため，割面は褐色調を呈する．弁膜はムコ多糖の蓄積や硝子化により硬化，肥厚し，弁輪には石灰化をみる．**老人性アミロイドーシス**はとくに心房内膜下に細顆粒状にみられることがある．洞結節，房室結節では線維化と結節内の脂肪浸潤をみる．

　血管は加齢に伴い伸縮性が減少する．動脈の内膜では平滑筋の増加，弾性線維の増加，膠原線維の増加を伴い肥厚し，中膜では平滑筋の減少，弾性線維の減少，断裂，膠原線維の増加がみられる．その結果，血管抵抗が増大し収縮期高血圧をきたしやすくなる．なお，**粥状動脈硬化**はこれらの変化とは異なる病態である．子宮，卵巣，前立腺など骨盤内臓器の動脈や脾動脈には，**メンケベルグ中膜石灰化硬化** Mönckeberg medial calcific sclerosis を認める．内弾性板から中膜にかけて石灰化をみるが，内腔の狭窄に至ることはなく，臨床的意義は少ない．

g 消化器系

　高齢者では横隔膜食道裂孔の脆弱性から食道裂孔ヘルニアが高率にみられ，**逆流性食道炎**をよく合併する．胃の**ヘリコバクター・ピロリ**(*Helicobacter pylori*)の感染率は加齢とともに増加し，慢性感染により萎縮や腸上皮化生を生じる．胃潰瘍，十二指腸潰瘍も高齢者では好発する．

　大腸では粘膜の萎縮，慢性炎症細胞の浸潤，粘膜筋板の肥厚などがみられ，動脈病変(動脈硬化，血栓，攣縮など)による**虚血性腸炎**などが頻発する．慢性の便秘による腸管内圧の上昇，腸管壁の萎縮により，**大腸憩室**ができやすく，憩室炎や憩室穿孔を合併する．

　肝臓の重量は減少し，リポフスチン沈着により褐色調を呈する．組織学的には，肝細胞および肝小葉は萎縮してグリソン(Glisson)鞘が近接する．高齢者では胆汁組成の変化により，ビリルビン結石の頻度が多くなる．膵では実質内に脂肪浸潤がみられ，間質の線維化を伴う．外分泌の萎縮，脱落によるものであり，内分泌は比較的保たれる．

表II·9·1　高齢者に多い疾患

	疾　患
運動器	骨粗鬆症，変形性関節症，関節リウマチ，骨折
循環器	虚血性心疾患，高血圧，心房細動
呼吸器	肺気腫，肺炎，肺癌
消化器	逆流性食道炎，虚血性大腸炎，憩室症，胃癌，大腸癌
腎泌尿器	前立腺肥大，前立腺癌
血液	多発性骨髄腫，骨髄異形成症候群
内分泌・代謝	糖尿病，脂質異常症
精神・神経	脳血管障害，認知症，うつ病，パーキンソン病

h　内分泌系

　一般的に内分泌臓器では重量の減少がみられ，組織学的には実質細胞の萎縮と間質の線維化を認める．

i　泌尿・生殖器系

　腎重量は低下する．髄質よりも皮質の萎縮によるところが大きく，表面には囊胞形成と細顆粒状の外観を認める．組織学的には，皮質に細動脈硬化による糸球体硬化と尿細管の萎縮，間質の線維化(尿細管間質変化)をみる．**細動脈硬化**では内膜の線維性肥厚，硝子様肥厚をきたし，血管内腔は狭窄する．萎縮のない部位の尿細管は拡張し，萎縮尿細管と交互にみられることにより，肉眼的には表面が細顆粒状にみえる．ちなみに，粥状動脈硬化，メンケベルグ中膜石灰化硬化，細動脈硬化が動脈硬化の3型として分類されている．

　男性ホルモンの減少により前立腺の外腺は萎縮する．内腺はむしろ過形成をきたし，臨床的には**良性前立腺過形成**となる．血管にはメンケベルグ中膜石灰化硬化を認める．精細管の萎縮により精巣は萎縮し重量は減少する．精細管での造精の減少と基底膜の肥厚，間質の線維化，ライディヒ(Leydig)細胞の減少をみる．

　卵巣重量も加齢とともに減少し，表面は凹凸不正となる．組織学的には多数の白体を含み，線維化，血管壁の肥厚をみる．子宮においては卵巣萎縮に伴うエストロゲンの減少により，筋層の萎縮がみられ，血管壁にはメンケベルグ中膜石灰化硬化を認める．

j　造血器系

　骨髄では脂肪化により造血巣は減少する．また，低栄養による膠様変性をみることがある．リンパ節は萎縮性でリンパ濾胞は消失していることが多い．脾では重量が減少し，組織学的には白脾髄の萎縮がみられる．胸腺は萎縮性で大部分は脂肪で置換されるが，少数のハッサル(Hassall)小体が散見されることもある．

5　老化と老年病

　これまで述べたように老化は基本的には生理現象であるが，病的老化あるいは老年病は医療の対象となり，老年期には前項に記載したような疾患の増加がみられる．また，加齢とともに癌の

頻度が増加し，老年病には各種の癌も含まれる（表II・9・1）．わが国において頻度の高い肺癌，胃癌，大腸癌や近年増加している前立腺癌などは，年齢とともに指数関数的に増加する．

　高齢者の疾患の一番の特徴は，多臓器に疾患がみられることである．これは，老化による心血管系の変化や病変のため，多数の臓器に虚血性病変が生じることに由来する．代表的なものとして，脳血管障害，虚血性心疾患，虚血性腸炎などがある．これらに，脳神経の変性疾患によるアルツハイマー病，パーキンソン病や糖尿病を合併することもある．さらに，その合併症により日常生活の自立が容易に阻害され，寝たきりや精神障害の発症の引き金になることもある．家族や隣人との関係，転居や入院などの社会的要因が疾患の発症や増悪に大きく影響するのも老年期の特徴である．老年期の疾患背景には，青年期や壮年期にはみられない身体的，精神的変化があることを十分に理解することは，医療従事者にとって重要である．

第Ⅲ章 各　論

1　循 環 器 系

1　心　　臓

心臓の解剖

　心臓の原基は血管から発生し中胚葉由来である．ヒトでは胎生齢24日ですでに心球を形成し，胎生齢39日には，ほぼ成人に近い形態となる（図Ⅲ・1・1）．正常心では心尖部はやや左側にあり，位置は胸骨下，前縦隔のほぼ中央に位置し，線維性組織からなる心嚢に包まれている．内腔は2心房2心室で，心房心室の境界には房室弁が存在する．心臓の筋肉は横紋筋からなり，収縮，拍動は交感神経と副交感神経に支配されているが骨格筋の横紋筋とは異なり，独自の刺激伝導系線維により自己収縮能を有している．

　体内を循環する血液は末梢からの静脈血が集合した上大静脈，下大静脈が右心房に入り，三尖弁を通り右心室へ，右心室に入った血液は肺動脈弁を通って肺動脈から肺へ到達する．肺では気管支が分岐を繰り返し，最末梢の肺胞中隔の毛細血管で二酸化炭素と酸素のガス交換が行われ，酸素の豊富な動脈血となった血液は肺静脈となって左右の肺静脈が左心房へ流入し，心臓に戻る．動脈血は左房から僧帽弁を通り左心室にいったん貯留し，左心室の収縮により大動脈弁を介して大動脈，全身へと流れる．この動きが成人では毎分60回近く行われ，1回の拍出量は約70 mlで，約5lの血液が1分間で全身へと送られている．

　胎児循環は出生後とは異なり，血液は臍帯静脈（動脈血）から下大静脈を経て右心房へ流入する．右心房からは心房中隔に開存している卵円孔を通過して左心房へ流入し，左心室，大動脈を経て脳を含む上半身へと灌流する．また，上大静脈血は右心房に入り，三尖弁を経て右心室へ行き，右心室から肺動脈へ出てすぐに開存している動脈管［ボタロ（Botallo）管］を通って，大動脈に入り，下行大動脈の分枝である内腸骨動脈を経て臍帯動脈となって胎盤へ戻る．出生直後の呼吸により肺動脈圧が低下することで肺動脈からの

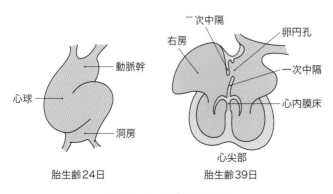

胎生齢24日　　　　　　　　胎生齢39日

図Ⅲ・1・1　胎生期の心臓

肺血流が増加し，動脈管は機能的に閉鎖する．また左房への灌流量が増えることで卵円孔が機能的に閉鎖する．出生直後に卵円孔は機能的に閉鎖し，動脈管も収縮することで閉鎖し，成人と同じ循環系に移行する．
　心臓へ血液を送る冠動脈は大動脈弁のすぐ上のバルサルバ(Valsalva)洞から通常は2ヵ所で分岐し，心臓に栄養と酸素を供給する．左冠動脈は左主幹部を経て前下行枝と左回旋枝になり，前者は左室前壁と心室中隔前方に，後者は左心室側壁に心臓に冠をかぶるように分布する．右冠動脈は右心室，右心房，中隔後方と左心室後壁へ流れる．

a　先天性心疾患

　日本人の先天性心疾患はそれぞれの重症度を無視すると，新生児の約1.06％に発症している．わが国では年間約1万人が何らかの先天性疾患を有して生まれてくる．発生要因には遺伝的なものと母体内での感染など外因による影響がある．染色体異常は先天性心疾患の成因の約8％であり，その中でもダウン(Down)症候群(21トリソミー)が有名である．ダウン症候群の約半数に先天性心疾患が出現し，まれなエドワード(Edward)症候群(18トリソミー)ではほとんどで心疾患を合併している．外因としては母体内感染(風疹，梅毒など)，薬剤［サリドマイド，アルコール(飲酒を含む)，ワーファリン，メトトレキセート(抗悪性腫瘍薬)など］などが知られている．

1）心室中隔欠損　ventricular septal defect(VSD)

　先天性心疾患の約50％と最も多くみられる．生後1年以内に自然閉塞するタイプもあるが，多くは膜様部欠損のまま残る．通常は左右短絡(シャント)でチアノーゼはない．進行して肺血管の抵抗性が増し，肺高血圧症となり短絡方向が右左になって静脈血の混入により血液の酸素濃度が低下し，チアノーゼを示すようになったものを，とくにアイゼンメンジャー(Eisenmenger)症候群と呼び，心肺移植の適応となる(☞図Ⅱ・3・6，37頁)．

2）心房中隔欠損　atrial septal defect(ASD)

　小児期の先天性心疾患の約10.7％を占めるが，未治療の成人の先天性心疾患では最も多い．心房中隔欠損は胎児期には開いていた卵円孔がそのまま残った二次孔型が最も多く，30歳ぐらいまでは無症状のことが多い．ASDによる左房から右房へのシャント(交通)のため肺血流が増加し，右心室と肺に負担がかかる．右-左シャントになるとVSD同様アイゼンメンジャー症候群となる．一次孔欠損は，心房下部の中隔欠損で心内膜床の欠損により生じる．これに心室中隔欠損を伴っている場合は房室中隔欠損症(以前は心内膜床欠損症と呼ばれた)といわれ，重症である．

3）動脈管(ボタロ Botallo 管)開存　patent ductus arteriosus(PDA)

　先天性心疾患の約2.8％にみられる．前述の胎生期の肺動脈と大動脈を連結している動脈管が閉鎖されずに残ったもので，肺への血流が増加している．ときに大動脈縮窄といわれる大動脈の高度狭窄を合併することがあり，この場合，新生児期に手術が必要である．チアノーゼは示さない．

4）ファロー四徴症　tetralogy of Fallot(TOF)

　先天性心疾患の11.3％を占める．チアノーゼをきたす代表的疾患で，① 心室中隔欠損(膜様部)，② 肺動脈狭窄(多くは漏斗部狭窄)，③ 大動脈右心室騎乗(大動脈起始部が中隔欠損部をまたぐように右側に偏位している)，④ 右心室肥大の四つの病態を合併している(図Ⅲ・1・2)．

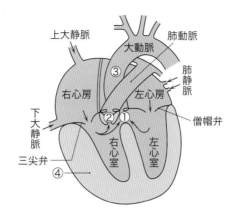

図Ⅲ・1・2　ファロー四徴症
①：VSD, ②：漏斗部狭窄, ③：大動脈右
心室騎乗, ④：右心室肥大

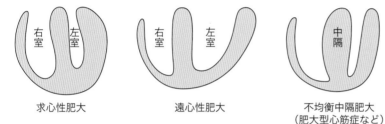
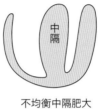
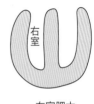

求心性肥大　　　　　　　遠心性肥大　　　　　　不均衡中隔肥大　　　　　　　右室肥大
　　　　　　　　　　　　　　　　　　　　　　　（肥大型心筋症など）　　　　（肺高血圧症など）

図Ⅲ・1・3　心肥大の様式

b　心肥大，心拡張

1）心肥大 cardiac hypertrophy（図Ⅲ・1・3）

　心肥大は，心筋に負荷がかかっている状態（圧負荷，容量負荷）に抵抗して心筋の収縮性を高めるために心筋線維が太くなることにより起こる．高血圧や大動脈弁狭窄では左心室の肥大が起こり，肺高血圧症では右心室肥大となる．肥大した心室壁は厚くなり，乳頭筋や肉柱も太くなる．組織学的には心筋線維は太くなり，核も大型になるが心筋線維の走行は保たれている．心筋線維の走行の配列異常が強いものは肥大型心筋症の可能性がある．

2）拡張（拡大）dilatation

　容量負荷が増加することで心腔の拡大を呈するが，心筋の肥大を伴うことが多い．また，求心性肥大が長期化し不全心となると拡張する．僧帽弁閉鎖不全では左房と左室がともに拡張し，大動脈閉鎖不全では左室が拡張する．原因不明の左室拡張は特発性拡張型心筋症と呼ばれる．右心室および右房の拡張は肺動脈閉鎖不全，狭窄などで認める．右室単独の拡張はまれであるが右室心筋症，不整脈原性右室心筋症 arrhythmogenic right ventricular cardiomyopathy（ARVC）などがある．

c　心不全 heart failure

　正常な心臓は，負荷が増加しても心拍出量を維持するために，肥大や拡張あるいは心拍数を増

やして適応する．しかし，この適応ができなくなり心ポンプ機能が低下した状態が心不全である．心筋梗塞，心筋炎，心筋症など多数の心筋細胞が傷害されることで心不全に陥りやすい．臨床経過により急性または慢性に分類される．主に左心室の心ポンプ機能が低下した場合を左心不全と呼び，右心室の機能低下が起こった場合は右心不全となる．肺機能障害により右心室を介しての心不全はとくに肺性心と呼ばれる．

1）急性心不全

急性の主に左室の心機能障害による病態であり，原因として急性心筋梗塞，急性心筋炎，急性心膜炎などがある．肺水腫などをきたす肺動脈塞栓などによる急性右心不全は肝臓の中心帯の強いうっ血や肝細胞の壊死を伴い，肝酵素の急激な上昇を示し肝炎と間違われる．

2）慢性心不全

さまざまな心疾患により長期化した左心機能低下では，心室は拡張し，慢性肺うっ血が起こる．肺胞への出血や赤血球を貪食したマクロファージ（心臓病細胞または弁膜症細胞）が出現し，肺は鉄さび色となる．右心不全はうっ血性心不全ともいわれ，静脈系の慢性的なうっ血により，浮腫，呼吸困難，尿量減少などが起こる．長期化した慢性心不全ではうっ血性肝硬変，うっ血性脾腫を認めることがある．

3）肺性心　cor pulmonale

各種肺疾患による肺循環障害のために肺動脈血圧が上昇し肺高血圧をきたすと，右心系に圧負荷がかかることで起こる．急性肺血栓塞栓症など，急激に右室に負荷がかかるとショックに陥り急性肺性心となる．一方，慢性肺性心は，慢性気管支炎，気管支喘息，肺気腫，肺線維症などの慢性閉塞性肺疾患（COPD）による右心への持続した負荷で右心室の肥大と拡張を認める．

d　心不全を呈する心疾患

1）心筋症

心筋症は心機能障害を示す疾患群であるが，原因不明な一群を特発性心筋症と呼び，アミロイドーシス，サルコイドーシスなど原因の明らかなものを二次性心筋症と呼ぶ．

特発性心筋症には以下のものがある．

（a）拡張型心筋症　dilated cardiomyopathy（DCM）

広範な心筋細胞傷害による収縮力の低下と心拡大で，慢性うっ血性心不全をきたす．初期は心筋が肥大するが，しだいに心筋は脱落し線維性組織に置換される．拡張型心筋症はウイルス感染後，遺伝子異常，免疫異常が病因として注目されている．今のところ重症例は心移植の適応となる．

（b）肥大型心筋症　hypertrophic cardiomyopathy（HCM）

約半数例に家族内発症があり，乳児から高齢者まで認められる．左室流出路の閉塞（閉塞性肥大型心筋症）を示すことが多いが，青年期に突然死することもある．末期には不整脈が出現し，心不全となり拡張型心筋症様となる症例もある．組織学的には心筋線維の肥大と錯綜配列（図Ⅲ・1・4）が特徴で，とくに心室中隔に多い．心筋間には叢状線維化と呼ばれる不規則な線維化が認められる．原因遺伝子として半数の症例に心筋βミオシン重鎖遺伝子や心筋のサルコメアを構成する蛋白に変異がみられる．

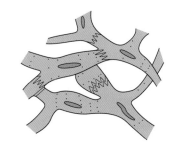

図Ⅲ・1・4　肥大型心筋症における心筋細胞の錯綜配列

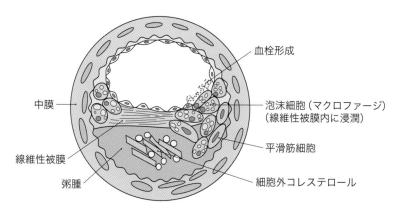

図Ⅲ・1・5　粥状硬化症：急性冠症候群を引き起こす冠動脈

2）虚血性心疾患 ischemic heart disease

　心筋は冠動脈からの酸素供給を得ている．冠動脈血流が低下すると心筋が虚血に陥り，狭心症や心筋梗塞となる．虚血性心疾患をきたす冠動脈病変は，粥状硬化症が原因として最も多い．その他，解離，塞栓症，血管炎，冠動脈瘤などがある．危険因子には脂質異常症，喫煙，肥満，高血圧などがあげられている．

（a）狭心症 angina pectoris

　胸痛や胸部絞扼痛を伴い，多くは可逆性の心電図変化を示す．病理学的には一過性の冠血流低下により心内膜下に小範囲の心筋細胞壊死を生じる．狭心症は安定型と不安定型に分類されるが，不安定狭心症，急性心筋梗塞は，一連の病態であり治療方針が同一であることから，最近は急性冠症候群（図Ⅲ・1・5）としてひとまとめに呼ばれている．

（b）心筋梗塞 myocardial infarction

　冠動脈の高度狭窄や閉塞により，不可逆的な心筋の壊死をきたした状態で，**冠動脈の粥状硬化**によるものがほとんどである．冠動脈の狭窄が中等度でも粥状硬化巣のびらん，破裂とそれに伴う血栓形成による内腔の閉塞による冠血流の途絶が原因となる．臨床的には30分以上継続する胸痛，ときに背部痛や胸部不快感を呈し，心電図ではST上昇，Q波，冠性T波などがみられ，検査データでは梗塞領域の心筋由来の逸脱酵素のトロポニンT，CPK，GPT，LDHなどが上昇し，3,4日で正常化する．末梢血の白血球も上昇する．一般的に高値であるほど梗塞範囲が大きい．

冠動脈の閉塞部位と心筋梗塞の範囲は密接に関係している.

① 左冠動脈主幹部閉塞では左室の広汎な梗塞となり，重症である.

② 左冠動脈前下行枝基部の閉塞では左室前壁，心室中隔前方の梗塞となる. 臨床的にこのタイプが多い.

③ 左冠動脈回旋枝の閉塞では左室側壁梗塞

④ 右冠動脈閉塞は右室および左室後壁と心室中隔後方1/3の梗塞を生じる. 房室結節動脈は右冠動脈から出ていることが多く，右冠動脈閉塞による梗塞では心電図で房室ブロックになることがある.

冠動脈閉塞部位が主幹部に近いほど梗塞は大きく，心臓壁全層に及ぶ貫壁性となる. 冠動脈末梢の閉塞では心内膜梗塞となることが多い. 肉眼的に梗塞心筋巣を壊死であると認識できるのは梗塞後4～5時間からで，早期では梗塞部は正常部位より蒼白調，あるいは出血を伴って暗赤色調で，壊死のため心筋は正常より軟らかくなる. 組織学的には3, 4時間以上経過しないとわからないが，心筋線維の波状変化や収縮帯壊死がまず認められる. **収縮帯壊死contraction band necrosis(CBN)**とは，心筋が過収縮により心筋細胞内の収縮帯が等間隔でなく偏在した状態を指す. 末梢血中でも好中球は早期に上昇するが，心筋梗塞巣周囲にも梗塞後5～6時間から好中球浸潤を認める. これが3, 4日続き，好中球が減少しはじめるとともにマクロファージが壊死した心筋細胞を貪食する. 1週間程度経過すると壊死巣周囲に肉芽組織が形成され，梗塞部の境界がはっきりしてくる. その後，梗塞巣は収縮し，2～3ヵ月で白色調の**陳旧性心筋梗塞巣(瘢痕)**となる(図Ⅲ・1・6). 心室壁が菲薄化し，心室瘤となることもある. 心筋梗塞後の死因として中隔穿孔，心破裂，乳頭筋断裂による僧帽弁逆流，心室瘤壁在血栓の脳などへの塞栓症，広範囲の梗塞による心ポンプ失調などがある. 刺激伝導系への梗塞の波及や心室瘤付近からの不整脈の出現で，難治性となることもある.

e　炎症性疾患

原因は感染症や膠原病などがある. 解剖学的な部位により心内膜炎(弁膜炎を含む)，心筋炎，心外膜炎に分類される.

1) 心内膜炎 endocarditis

心内膜炎の原因は，微生物による感染性(細菌性，真菌性など)と非感染性(膠原病に伴うものなど)，リウマチ性に分類される. 炎症は心内膜，弁膜に生じ，とくに僧帽弁が最も頻度が高く(約60%)，僧帽弁と大動脈弁が同時(約20～30%)，大動脈弁のみ(約20%)の場合もあり，右心側はまれであるが，カテーテル感染などで起こることがある. 炎症後の瘢痕により弁膜の変形をきたし種々の弁膜症を生じる. 典型例はリウマチ熱後のリウマチ性弁膜症である.

(a) 感染性心内膜炎 infective endocarditis(IE)

ほとんどが細菌性であるが，免疫不全などが基礎にあると真菌が原因となることもある. 僧帽弁逆流，大動脈弁二尖弁など弁膜異常が基礎疾患に存在することが多い. 起炎菌は黄色ブドウ球菌が多く，その他肺炎球菌，A群β溶血性連鎖球菌，大腸菌などのグラム陰性菌でも原因となる. とくにメチシリン耐性黄色ブドウ球菌(MRSA)では重篤である. う歯など歯科治療，心カテーテル留置，心血管の手術後などに起こることがある. 弁尖に疣贅と呼ばれる炎症細胞と細菌塊から

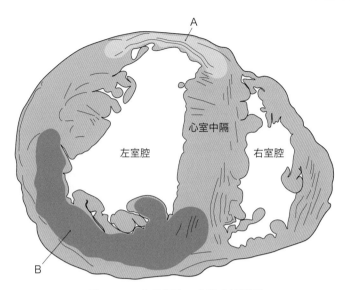

図Ⅲ・1・6　心筋梗塞の心臓水平断面
A：陳旧性心筋梗塞部は線維化し壁が菲薄化している（左室前壁）.
B：1ヵ月前の急性心筋梗塞：色調が混濁し, 心内膜側は出血を
　　認める（左室後壁）.

なる血栓を形成する. 疣贅は細菌性あるいは血栓性塞栓となり, いろいろな臓器に多発性小膿瘍, 感染性動脈瘤を形成し, 出血などの合併症をきたす. 菌は疣贅内に存在するので抗生物質が効きにくいことがある.

（b）膠原病に伴う心内膜炎

全身性エリテマトーデス（SLE）のときに認められる心内膜炎として, リブマン・サックス（Libman-Sacks）心内膜炎が有名である. 僧帽弁, 三尖弁にできることが多く, 弁膜の閉鎖縁や表面, 弁膜付着部の裏面に, 直径数mm大の結節状の白色疣贅が不規則に認められる. 最近ではステロイド治療が普及しているので, リブマン・サックス心内膜炎は少なくなった. 抗リン脂質抗体との関連がいわれている.

（c）非細菌性血栓性心内膜炎 non bacterial thrombotic endocarditis（NBTE）

癌の末期などに認められる弁に付着した血栓で, 細菌や炎症細胞成分はみられない. とくに肺癌, 膵癌などの腺癌に伴うことが多い. これらの癌では心臓弁の心内膜に血栓を形成しやすいため, 脳などに塞栓症をきたすことがある.

2）心筋炎 myocarditis

（a）急性心筋炎 acute myocarditis

多くはウイルスが原因とされ, 風邪などが先行することがある. B型インフルエンザ後などでまれに劇症型心筋炎となることがあり, 生命にかかわる. また, 原因ウイルスにはコクサッキーB群ウイルスなどエンテロウイルス群や, アデノウイルスなども報告されている. 組織学的には心筋細胞の破壊を伴うリンパ球, 組織球が浸潤し, 2週間を過ぎると肉芽組織が形成され, 線維化に置換される. ときに好酸球も出現する. 心筋細胞の傷害が強い場合, 心筋症への移行も起こ

ることがある．また，薬剤などのアレルギーが原因で好酸球性心筋炎を引き起こすことがある．フィードラー（Fiedler）心筋炎，巨細胞性心筋炎などがあり，巨細胞性心筋炎の予後は悪いことがある．

（b）心臓サルコイドーシス cardiac sarcoidosis

サルコイドーシスは非乾酪性類上皮細胞性肉芽腫を認める原因不明の全身性慢性肉芽腫性炎で，心臓にもこの病変を認めることがあり，二次性心筋症となる．あらゆる年齢で発生するが中高年女性に相対的に多く，他臓器のサルコイドーシスがはっきりせず初発症状として心電図異常で見つかることもある．刺激伝導系障害により突然死することがある．心筋生検で典型的な類上皮細胞性肉芽腫の検出率は20〜30％であり，線維化のみで確定診断が困難なことが多い．

3）心（外）膜炎 pericarditis

心（外）膜は心臓側の臓側心膜と心囊側の壁側心膜により構成されるが，リンパ管を介して，ほかからの炎症が心膜に波及し二次性に起こることが多く，心囊内に炎症に伴う滲出液が貯留する．

（a）急性心（外）膜炎 acute pericarditis

感染症，膠原病（関節リウマチ，強皮症，全身性エリテマトーデスなど），尿毒症などが原因で起こる．線維素性心外膜炎 fibrinous pericarditis は心囊液貯留，浮腫とともに心外膜にフィブリンが析出する．軽度の炎症では吸収され治癒するか，軽い心膜の肥厚（腱斑）の形成がみられ，炎症が高度になると器質化し，慢性収縮性心外膜炎となる．心囊液は滲出液，膿性，血性などその病因によりさまざまであるが，心囊液が大量に急激に貯留すると心タンポナーデをきたし心不全となる．癌による心膜炎はとくに癌性心膜炎と呼ばれる．

（b）慢性心（外）膜炎 chronic pericarditis

急性心膜炎が遷延化すると，析出したフィブリンが器質化して臓側・壁側の心外膜が癒着し心膜の肥厚を認め，収縮性心（外）膜炎 constrictive pericarditis（CP）となる．多くは原因不明であるが以前は結核性が多かった．また開心術後にも出現することがある．

f　弁膜症 valvulopathy

1）僧帽弁逆流（閉鎖不全） mitral regurgitation（MR）

僧帽弁輪の拡大や加齢変化による変性，炎症による弁破壊などで起こる．乳頭筋断裂による急性の MR は重篤である．拡張期に左室に流入した血液は，閉鎖不全のため収縮期には左心房へ逆流し，大動脈へ血液を十分に送り出せないために左室は代償性に肥大する．大量の血液が左房に貯留するため，肺循環系はうっ血を生じ，右心にも負荷が及び，うっ血性心不全となる．

2）僧帽弁狭窄 mitral stenosis（MS）

小児期に罹患したリウマチ熱が原因となる場合が多い．炎症後の瘢痕で肥厚することで弁口が狭くなり，左室の拡張時に左房から左室へ血液が十分に流れず血液が左房に貯留して左房は拡張する．拡張した左房内に血栓形成を認めることが多い．大きくなるとボール血栓と呼ばれ，脳塞栓症の原因となる．肺循環系にうっ血を生じ，右心に負荷がかかり，右室の肥大・拡張と右房の拡張をきたす．左心室は小さくなり，心臓は逆三角形の形態となる．

3）大動脈弁逆流（閉鎖不全） aortic regurgitation（AR）

収縮期に大動脈へ出た血液が，大動脈弁閉鎖不全のため左室に逆流し心室は拡張し，さらに容

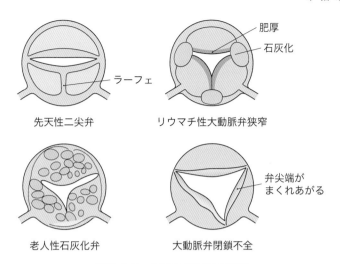

先天性二尖弁　　　　リウマチ性大動脈弁狭窄

肥厚
石灰化
ラーフェ

老人性石灰化弁　　　大動脈弁閉鎖不全

弁尖端が
まくれあがる

図Ⅲ·1·7　大動脈弁膜症の形態

量負荷のため代償性に肥大する．代償できなくなると肺循環系のうっ血を生じ，右心は拡張肥大し，全心房両心室の肥大・拡張で心臓は全体に大きくなる．大動脈弁自体の変性によることもあるが，大動脈の弁輪拡大により，逆流が起こる場合が多い．先天性二尖弁でも逆流が出現する．

4）大動脈弁狭窄 aortic stenosis（AS）（図Ⅲ·1·7）

これまでリウマチ性が多かったが，近年加齢に伴う石灰化した硬化弁による狭窄例が高齢者で多くなってきた．先天性の場合は二尖弁に伴うことが多い．左室より大動脈への血流が障害されるために左室の肥大をきたす．肺循環系にうっ血が起きると右室の肥大・拡張も生じる．

g　心臓腫瘍

心臓の原発性腫瘍は非常にまれであり，全腫瘍の0.01〜0.33％と報告されている．心臓原発性腫瘍の約75％は**心臓粘液腫**である．悪性である肉腫は10％程度である．そのほかは良性腫瘍がほとんどであるが，下記以外に良性では線維腫，脂肪腫などがある．

1）心臓粘液腫 cardiac myxoma

心原発の腫瘍では最も多い．30〜60歳に認められることが多く，3/4は左心房中隔に発生する．単発あるいは多発性で，ポリープ状を示し，ゼリー状である．ゼリー状の部分や表面に付着した血栓が大動脈を介して脳や下肢に塞栓をきたす．また，腫瘍が大きくなると，僧帽弁口を塞ぎ，急死の原因となる．ほとんどが良性だが，まれに悪性がある．

2）横紋筋腫 rhabdomyoma

乳幼児の心室に発生するまれな先天性良性腫瘍で，真の腫瘍ではなく過誤腫 hamartoma と考えられている．大半が多発性で，グリコーゲンに富む胞体の明るい腫瘍細胞（クモ様細胞）がみられる．ときに脳の結節性硬化症に合併する．

3）心臓原発の悪性腫瘍

非上皮性組織である心臓原発の悪性腫瘍は非常にまれである．肉腫の中では血管肉腫と横紋筋肉腫が最も多く，その他，未分化肉腫，平滑筋肉腫などが続く．心外膜では悪性中皮腫が心原発

悪性腫瘍の 15% を占める.

4）転移性腫瘍

　原発性腫瘍の 20〜40 倍に認められる．心外膜に多く，癌性心膜炎の形態をとることが多い．甲状腺癌，肺癌，食道癌，腎癌，乳癌，白血病，悪性黒色腫などの転移が多い.

2 　血 　管

a　動 　脈

　　動脈壁は血圧，血流量に変化できるよう，静脈より厚く，内膜，中膜，外膜の 3 層より構成されている．内膜は内弾性板より内腔側で 1 層の内皮細胞におおわれる．中膜は最も厚い部分であり，太さと構成組織によって弾性動脈（大動脈，腕頭動脈，鎖骨下動脈など），筋型動脈（平滑筋に富む弾性線維の少ない臓器動脈），小・細動脈（直径 2〜3 mm 以下のもの）に分類される．動脈壁は加齢に伴い内膜の肥厚，中膜の線維性成分の増加による平滑筋線維の置換，弾性線維の変性，石灰化などが起こり，拡張したり狭窄したりする.

1）動脈炎 arteritis

　血管壁の炎症性変化を示し，フィブリンなど血漿成分の滲出，炎症細胞の浸潤，反応性の細胞増殖などがみられる.

（a）結節性動脈炎 polyarteritis nodosa（PN）

　全身の細・小動脈の壊死性，動脈炎をきたす膠原病の一つで中年男性に好発する．腎臓，心臓，肝臓，消化管，腸間膜，四肢の末梢動脈に好発し，小動脈に沿って 2〜3 mm の小結節が多発する．壊死期，炎症期，肉芽期，瘢痕期の病変が混在する．難治性であり，ときに予後不良である.

（b）高安動脈炎 Takayasu arteritis（TA）

　東洋人に多いとされ，急性は 15〜25 歳の女性に多い．筋型動脈の炎症性変化により動脈内腔が狭窄し，橈骨動脈の拍動の消失（脈なし），頭部の乏血症状（めまい，失神発作，視力障害など）を生じる．慢性期は炎症後の瘢痕により狭窄し，石灰化や瘤形成を合併することもある．1908 年に日本人眼科医高安右人博士が報告した疾患である.

（c）閉塞性血栓性動脈炎 thromboangiitis obliterans（ビュルガー病 Buerger disease）

　20〜40 歳代の男性に多く，原因不明だが喫煙との関係が大である．四肢，とくに下肢の動脈に血栓形成を伴う血管炎を生じ，再発を繰り返す．静脈炎も合併する.

（d）梅毒性大動脈炎

　第 3 期梅毒が大動脈の栄養血管に血管炎をきたし，炎症による中膜破壊により瘤形成を生じる．内膜にはちりめん状の内膜肥厚と動脈硬化を認めることが多い.

（e）川崎病 Kawasaki disease［急性熱性皮膚粘膜リンパ節症候群 mucocutaneous lymph node syndrome（MCLS）］

　乳幼児，とくに 1 歳前後に好発する全身の急性血管炎で，急性の 5 日以上続く発熱，皮膚・粘膜の発疹，眼球結膜の充血，口唇の亀裂，四肢末梢の硬性浮腫，リンパ節の非化膿性腫大などを主症状とする．以前から感染症の可能性を指摘されているが，原因不明である．とくに冠動脈，

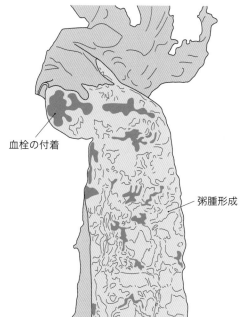

血栓の付着

粥腫形成

図Ⅲ・1・8　大動脈粥状硬化症
大動脈は平滑な部分がまったくなく，びま
ん性に粥腫形成があり血栓の付着を認める．

腸間膜動脈をはじめとする中型の動脈に系統的に血管炎を生じ，動脈瘤を形成することがある．
免疫グロブリン大量投与により，一般的に予後はよいが，冠動脈瘤を形成すると血栓性閉塞をき
たし，心筋梗塞をきたすことがある．1967年に日本人小児科医川崎富作博士によって報告された．

2）動脈硬化症 arteriosclerosis

　動脈壁へ血中脂質類が進入することによって生じる粥状硬化と，細小動脈に生ずる細動脈硬化
症，さらに加齢変化である中膜の石灰化を示すメンケベルグ（Mönckeberg）中膜石灰化がある．
動脈硬化症の原因としては脂質異常症，高血圧，喫煙などがあり，さらに糖尿病などの代謝性疾
患も動脈硬化を合併しやすい．

（a）粥状硬化症 atherosclerosis（図Ⅲ・1・8）

　血管の内膜病変にはじまり，びまん性内膜肥厚となって最終的には血管全体に広がる進行性病
変である．組織学的には初期は内膜に脂質を貪食したマクロファージ（泡沫細胞）を認める．脂質
類は細胞内と同時に細胞外にも蓄積して粥腫を形成し，内膜はしだいに隆起する．粥腫は中心部
の壊死，マクロファージの浸潤，線維化，石灰化，潰瘍形成，潰瘍部への壁在血栓の付着，出血
など多彩な像を呈する．粥状動脈硬化症は粥腫による内腔狭窄や閉塞のため，その流域の虚血や
梗塞をきたし，重篤な合併症である**虚血性心疾患や脳梗塞**など引き起こす．

（b）細動脈硬化症

　小・細動脈の硬化所見は硝子様肥厚と，フィブリノイド変性であり，粥腫の形成はない．硝子
様肥厚は通常の高血圧にみられ，フィブリノイド変性は多発性動脈炎（膠原病），悪性高血圧の腎
臓内の小動脈などにみられ，破綻して臓器内の出血をきたす．

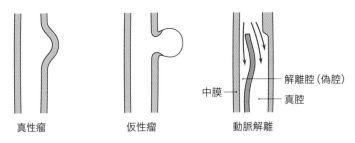

図Ⅲ・1・9　動脈瘤の形態

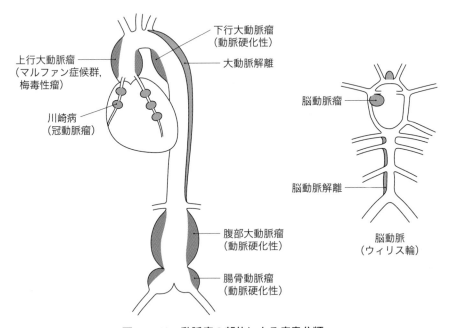

図Ⅲ・1・10　動脈瘤の部位による疾患分類

3）動脈瘤 aneurysm（図Ⅲ・1・9，図Ⅲ・1・10）

　動脈壁が限局性または全周性に嚢状，紡錘状に拡張した状態．瘤の部分が動脈固有の3層の壁（内膜，中膜，外膜）で構成されているものを**真性動脈瘤**，外傷による血管壁の断裂や血腫形成により，線維性組織で瘤の壁ができている場合を**仮性動脈瘤**と呼ぶ．また，動脈壁の内膜の亀裂から血流が中膜に入り，中膜に動脈圧が加わって拡張した状態を**動脈解離（解離性動脈瘤）**という．

（a）動脈硬化性動脈瘤

　腹部大動脈，総腸骨動脈，胸部大動脈に病変ができることが多く，紡錘状 fusiform のことが多いが，嚢状動脈瘤 saccular aneurysm となることもある．梅毒性では中膜の炎症性破壊により上行大動脈に嚢状動脈瘤が生じる．

（b）大動脈解離 aortic dissection（図Ⅲ・1・10）

　内膜に解離の開始となる亀裂が入り，大動脈壁中膜が離開してそこに血液が流れ込む状態で，血管全体が拡張する．組織学的には嚢状中膜壊死を認めることが多い．マルファン（Marfan）症候

群など，結合織病と呼ばれる結合組織の異常がある症例では中膜の変性によりムコ多糖が沈着し，解離をきたしやすい．動脈硬化も原因となる．

b　静　　脈

1）静脈硬化症 phlebosclerosis

加齢，立ち仕事，妊娠などにより，主に下肢の静脈が肥厚，硬化する．組織学的には内膜の線維性肥厚，外膜の肥厚がみられる．下肢では進行すると蛇行し，下肢静脈瘤となる．

2）静脈瘤 varix

静脈圧の上昇により，静脈壁の限局性の肥厚，拡張をきたした状態．肝硬変による門脈圧亢進症に伴って，シャント血流の増加による静脈壁の拡張により，痔核，食道下部静脈の**食道静脈瘤**，腹壁静脈拡張をきたす．拡張が高度になると破裂の危険がある．

3）静脈血栓症 phlebothrombosis

静脈内にうっ血，外傷，凝固能異常などにより血栓を形成する状態．下肢の深部静脈，とくにヒラメ筋内静脈，大伏在静脈，骨盤静脈，鼠径静脈などに好発する．最近は深部静脈血栓症 deep vein thrombosis（DVT）とも呼ばれる．これらの血栓は剝離して下大静脈を経て肺に達し，肺血栓性塞栓をきたすことがある．エコノミークラス症候群は長時間同じ姿勢で座っていることで下肢静脈に血栓ができ，急性肺塞栓を引き起こす病態として有名である．静脈血栓症の特殊型としては肝静脈に閉塞性静脈炎，血栓性閉塞を認めるバッド・キアリ（Budd-Chiari）症候群が知られている．静脈血栓症と塞栓症を総称して静脈血栓塞栓症 venous thromboembolism（VTE）と呼ばれている．

c　リンパ管

リンパ管は組織液を集めて所属リンパ節へ運び，各リンパ管は集合して静脈角（鎖骨下静脈と内頸静脈合流部）から静脈内へ入る．リンパ管炎，リンパ管閉塞などの病態がある．感染症による炎症が局所からリンパ管を経て最も近い所属リンパ節へ波及し，リンパ節が腫大する．肺結核では肺内の初感染巣は小さいが，それが肺門部のリンパ節へ移行し，初期変化群となる．リンパ管の慢性的な閉塞を生じるフィラリア症などでは，下肢に硬性浮腫をきたし皮膚が硬化して**象皮病**となることがある．悪性腫瘍においても各臓器のリンパ管から所属リンパ節に転移し全身へ広がる．これをリンパ行性転移と呼んでいる．

d　血管腫瘍

良性：血管腫には**毛細血管腫 capillary hemangioma**，**海綿状血管腫 cavernous hemangioma**などがあり，動静脈形成異常 arterio-venous malformation（AVM）も腫瘍ではないが腫瘍様病変として血管腫症の範疇に入れられている．オスラー（Osler）病は遺伝性の毛細血管の血管腫様拡張であり，厳密には母斑症である．スタージ・ウェーバー（Sturge-Weber）症候群，フォン・ヒッペル・リンドウ（von Hippel-Lindau）症候群などの全身性の血管腫症は多臓器に血管腫や囊腫などの病変を伴うことで有名である．

悪性：血管肉腫，血管内膜肉腫などがある．

2　呼吸器系

1　上　気　道

　呼吸器には鼻腔，副鼻腔，咽頭，喉頭よりなる上気道と，気管，気管支，肺からなる下気道がある．鼻腔の天井は篩板の高さで，床は硬口蓋よりなる（図Ⅲ・2・1）．鼻咽頭（上咽頭）は頭蓋底から軟口蓋までで，前方は後鼻孔にはじまる．中咽頭（口部咽頭）は軟口蓋から喉頭蓋上縁までを占める．下咽頭は喉頭蓋上縁より輪状軟骨下縁までの高さで，頸部食道に連続する．喉頭は下咽頭と同じく喉頭蓋上縁より輪状軟骨下縁までの範囲で，下咽頭の前方にあり，下方は気管に連続する．声門は仮声帯と声帯よりなる．

　鼻腔・副鼻腔粘膜は呼吸上皮で被覆され，入ってきた空気に適度の湿気を与える．咽頭は主として重層扁平上皮にておおわれるが，鼻咽頭はリンパ上皮組織（呼吸上皮＋リンパ組織）よりなる．喉頭では，喉頭蓋前面と声帯自由端は扁平上皮でおおわれるが，それ以外は呼吸上皮にて被覆されている．鼻腔の天井には神経細胞の変化した嗅上皮があり，嗅覚を司る．

a　炎　　症

1）鼻炎，副鼻腔炎，鼻ポリープ

　鼻腔粘膜，副鼻腔粘膜の急性あるいは慢性の炎症で，感染やⅠ型アレルギーが原因となる．アレルギー性鼻炎は，アレルゲンとしてはハウスダストや花粉があり，粘膜の浮腫，好酸球の浸潤がみられる．粘膜はしばしばポリープ状に突出し，これを鼻ポリープ（鼻茸 nasal polyp）という．

2）アデノイド，扁桃炎

　咽頭・口腔周囲には豊富なリンパ組織である扁桃がある［ワルダイエル（Waldeyer）輪］．とくに咽頭扁桃，口蓋扁桃は炎症によって肥大しやすく，それぞれアデノイド，扁桃炎と呼ばれる．

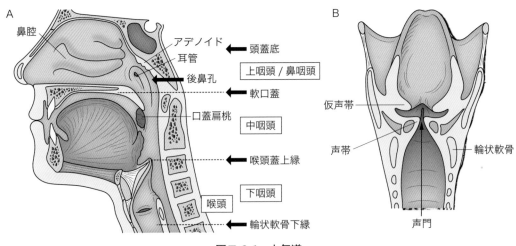

図Ⅲ・2・1　上気道
A：構造，B：咽頭

扁桃は肥大し，組織学的にはリンパ濾胞の増生を伴うリンパ組織の過形成よりなり，陰窩には菌塊と好中球浸潤を認める．A群β溶血性連鎖球菌による扁桃炎は，Ⅲ型アレルギーを介して急性糸球体腎炎を引き起こす．

b 喉頭結節

　喉頭ポリープ，声帯ポリープ，謡人結節とも呼ばれる声帯の結節性病変．声帯をよく使う職業に多く，声帯粘膜に機械的刺激が繰り返し加わった結果生じる．組織学的には，扁平上皮下に浮腫，血管拡張，フィブリンの沈着を認める．

c 腫　瘍

1）良性腫瘍

　代表的なものに乳頭腫がある．乳頭腫とは乳頭状増殖を特徴とする良性上皮性腫瘍で，主として鼻腔・副鼻腔の呼吸上皮あるいは喉頭の扁平上皮より発生する．

2）悪性腫瘍

（a）上気道の癌

　鼻腔・副鼻腔，鼻咽頭，中咽頭，下咽頭，喉頭それぞれに癌が生じる．組織学的には，上気道癌の90％は扁平上皮癌で，40〜50歳代より生じ，年齢とともに増加して，男性により多い．鼻腔・副鼻腔・鼻咽頭と中咽頭・下咽頭・喉頭では特徴が異なっている．前者では呼吸上皮が多くみられるため，扁平上皮癌のみならず非角化癌が認められ，鼻咽頭癌ではエプスタイン・バー（Epstein-Barr；EB）ウイルス（EBV）感染と密接な関係を示す．一方，後者ではほとんどが扁平上皮癌で，発癌には酒，タバコの生活習慣が関係し，*TP53*遺伝子の変異が多い．喉頭癌では喫煙者は非喫煙者の10倍以上の罹患率を示す．中咽頭では，ヒトパピローマウイルス（HPV）関連の扁平上皮癌が通常よりも比較的若年者に多くみられ，治療反応性もよい．

（b）悪性リンパ腫

　鼻腔・副鼻腔では，扁平上皮癌に次いで悪性リンパ腫が多い．鼻腔で最も多いのは節外性NK/T細胞リンパ腫・鼻型，副鼻腔ではびまん性大細胞Bリンパ腫である．節外性NK/T細胞リンパ腫・鼻型は，潰瘍を伴う進行性の組織破壊を特徴として，血管壁への浸潤によって血栓形成，広範な壊死をきたすことが多い．

2　気管支・肺

　下気道は気管→気管支・細気管支→終末細気管支→呼吸細気管支と細くなり，肺胞管を経て肺胞囊，肺胞と続く（図Ⅲ・2・2）．細気管支より末梢では軟骨，気管支腺を欠き，直径も2mm以下となる．終末細気管支では杯細胞も減り，呼吸細気管支ではみられなくなる．細胞表面の線毛も減少する．代わって，Ⅰ型およびⅡ型肺胞上皮が現れ，肺胞管，肺胞囊，肺胞ではその二つの上皮が主となる．とくに細胞質が薄いⅠ型上皮が90％ほどを占め，残りのⅡ型上皮はサーファクタントを分泌して肺胞がつぶれないようにしている．つまり，終末細気管支までは粘液を分泌し，線毛の働きで吸い込まれた異物（感染性微生物を含む）を排出する機構が主となる．一方で，呼吸細気管支から末梢ではガス交換機能が主となっている．肺胞領域では肺胞マクロファージが存在する．

　肺の病変分布をとらえる上で重要なのは小葉構造（二次小葉）であり，小葉間隔壁に囲まれた肉眼的に認識できる大きさをもつ領域を指す（図Ⅲ・2・2C）．小葉中心部には細気管支系が存在し，塵肺や過敏性肺臓炎

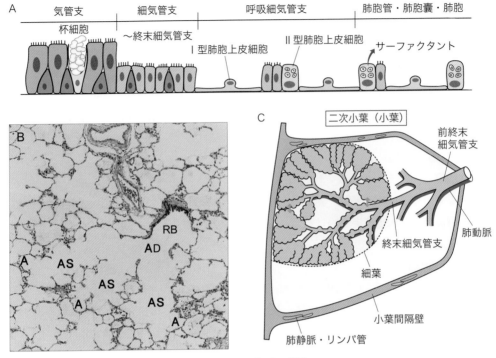

図Ⅲ・2・2　下気道の構造

A：下気道の分岐と構成細胞

B：正常肺の組織像．RB：呼吸細気管支 respiratory bronchiole，AD：肺胞管 alveolar duct，AS：
　　肺胞囊 alveolar sac，A：肺胞 alveolus

C：小葉構造と肺動静脈

などの気道中心性の病変は小葉中心からの広がりをみせる．また，特発性間質性肺炎などは小葉辺縁から病変が広がっていく．

a　発生異常

1）先天性肺気道形成異常 congenital pulmonary airway malformation（CPAM）[先天性囊胞性腺腫様形成異常 congenital cystic adenomatoid malformation（CCAM）]

さまざまな大きさの囊胞形成と腺細胞の増殖を特徴とする，先天性の囊胞性肺疾患．多くは出生後に呼吸困難を呈するが，年長児や成人になって発見されることもある．0型〜4型の五つに分類され，1〜3型で全体の大部分を占める．1型は少数の大型囊胞（径2〜10cm）よりなり，最も多く，全体の60〜70%を占める．偽重層線毛円柱上皮を有し，粘液産生性上皮の増殖巣を伴うこともある．2型は多数の均一な中型囊胞（0.5〜2cm）よりなり，線毛上皮によっておおわれる．3型は肉眼的には充実性で，組織学的に小型囊胞（0.5cm未満）よりなる．

2）肺分画症 pulmonary sequestration

肺分画症とは，正常肺の気管支および肺動脈との連続性を欠いた肺組織で，肺葉内（肺葉内分画症 intralobar sequestration）に存在するものと，肺葉外（肺葉外分画症 extralobar sequestration）

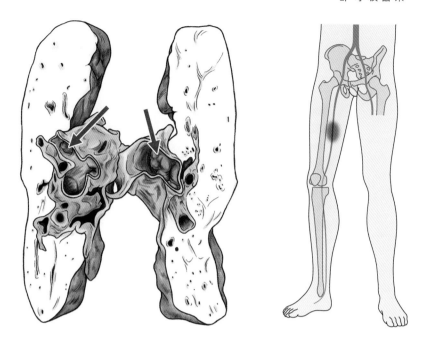

図Ⅲ・2・3　肺血栓塞栓症とその原因となった大腿静脈の血栓

に存在するものがある．いずれも大動脈から分枝する異常動脈によって栄養される．

b　無気肺 atelectasis

　無気肺とは，肺実質の空気が失われ肺胞が虚脱して容積が減少した状態をいう．多くは，気道分泌物や異物，腫瘍によって気道が閉塞した閉塞性無気肺や，胸水や気胸によって肺が圧迫されて空気が排出された圧迫性無気肺としてみられる．

c　肺の循環障害

1）肺うっ血，肺水腫 pulmonary congestion and edema

　肺うっ血とは，肺の毛細血管・静脈系に多量の血液がうっ滞する状態をいう．左心系および肺静脈の循環障害の結果生じるが，多くは左心不全による．うっ血が続くと赤血球の漏出も伴う．漏出赤血球の崩壊産物を貪食した肺胞マクロファージの胞体内にはヘモジデリンの沈着が認められる．この細胞を心不全細胞 heart failure cell という（☞図Ⅱ・3・3，31 頁）．

　肺水腫とは，血管内の血漿成分が漏出して，肺胞腔内および間質に貯留する状態をいう．高度になるとガス交換が障害され，低酸素血症をきたし，死亡する．水腫の原因には，① 静水圧の上昇によるもの，② 膠質浸透圧の低下によるもの，③ 毛細血管透過性の亢進によるものがある．

2）肺塞栓症 pulmonary embolism，肺血栓塞栓症 pulmonary thromboembolism

　肺塞栓症とは，静脈系に生じた不溶性物質である栓子 embolus が肺動脈につまり（閉塞），肺循環障害を引き起こした状態をいう．中でも，血栓によって引き起こされた肺循環障害の病態を肺血栓塞栓症という（図Ⅲ・2・3）．**エコノミークラス症候群**も同様の病態である．95％以上は深部大腿静脈に生じた血栓に由来する．左心不全など循環障害がある場合には，肺末梢部に胸膜側を底

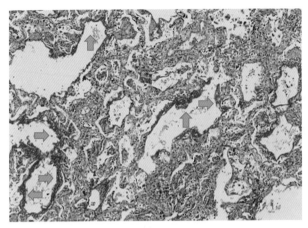

図Ⅲ・2・4　急性呼吸促迫症候群（ARDS）
間質の浮腫および炎症細胞浸潤，肺胞内の硝子膜形成（矢印）が認められる．

辺とする楔状の壊死巣（肺梗塞）を生じる．肺の血管二重支配による気管支動脈枝からの血流のため出血性梗塞となる．高度の場合には，右心不全（急性肺性心）に陥る．

3）肺高血圧症 pulmonary hypertension

肺動脈圧の上昇（＞25mmHg）を示す病態を指す．右心不全（肺性心）を合併し，肝うっ血をきたす．基礎疾患のないものを原発性肺高血圧症，基礎疾患のあるものを続発性肺高血圧症という．原発性肺高血圧症では組織学的に肺動脈内膜および中膜の肥厚，周囲の毛細血管の増殖による蔓状病変などを認める．

4）肺性心 cor pulmonale

肺実質または血管の障害により右心負荷，右心不全をきたす病態をいう．原発性肺高血圧症などによる肺血管の異常や慢性閉塞性肺疾患，肺線維症などの肺実質の疾患による肺血管床の減少・肺血管抵抗の増加を介して生じてくる．

d　急性呼吸促迫症候群 acute respiratory distress syndrome（ARDS）

急性の経過で発症し，急激に進行する呼吸困難，動脈血酸素分圧の低下，肺コンプライアンスの低下を示し（肺の伸展性が失われる），胸部 X 線にて両側びまん性の浸潤影を呈する臨床的症候群である．死亡率は 30～40％と高く，予後不良である．原因は，敗血症などの感染症，外傷，刺激物の吸入，化学物質，膵炎や尿毒症などさまざまなものがあるが，いずれも毛細血管内皮細胞や肺胞上皮細胞を傷害し，血管透過性の亢進を引き起こす．ARDS の際にみられる病理学的変化はびまん性肺胞傷害 diffuse alveolar damage（DAD）と呼ばれる．血管透過性の亢進に伴ってフィブリンを含む滲出が肺胞内に生じ，傷害された肺胞上皮細胞の破砕物と一緒になって硝子膜が形成され，ガス交換を妨げる（図Ⅲ・2・4）．

e　肺の感染症

1）気管支炎，細気管支炎

気管支および細気管支にとどまる炎症で，細菌やウイルスの感染，アレルギーなどで生じる．

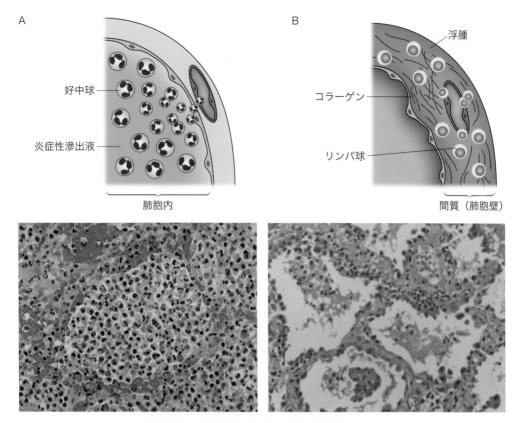

図Ⅲ·2·5　肺胞性肺炎(A)と間質性肺炎(B)

ときに炎症が末梢の肺組織に波及し，気管支肺炎に移行することがある（☞ⓕ 1）(a)(ⅱ)慢性気管支炎，154頁）．

2）肺　炎

　肺末梢の肺胞領域を主とする炎症．経気道性に細菌やウイルスが肺に到達して炎症を引き起こすことが多いが，敗血症の場合などには血行性に病原菌が肺に到達することもある．肺胞腔内を炎症の場とする肺胞性肺炎と間質・肺胞壁を炎症の場とする間質性肺炎がある（図Ⅲ·2·5）．通常，肺炎という場合には肺胞性肺炎を指す．

　細菌性肺炎は肺胞性肺炎の形をとり，ウイルス性肺炎は間質性肺炎の形をとる．細菌性肺炎には，炎症の分布によって，気管支・細気管支およびその末梢の肺胞領域を病変の主座とする気管支肺炎 bronchopneumonia と一つの葉全体に炎症の広がる大葉性肺炎 lobar pneumonia がある（図Ⅲ·2·6）．大葉性肺炎は抗菌薬の進歩によってほとんどみられなくなったが，その90％以上は肺炎(連鎖)球菌による．

　誤嚥による誤嚥性(嚥下性)肺炎 aspiration pneumonia も気管支肺炎の形をとる．嚥下障害のある場合に，細菌が唾液や食物とともに誤って肺内に吸い込まれた場合に生じる．

（a）細菌性肺炎(合併症も含む)

　肺胞腔内に多数の好中球の浸潤を認め，フィブリン沈着を伴う．肺胞壁には充血を認める以外

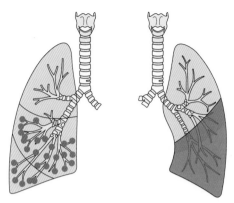

図Ⅲ・2・6 気管支肺炎と大葉性肺炎
気管支肺炎は気管支分布域に沿って斑状病
変を形成する(左図). 大葉性肺炎は葉全体を
侵す(右図).

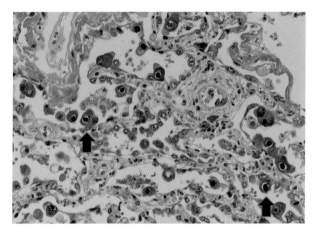

図Ⅲ・2・7 サイトメガロウイルス肺炎
肺胞壁にはリンパ球浸潤を認め, 表面はⅡ型肺胞上皮にお
おわれ, サイトメガロウイルスの感染した細胞は大型化し
て核内封入体を認める(矢印).

には大きな変化を認めない(図Ⅲ・2・7). 原因菌としては, 黄色ブドウ球菌 *Staphylococcus aureus*, 肺炎(連鎖)球菌 *Streptococcus pneumoniae* などのグラム陽性球菌およびインフルエンザ桿菌 *Haemophilus influenzae*, 肺炎桿菌 *Klebsiella pneumoniae* などのグラム陰性桿菌がある.

(b) ウイルス性肺炎, マイコプラズマ肺炎

ウイルス, マイコプラズマなどの感染では, 炎症の主座は肺胞壁などの間質で, リンパ球を主とする炎症細胞浸潤・浮腫を認め, 傷害された肺胞腔の内腔はⅡ型肺胞上皮にて被覆される. 炎症が長引くと線維化も生じる. ウイルス感染症では核内封入体がみられる(図Ⅲ・2・7).

3) 肺結核症 tuberculosis, 非結核性抗酸菌症 non-tuberculous mycobacteriosis(NTM)

肺結核症は結核菌(*Mycobacterium tuberculosis*)感染による肉芽腫性疾患である. かつては死

A. 一次結核症

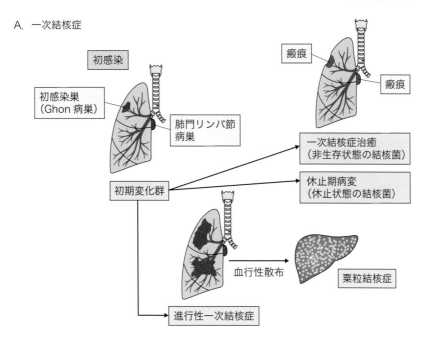

B. 二次結核症

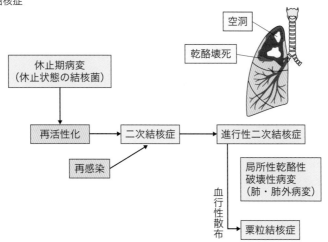

図Ⅲ・2・8　肺結核症の分類
A：一次結核症，B：二次結核症

亡率が高く国民病としておそれられたが，抗菌薬治療の普及により，1996 年には大正末期に比較して約 1/8 に減少した．1999 年には再興，感染症として厚生省から「結核緊急事態宣言」が出されたが，対策が功を奏し，その後の罹患率は横ばいから減少に転じている．しかし近年では，若年者や高齢者，免疫不全者での感染，さらには外国生まれの新登録結核患者数の増加などが問題となっている．

　肺結核症は一次結核症と二次結核症に分けられる（図Ⅲ・2・8）．一次結核症とは，初感染に引き

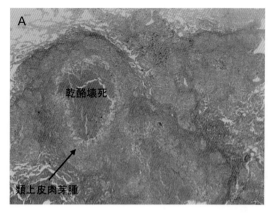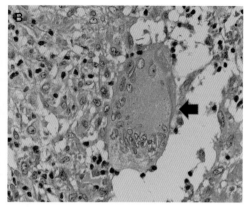

図Ⅲ・2・9　肺結核症

A：類上皮肉芽腫の中央部分は乾酪壊死に陥っている.

B：肉芽腫部分の強拡大. ラングハンス型巨細胞(矢印)とその左に類上皮細胞とリンパ球を認める. 巨細胞と類上皮細胞は同じような核を有している.

続いた発症を指す. 初感染巣は上葉あるいは下葉上部の胸膜下に多くみられ, 続いて生じる肺門部のリンパ節病変と合わせて初期変化群と呼ばれる. 典型的組織所見は, 中心部に乾酪壊死を伴う肉芽腫性病変である(図Ⅲ・2・9). 多くの場合は免疫の成立によって, 結核菌が死滅あるいは休止期に陥り, 病変も石灰化や瘢痕化する. 免疫力が不十分な場合には, 菌が血行性に散布されて粟粒結核症を引き起こす. 二次結核症とは, 再感染あるいはいったん休止期に陥った結核菌が宿主の免疫能の低下によって再び増殖し, 発症する場合をいう.

　非結核性抗酸菌症は, 結核菌以外の抗酸菌による感染症で, 結核とは異なり人から人への感染はみられない. 結核菌よりも感染力は弱く, 日和見感染となる場合が多い(☞Ⅲ-8 ② **b** (c), 260頁).

4）真菌感染症

　肺の真菌感染症ではアスペルギルス症が最も多く, 空洞や拡張した気管支内にアスペルギルス菌糸の塊(真菌球 fungus ball)を形成するものが多い(図Ⅲ・2・10A). また, ハトなどの鳥の糞中や土壌に存在する *Cryptococcus neoformans* の感染によるクリプトコッカス症もみられる. クリプトコッカスは円形の芽胞として認められ, 肉芽腫性病変を引き起こす(図Ⅲ・2・10B). 比較的毒力は強く, 健康な人の肺にも病変を生じ, ときには髄膜炎を合併することもある.

　エイズ(AIDS)の際の肺の日和見感染症の代表であるニューモシスチス肺炎 pneumocystis pneumonia は, *Pneumocystis jirovecii* にて引き起こされる. 肺胞腔内に泡沫状物質が充満し, グロコット染色にて円形あるいは三日月状の菌体が認められる(図Ⅲ・2・10C).

f 閉塞性肺疾患と拘束性肺疾患

　びまん性の肺疾患には大きく分けて, 閉塞性肺疾患と拘束性肺疾患の二つがある(図Ⅲ・2・11). 閉塞性肺疾患は気道に生じたさまざまな程度の閉塞性変化によるもので, 機能的には1秒率の低下(息を吐き出しにくい状態)として認められ, 主として肺気腫, 慢性気管支炎, 気管支喘息, 気管支拡張症を含む. 拘束性肺疾患は肺活量の低下(肺が固くなって膨らみにくく, 息を吸いにくい

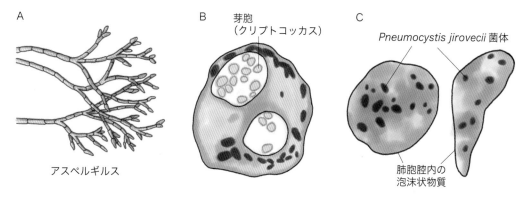

A B 芽胞
（クリプトコッカス）
C *Pneumocystis jirovecii* 菌体

アスペルギルス

肺胞腔内の
泡沫状物質

図Ⅲ・2・10　真菌感染症
A：肺アスペルギルス症(fungus ball type)．真菌球の強拡大では，隔壁とY字型(45°)分岐を示す菌糸の
　集簇を認める．
B：クリプトコッカス症．多核巨細胞の胞体内に円形の芽胞を認める．
C：ニューモシスチス肺炎．肺胞腔内に泡沫状物質が充満し，グロコット染色にて円形あるいは三日月状
　の菌体が認められる．

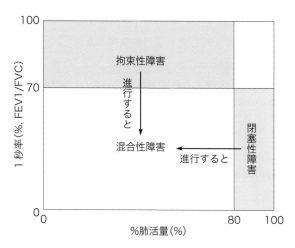

図Ⅲ・2・11　拘束性障害と閉塞性障害

状態）として認められ，間質性肺炎や塵肺がその代表である．

1) 閉塞性肺疾患

（a）慢性閉塞性肺疾患 chronic obstructive pulmonary disease(COPD)

タバコの煙を主とする有害物質を長期にわたり吸入・曝露することで生じた肺の炎症性疾患
で，肺気腫と慢性気管支炎を含み，呼吸機能検査で正常に復することのない進行性の気流閉塞を
示す．臨床的には，徐々に生じる労作性呼吸困難や慢性の咳，痰を特徴とする．

（i）肺気腫 emphysema

終末細気管支より末梢気腔が永続的に拡大した状態で，気腔破壊を伴うが，線維化は認められ
ない（図Ⅲ・2・12）．呼吸細気管支を中心に組織破壊と拡張が進む小葉中心型肺気腫と，細葉の全

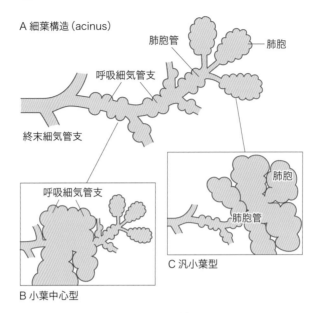

図Ⅲ・2・12　肺気腫

体にわたり均一に破壊と拡張のみられる汎小葉型肺気腫がある．

> タバコの煙に含まれる活性酸素やニコチンによって炎症が引き起こされ，浸潤した好中球から肺胞壁の弾性線維を分解するエラスターゼが放出されて，肺胞壁の破壊と気腔の拡張が生じていく．通常は血中にα1 アンチトリプシンという蛋白分解酵素阻害物質があり，エラスターゼの活性を阻害しているが，喫煙するとタバコの煙に含まれる活性酸素によってこのα1 アンチトリプシン活性が抑制されて，組織破壊がより進行する．遺伝性のα1 アンチトリプシン欠損症でも肺気腫が生じる．

（ⅱ）慢性気管支炎　chronic bronchitis

3ヵ月以上続く咳と喀痰を主徴とする気管支の慢性炎症性疾患である．病理組織学的には，気管支壁におけるリンパ球を主とする慢性炎症細胞浸潤，気管支腺の過形成，気管支上皮の杯細胞の増加を認める．炎症，腺の過形成，線維化などによる壁の肥厚と過剰な分泌物のために閉塞性障害が生じてくる．

（b）気管支喘息　bronchial asthma

気道のアレルギー性炎症性疾患で，Ⅰ型アレルギーの関与が多い．ダニやハウスダストなどがアレルゲンとなり，反復発作性の気道狭窄のために呼吸困難，起坐呼吸，喘鳴を引き起こす．病理組織学的には，好酸球浸潤を伴う気管支粘膜浮腫，気管支壁平滑筋肥大と攣縮により気管支内腔は狭くなり，増加した杯細胞からの過剰な粘液分泌のため内腔の狭窄はさらに増す（図Ⅲ・2・13）．分泌物中には，好酸球顆粒に由来するシャルコー・ライデン結晶（Charcot-Leyden crystal）や，分泌物と脱落上皮が混合濃縮して形成されるクルシュマンらせん体（Curschmann spiral）を認める．この気道狭窄のため，肺実質は過膨張を示す．

（c）気管支拡張症　bronchiectasis

気管支壁の不可逆性の拡張，膿や分泌物の貯留とその細菌感染が原因となり，膿性痰や咳，発

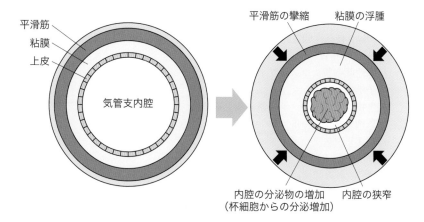

図Ⅲ・2・13　気管支喘息の気管支内腔の変化

平滑筋が攣縮して気道直径が小さくなり，さらに粘膜の浮腫により内腔は狭小化する．その狭い内腔に分泌物がたまり，空気の通り道は一段と狭くなる．マスト細胞，好酸球から遊離されたchemical mediatorによって血管透過性が亢進して粘膜の浮腫が生じる．

熱を引き起こす慢性炎症性疾患である．組織学的には，気管支の支持組織である平滑筋や弾性線維が炎症によって破壊され，拡張が生じる．原因として気管支肺炎，腫瘍や異物による気管支内腔の閉塞，カルタゲナー(Kartagener)症候群(慢性副鼻腔炎・気管支拡張症・内臓逆位)のような線毛機能不全がある．

2）拘束性肺疾患

拘束性肺疾患は間質の変化(線維化)によって肺が固くなることで肺活量の低下した病態であり，間質性肺炎や塵肺が代表である．間質性肺炎とは，肺の間質である肺胞壁を主座とする炎症で，不可逆性の線維化が広範囲にみられるようになった状態を肺線維症 pulmonary fibrosis という．

（a）特発性間質性肺炎 idiopathic interstitial pneumonia

間質性肺炎・肺線維症はさまざまな原因で生じてくるが(表Ⅲ・2・1)，その中に原因不明の一群があり，特発性間質性肺炎と呼ばれている．治療や予後によりいくつかのタイプに分類され，間質性肺炎・肺線維症の病理像を特徴づける原型となっている．以下にその主なものを記載する．

（ⅰ）特発性肺線維症 idiopathic pulmonary fibrosis(IPF)[通常型間質性肺炎 usual interstitial pneumonia(UIP)]

特発性間質性肺炎の中で最も頻度の高い疾患で，中高年に多く，年単位で徐々に進行し，通常は平均4〜5年で死に至る予後不良な疾患である．その病理学的所見は，通常型間質性肺炎と呼ばれる．両肺下葉の胸膜下から徐々に上葉に向かって進行する間質の炎症・線維化で，小葉間隔壁周囲から線維化による硬化収縮がみられるので，胸膜面は敷石状を呈する(図Ⅲ・2・14)．線維化の高度となった下葉では，残存気腔が嚢胞状に拡張し，蜂の巣状を呈して，蜂巣肺 honeycomb lung と呼ばれる．組織学的には，正常な肺胞間に間質の炎症と線維化が斑状に生じ，新旧の病変

表Ⅲ·2·1　間質性肺炎・肺線維症の原因

a)原因不明(特発性間質性肺炎)
b)薬物・化学物質
　　抗悪性腫瘍薬：ブスルファン, メルファラン, シクロホスファミドなど
　　分子標的療法薬：ゲフィニチブ(イレッサ®)など
　　抗生物質, 降圧薬, 消炎鎮痛薬, その他
　　除草剤：パラコート
　　毒ガス：マスタードガス
　　ヘロイン静注
c)放射線(放射線肺炎)
d)粉塵
e)感染症(ウイルス感染症など)
f)膠原病に伴う間質性肺炎
　　慢性関節リウマチ rheumatoid arthritis(RA)
　　全身性エリテマトーデス systemic lupus erythematosus(SLE)
　　全身性強皮症 progressive systemic sclerosis(PSS)
　　その他

が混在して認められる.

（ⅱ）**非特異性間質性肺炎 nonspecific interstitial pneumonia(NSIP)**

特発性肺線維症よりは若干若い中年に多く, 亜急性から慢性に進行する. 特発性肺線維症より予後がよく, 治療に反応するので, 特発性肺線維症との鑑別が重要である.

（ⅲ）**特発性器質化肺炎 cryptogenic organizing pneumonia(COP)**

中年に多く, 亜急性の経過で咳嗽, 呼吸困難が進行する. ステロイドによってそのほとんどは軽快するが, 再発もある. 病理学的には斑状の病変で, 肺胞管 alveolar duct から肺胞にかけての腔内線維化(器質化)が認められる(図Ⅲ·2·15),

（ⅳ）**急性間質性肺炎 acute interstitial pneumonia(AIP)**

急性呼吸促迫症候群(ARDS)と同様の病態を示し, 多くは1〜2ヵ月の経過で死に至る予後不良の疾患である. 中高年に多い. 病理学的にも ARDS と同様にびまん性肺胞傷害(DAD)を示す.

（b）**膠原病に伴う間質性肺炎 interstitial pneumonia in collagen vascular disease**

慢性関節リウマチ, 全身性エリテマトーデス(SLE), 進行性全身性硬化症, 多発筋炎・皮膚筋炎などの膠原病では, 間質性肺炎や胸膜炎がしばしば合併し, 予後を規定する因子ともなる. 病理学的には比較的多彩で, NSIP の所見を主として, IPF(UIP), COP, AIP の所見なども認められる.

（c）**放射線肺炎・薬剤性肺炎 radiation and drug-induced pneumonitis**

放射線肺炎は, 肺癌を主とする肺, 縦隔, 胸膜・胸壁の悪性腫瘍に対する放射線治療によって, 肺組織が傷害されて生じる. 放射線照射で生じた活性酸素によって炎症が惹起され, 間質の線維化が起こると考えられている. 明確な用量依存性はなく, 発症までの期間も照射後短期間で発症するものから遅発性のものまでさまざまだが, 多くは6ヵ月以内に発症する.

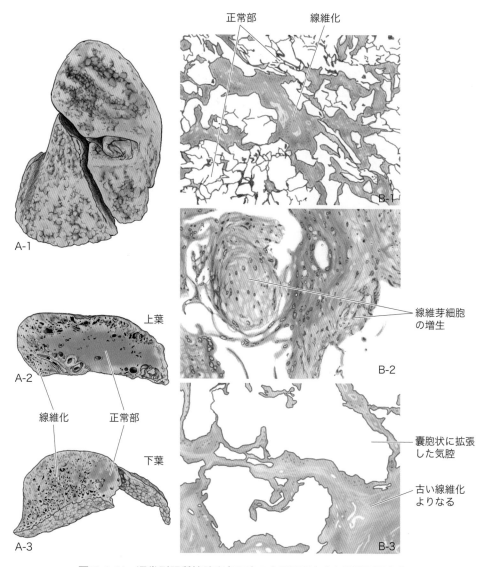

図Ⅲ・2・14　通常型間質性肺炎（UIP）の肉眼所見（A）と組織所見（B）

A：胸膜面は敷石状を呈する（A-1）．線維化は胸膜下に強く，上葉よりも下葉に強い（A-2，A-3）．下葉ではほぼ全面に線維化がみられる．

B：組織所見は斑状分布を呈することが多く（B-1）．病変には新旧がある．新しい病変では線維芽細胞巣（B-2），時間が経過した病変では蜂巣肺（B-3）がみられる．

　薬剤性肺炎はさまざまな薬剤に対する副作用として生じる．抗悪性腫瘍薬などによる細胞傷害性のものと，免疫反応を介したものがある．好酸球を含む炎症細胞浸潤，マクロファージの集簇，器質化肺炎やときには DAD 様の所見を示す．

（d）塵肺 pneumoconiosis

　塵肺とは，粉塵の吸入によって肺に線維化をきたす疾患である．多くは無機粉塵への職業性曝露による．粉塵を取り込んだマクロファージが起点となって，蛋白分解酵素や活性酸素などの細

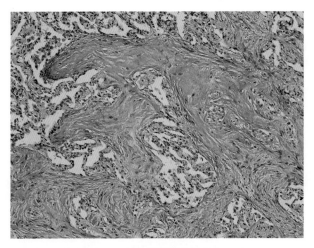

図III・2・15　特発性器質化肺炎(COP)
肺胞腔内に線維化(器質化)が認められ, 肺胞壁の肥厚はみ
られない.

胞傷害性因子, 各種の炎症性サイトカインが遊離され, 最終的には線維化が生じる. ここでは, 頻度が高く臨床的に重要な珪肺, アスベスト肺について記載する.

（i）珪肺 silicosis

二酸化珪素の吸引による塵肺である. 石や花崗岩などに含まれるため, トンネル工事や石切り, 鉱山労働などに従事した人にみられる. 炭粉には線維増殖能はなく, 炭粉斑や炭粉結節を形成するのみだが, 珪酸の混入があると線維化を誘導する. 組織学的には同心円状の硝子化した線維性結合組織の増生よりなり, 偏光レンズ下で観察すると珪酸結晶の沈着を伴っている. これを珪肺結節 silicotic nodule と呼ぶ(図III・2・16). 珪肺症では, 大小多数の珪肺結節が上葉を主として両肺に認められる(多くでは炭粉沈着も伴って炭粉珪肺結節 anthracosilicotic nodule とも呼ばれる).

（ii）アスベスト肺 asbestosis

石綿(アスベスト)は天然の繊維状鉱物で, 耐久, 耐火, 電気絶縁性にすぐれており, 造船, 自動車産業, 建材など広い用途に用いられてきた. 青石綿(クロシドライト), 茶石綿(アモサイト), 白石綿(クリソタイル)などの種類があり, この順に細胞傷害性が強い. わが国では1995年に青石綿, 茶石綿の製造・使用が禁止され, 2012年にはアスベストの製造が全面禁止となった. アスベスト肺では他の塵肺と同様に, 線維化病変を引き起こすのみならず, 肺癌や中皮腫という悪性腫瘍も引き起こすのが特徴である(図III・2・17). 肺に取り込まれたアスベスト線維は化学的に安定で肺内にとどまり, 鉄などの金属を含む蛋白質成分でおおわれてビーズ状あるいは鉄アレイ状のアスベスト小体となる(☞図II・1・2, 7頁). アスベストを貪食したマクロファージが起点となって線維化病変が形成され, 病変は下葉を主として, 胸膜下に強く認められる. 線維化は呼吸細気管支周囲の間質からはじまり, 肺胞領域に広がる. やがて線維化巣は癒合して硬化・収縮し, 残存気腔が嚢胞状に拡張して蜂巣肺を呈する.

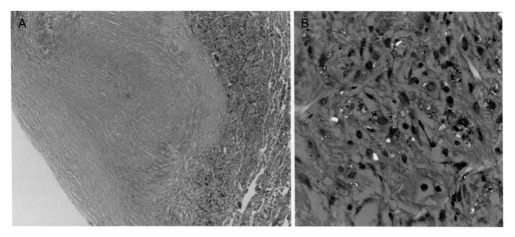

図Ⅲ・2・16　珪肺結節

A：珪肺結節は同心円状の硝子化した線維性結合組織の増生よりなる．
B：偏光レンズ下で観察すると珪酸結晶の沈着を伴っている．

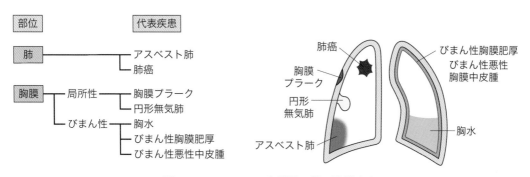

図Ⅲ・2・17　アスベスト関連の肺・胸膜疾患

h　免疫機序の関与した肺疾患

1）過敏性肺臓炎 hypersensitivity pneumonitis

　過敏性肺臓炎は免疫学的機序によって生じた炎症で，呼吸細気管支から肺胞領域を傷害する．炎症の主座は間質にあり，リンパ球・形質細胞の浸潤と小型の類上皮肉芽腫形成を認める．抗原への曝露が繰り返されて炎症が慢性化すると，特発性肺線維症に類似した線維化をきたす．免疫学的機序にはⅢ型およびⅣ型アレルギー反応が関与している．

2）肺好酸球症候群 pulmonary infiltration with eosinophilia syndrome（PIE 症候群）

　好酸球の肺胞壁および腔への浸潤と末梢血の好酸球増多症を示す症候群で，Ⅰ型およびⅢ型アレルギーが関与する．原因が判明しているもの（続発性）と不明なもの（特発性）がある．

　　続発性には，薬剤性，寄生虫感染症（多くはフィラリア），アレルギー性気管支肺アスペルギルス症がある．特発性には，急性および慢性の好酸球性肺炎 eosinophilic pneumonia と好酸球性多発血管炎性肉芽腫症 eosinophilic granulomatosis with polyangiitis（EGPA）がある．EGPA は以前はアレルギー性肉芽腫性血管炎あるいはチャーグ・ストラウス Churg-Strauss 症候群と呼ばれていた．多くは喘息の既往をもち，好酸球性肺炎像と皮膚，腎臓，神経系，肺などの多発血管炎を呈する．

3）サルコイドーシス sarcoidosis

サルコイドーシスは全身諸臓器に及ぶ肉芽腫性疾患である．若年〜中年に多く，肺，リンパ節，皮膚，眼，心臓などに好発する．肺が最も多く侵され，両側肺門リンパ節腫脹 bilateral hilar lymphadenopathy（BHL）とともに気管支・肺動脈周囲や肺胞壁，小葉間隔壁のリンパ管に沿って病変を認める．病理組織学的には類上皮およびラングハンス（Langhans）型巨細胞からなる境界明瞭な肉芽腫を形成する（☞図Ⅲ・8・11，267頁）．肺結核とは異なり，壊死は伴わない．最近，病因として Propionibacterium acnes が有力視されている．

> **多発血管炎性肉芽腫症** granulomatosis with polyangiitis（GPA）は以前には**ウェゲナー肉芽腫症** Wegener's granulomatosis と呼ばれていた疾患で，主に上気道と肺，腎臓を侵す血管炎を伴う肉芽腫性炎症を特徴とし，40〜50歳代に多い．明らかな原因は不明であるが，PR3-ANCA（proteinase 3-antineutrophil cytoplasmic antibody；細胞質型抗好中球細胞質抗体）が高率に陽性となるので，自己免疫疾患と考えられている．結節性病変や空洞性病変を形成し，病理組織学的には不整形の地図状壊死を認め，その周囲に類上皮細胞と多核巨細胞よりなる肉芽腫が形成される．壊死性肉芽腫性血管炎も伴う．
> **グッドパスチャー症候群** Goodpasture syndrome は，肺出血（出血性間質性肺炎）と急速進行性の増殖性糸球体腎炎を特徴とする自己免疫疾患で，肺と糸球体に共通の基底膜成分であるⅣ型コラーゲン α3 鎖の非コラーゲン領域に対する抗体によって生じている．グッドパスチャー症候群の患者血清は，この抗体が高率に陽性となる．病理組織学的には，肺胞内出血とヘモジデリンを貪食したマクロファージの集簇，肺胞壁の線維性肥厚が認められ，蛍光抗体法にて肺胞壁の基底膜に沿って線状の免疫グロブリン（多くは IgG）の沈着がみられるのが特徴である．

i　腫　　瘍

1）良性腫瘍

（a）過誤腫 hamartoma

肺の良性腫瘍でも最も多い．良性腫瘍の約50%，原発性肺腫瘍の2〜7%を占める．肺末梢に発生することが多く，境界明瞭な円形あるいは分葉状の形態を示す（図Ⅲ・2・18）．発生部位の組織成分が過剰に発育したもので，形成異常と腫瘍の中間に位置づけられている．多くは気管支成分よりなり，大部分は硝子軟骨で占められ，その間に陥入するような気管支上皮や脂肪細胞を伴う．

2）悪性腫瘍

肺癌の危険因子は喫煙であり，その量・期間と肺癌の発生には有意な相関がある．中でも扁平上皮癌と小細胞癌の発生は喫煙との関連が強い．職業性のアスベスト曝露も肺癌の危険性を高め，喫煙とアスベスト曝露は相乗的に作用する．肺癌は臨床的には小細胞癌と非小細胞癌に分けられる（図Ⅲ・2・19）．小細胞癌は発見時にすでに他臓器やリンパ節に広がっていることが多く，また代謝も他の癌と異なり，抗悪性腫瘍薬や放射線に対する感受性が高い．

肺癌も，他の癌と同様に遺伝子の多段階変異によって生じる．*TP53*，*RB*，*P16/CDKN2A* などの癌抑制遺伝子の変異による機能喪失，*EGFR*，*KRAS*，*ALK*，*ROS1*，*MYC*，*HER2/ERBB2* などの癌遺伝子の変異による活性化が知られている．日本人では *EGFR* 変異が最も多く，肺腺癌の35〜50%に認められる．非喫煙者，女性，腺癌患者に多いという特徴をもつ．変異 *EGFR*，*ALK* および *ROS1* の融合遺伝子は癌の発生・進展や生存に不可欠なドライバー遺伝子であり，相互排他的な関係（ドライバー遺伝子に相当する異常は一つの腫瘍に複数存在しない）にある．治療にはその分子に対する分子標的治療薬が有効である．

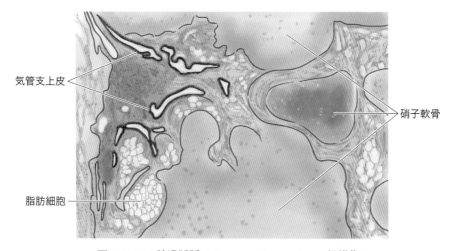

気管支上皮

硝子軟骨

脂肪細胞

図Ⅲ・2・18　肺過誤腫 pulmonary hamartoma 組織像
腫瘍は主として硝子軟骨よりなり，一部に気管支上皮や脂肪細胞も伴う．

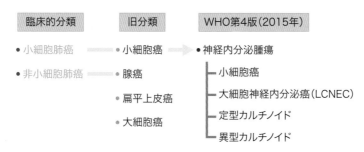

臨床的分類	旧分類	WHO第4版(2015年)
● 小細胞肺癌	● 小細胞癌	● 神経内分泌腫瘍
● 非小細胞肺癌	● 腺癌	├ 小細胞癌
	● 扁平上皮癌	├ 大細胞神経内分泌癌(LCNEC)
	● 大細胞癌	├ 定型カルチノイド
		└ 異型カルチノイド

図Ⅲ・2・19　肺癌の組織分類

　癌免疫に関する研究が進み，肺癌細胞に存在する PD-L1(programmed death-ligand 1)と T 細胞に存在する PD-1(programmed death-1)が結合すると，抗腫瘍免疫反応が抑制されることがわかった(この抑制機構を免疫チェックポイントと呼ぶ)．この抑制機構を PD-1 あるいは PD-L1 に対するモノクローナル抗体によって阻害すると，抗腫瘍免疫を復活できる場合がある．このモノクローナル抗体を免疫チェックポイント阻害薬という．

　肺癌はその局在によって，肺門近くの中枢型と胸膜近くの末梢型に分けることができる．中枢型は扁平上皮癌や小細胞癌にみられ，末梢型は腺癌が代表である．中枢型では進行すると，気管支，縦隔，上大静脈，心外膜に浸潤し，末梢型では胸膜に浸潤する．後者で胸膜表面まで露出すると，胸腔内に播種して癌性胸膜炎の状態になる．上大静脈の狭窄をきたすと頭頸部や上肢の循環障害を生じ(上大静脈症候群)，肺尖部に生じた癌が頸部の神経叢に浸潤すると上肢の疼痛やホルネル(Horner)症候群(眼瞼下垂など)をきたす［パンコースト(Pancoast)腫瘍］．

　リンパ行性転移の多くは，肺内の気管支周囲リンパ節から肺門リンパ節，気管分岐部リンパ節そして縦隔リンパ節へと，局所から中枢側へと広がっていく．血行性転移は小細胞癌で診断時から認められることが多く，肺，副腎，肝臓，脳，骨，腎臓などにみられる．

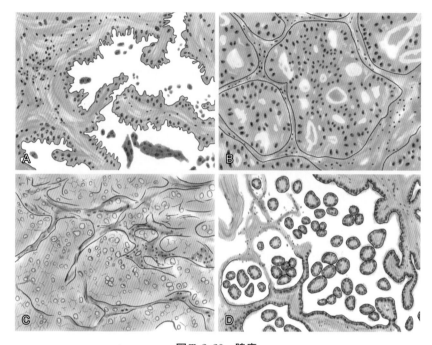

図Ⅲ·2·20　腺癌
腺癌細胞は乳頭型(A)，腺房型(B)，充実型(C)，微小乳頭型(D)増殖を示す．

　癌細胞のつくり出す生理活性物質によって症状の生じることがあり，傍腫瘍性症候群 paraneo-plastic syndrome と呼ばれる．小細胞癌からの ADH 分泌による SIADH（ADH 異常分泌症候群），ACTH 分泌によるクッシング(Cushing)症候群，扁平上皮癌からの PTH 関連ペプチド分泌による高カルシウム血症などがある．

　肺癌の治療選択と予後推定には，病期(stage)決定が重要である．TNM 分類（☞Ⅱ-7 ⑤ 悪性度と病期，91 頁）に基づいてⅠ～Ⅳの 4 期に分類される．Ⅰ，Ⅱ期は肺の中に癌がとどまっている状態であり，Ⅲ，Ⅳ期になると肺の外に広がり，予後不良である．

　現在，肺癌の治療上重要なのは，病理組織学的診断，病期，遺伝子変異の有無で，いずれも生検組織や細胞診材料を用いて確認されている．

（a）原発性肺癌

（i）腺癌 adenocarcinoma

　腺上皮分化を示す悪性上皮性腫瘍で，乳頭状・管状増殖や粘液産生を示す．最も多い癌種で，肺癌全体の約 50～60％を占める．非喫煙者および女性の比率が高い．肺の末梢に好発し，胸膜の陥入（ひきつれ）を伴うことが多い（図Ⅲ·2·20）．日本人では高率（35～50％）に *EGFR* 遺伝子の変異が認められる．

　上皮内腺癌は胸部 CT にてすり硝子様陰影 ground glass opacity（GGO）としてとらえられ，病理組織学的には肺胞表面の肺胞上皮を置換するように増殖する．間質には浸潤しない．

　浸潤癌は CT にて充実性白色の陰影としてとらえられ，組織学的には乳頭型，腺房型，充実型，微小乳頭型といった増殖様式(組織亜型)を示す．

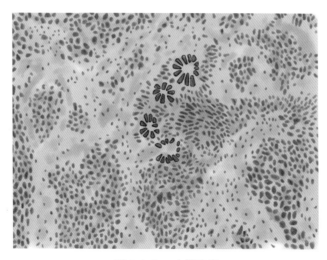

図Ⅲ・2・21　小細胞癌
N/C 比の高い癌細胞が密に増殖してロゼット（花冠）形成を
伴っている．

（ⅱ）扁平上皮癌 squamous cell carcinoma

扁平上皮癌は角化または細胞間橋を伴う悪性上皮性腫瘍であり，肺癌全体の約20％を占める．喫煙との関連が強い癌の代表で，主気管支，葉気管支，区域気管支領域の中枢側気管支に好発する（中枢型）が，最近は末梢での発生が増加傾向にある．扁平上皮癌は高率に *TP53* 遺伝子の変異を生じている．組織学的には，異型を示す扁平上皮細胞が不整な腫瘍胞巣を呈しながら増殖・浸潤する．

（ⅲ）神経内分泌腫瘍 neuroendocrine tumor（小細胞癌 small cell carcinoma）

2015年の新分類（WHO）では，小細胞癌は高悪性度の大細胞神経内分泌癌 large cell neuroendocrine carcinoma（LCNEC），より悪性度の低いカルチノイド腫瘍とともに神経内分泌腫瘍にまとめられた（図Ⅲ・2・19）．

小細胞癌は，小型で N/C 比の高い細胞からなる悪性上皮性腫瘍で，肺癌全体の約15％を占める．シナプトフィジン synaptophysin，クロモグラニン A chromogranin A，CD56（NCAM）などの神経内分泌マーカーを発現する．扁平上皮癌と同様に喫煙との関連の強い癌で，中枢側気管支に好発する（中枢型）．*TP53*，*RB* 遺伝子の変異 inactivation を高率に認める．組織学的には小型の細胞が主ではあるが，円形とは限らず卵円形や紡錘形などの核を有し，N/C 比が大で，核小体は目立たない．細胞密度が高く，木目込み細工のように密に配列している（図Ⅲ・2・21）．

（ⅳ）大細胞癌 large cell carcinoma

未分化な悪性上皮性腫瘍で，小細胞癌の細胞学的特徴や，腺や扁平上皮への分化を欠くものと定義されている．腺癌や扁平上皮癌の発現を示すマーカーが陰性の場合に大細胞癌と診断される．全肺癌の5％未満である．発生部位は通常は亜区域枝より末梢に多い．組織学的には充実性の腫瘍胞巣を呈し，腫瘍細胞は大きな核，顕著な核小体と中等量の細胞質をもつ．

3 ┃ 胸　膜 pleura

　肺の表面をおおう臓側胸膜と，その対側をおおう壁側胸膜よりなり，その間に胸腔が形成される．

a 気　胸 pneumothorax

　気胸とは，臓側あるいは壁側胸膜が傷害されて胸腔内に空気が貯留した状態をいう．肺は空気で圧迫されて虚脱する（圧迫性無気肺）．原因としては，ブラ（胸膜直下の嚢胞状気腔）やブレブ（胸膜内の嚢胞状気腔）が急に破れて生じる突発性自然気胸，肺気腫の破裂など基礎疾患に合併する続発性自然気胸，交通事故などによる外傷性気胸がある．

b 胸膜炎 pleuritis

　胸膜の炎症は肺炎や結核，膠原病に続発するものが多い．胸膜炎では炎症性滲出物による胸水が貯留する．感染によって化膿性炎症が継続し，胸腔内に多数の好中球を含む滲出物がたまった状態を膿胸という．また，胸膜炎が長引くと，胸膜が線維性に肥厚し線維性胸膜炎と呼ばれる状態になり，中皮腫（とくに肉腫型中皮腫）との鑑別が問題となる．

c アスベスト関連胸膜疾患

　アスベスト（石綿）曝露では，肺実質の病変のみならず，胸膜の病変も引き起こされる（図Ⅲ・2・17）．胸膜には局在性の病変とびまん性の病変がみられる．局在性の胸膜肥厚は胸膜プラークと呼ばれ，多くは壁側胸膜に認められ，後外側下方では肋骨の走行に沿った広がりをみせる．表面は光沢を示し，組織学的には硝子化結合組織よりなる．びまん性病変はびまん性胸膜肥厚と呼ばれる．

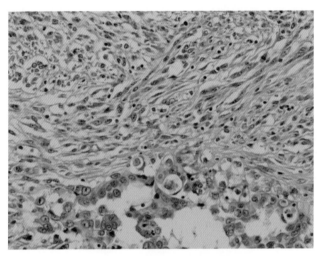

図Ⅲ・2・22　悪性胸膜中皮腫
CT 画像ならびに肉眼にて胸膜に沿ってびまん性の増殖を認め
た部分の組織像．二相型を呈しており，図の上部に紡錘形細胞
の増殖よりなる肉腫型部分，下部に上皮様細胞の増殖よりなる
上皮型部分が認められる．

d　悪性胸膜中皮腫　malignant pleural mesothelioma

　ほとんどがアスベスト曝露によって生じるきわめて悪性度の高い腫瘍であり，大部分が胸膜に沿ってびまん性に広がる(図Ⅲ·2·17)．アスベスト曝露から30〜40年経って発症するのが特徴である．

　病理学的には，上皮型，肉腫型，二相型に分類される．肉腫型は悪性の紡錘形細胞の増殖からなるタイプで，最も予後が悪い．上皮型は癌に似た上皮様の悪性細胞の増殖よりなり，この3型の中では比較的予後がよい．二相型は両者の特徴を兼ね備え，予後も中間である(図Ⅲ·2·22)．

3　消化器系

1　口腔・唾液腺

a　口　腔

口腔には消化器の入り口として摂食，咀嚼および構音機能があり，歯，歯周組織，顎骨，舌，口腔粘膜，唾液腺などの硬軟両組織からなる．口腔には歯と歯周組織の病変，歯原性腫瘍・囊胞，唾液腺病変など特有の病変がみられる一方で，皮膚疾患や全身疾患に関連する多様な病変が現れる．

1）形成異常

（a）唇顎口蓋裂 cleft lip and palate

顎顔面は胎生期に生じる複数の顔面突起により構成され，胎生 8〜12 週に形成されるが，同時期に四肢や心臓なども形成されるため，顎顔面形成異常に他の形成異常を伴う複合形成異常もみられる．各顔面突起の発育不全や左右の口蓋突起の癒合不全により唇裂 cleft lip，口蓋裂 cleft palate，および唇顎口蓋裂が生じる．顎顔面形成異常は日本人では約 500 出産に 1 例の頻度でみられる．唇裂(兎唇)は主に上口唇に片側性で左側に多い．口蓋裂では鼻咽腔の閉鎖不全により口腔を陰圧に保てないため，母乳の吸啜障害とともに構音障害が生じる．

（b）その他

舌小帯肥厚，溝状舌，頬粘膜の異所性脂腺であるフォーダイス(Fordyce)顆粒，小顎症，顎骨の片側肥大症などのほか，歯には大きさの異常(矮小歯，巨大歯)，形の異常(双生歯，融合歯，癒着歯，歯内歯，エナメル滴)，構造の異常(遺伝性エナメル質形成不全症，先天性梅毒にみられるハッチンソン(Hutchinson)の歯，過剰なフッ素摂取による歯のフッ素症)など多彩な形成異常が生じる．

2）齲蝕 dental caries

歯面を含む口腔表面は，口腔常在菌と菌体外産物や唾液成分などで形成されるバイオフィルムにおおわれており，齲蝕は歯面上のバイオフィルム(歯垢 dental plaque)中の口腔常在菌が産生する有機酸により歯の硬組織(エナメル質，象牙質，セメント質)に脱灰と有機質分解が生じ，局所的に崩壊(齲窩形成)する病変である．

（a）齲蝕の原因

歯の小窩裂溝部，歯頸部および歯間部などの唾液や咀嚼による自浄作用が及びにくい部分では歯垢が蓄積しやすく，齲蝕の好発部位となる．とくに酸と不溶性菌体外産物の産生能が高いミュータンス連鎖球菌 *Streptococcus mutans* が齲蝕発症の原因菌として重要である．また，食物として摂取される糖質，とくにショ糖(砂糖)は菌による酸と菌体外産物の産生を促進する．エナメル質の形成不全や石灰化不全は，脱灰に対する抵抗減弱要因となる．一方，飲料水や食物中のフッ素は歯の硬組織を構成するハイドロキシアパタイトの水酸基と置換し，耐酸性を向上させる．

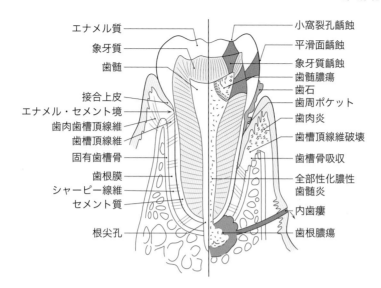

エナメル質

象牙質

歯髄

接合上皮

エナメル・セメント境

歯肉歯槽頂線維

歯槽頂線維

固有歯槽骨

歯根膜

シャーピー線維

セメント質

根尖孔

小窩裂孔齲蝕

平滑面齲蝕

象牙質齲蝕

歯髄膿瘍

歯石

歯周ポケット

歯肉炎

歯槽頂線維破壊

歯槽骨吸収

全部性化膿性
歯髄炎

内歯瘻

歯根膿瘍

図Ⅲ・3・1　歯と歯周組織の構造と病変

（b）齲蝕の形態

　初期にはエナメル質に脱灰が生じ(初期齲蝕)，肉眼的に白濁斑が認められる．病巣内では脱灰と同時に再石灰化が生じ，複雑な層序が形成される．エナメル質ではエナメル小柱に，象牙質では象牙細管に沿って病変が進展し，円錐形の病巣(齲蝕円錐)が生じる(図Ⅲ・3・1)．有機質成分に富む象牙質では多量の軟化象牙質がみられる．高齢者では辺縁性歯周炎により歯根面が露出し，セメント質の齲蝕が生じやすい．

3）歯髄炎 pulpitis

　多くは齲蝕に続発する感染症で，化膿性歯髄炎(一部性；膿瘍，全部性；蜂窩織炎)であるが，物理的(熱や振動)，化学的(薬剤)刺激，および外傷(歯折)でも生じる(漿液性歯髄炎)．歯髄腔は象牙質に囲まれた閉鎖腔なので，炎症に伴う内圧亢進のため急性期には激しい疼痛が生じる．乳歯や幼若な根未完成歯では大きな齲窩に歯髄が露出し，肉芽組織が増殖し，慢性増殖性歯髄炎(**歯髄ポリープ**)が生じることがある．辺縁性歯周炎が歯根尖部に達すると**上行性歯髄炎**が生じる．

4）歯周疾患 periodontal diseases

（a）根尖性歯周炎 apical periodontitis

　歯根尖部の歯槽骨内には齲蝕に続発する歯髄炎を経て化膿性炎(**歯根膜炎，歯根膿瘍**)が生じ，肉芽組織による器質化(**歯根肉芽腫**)や瘻孔が口腔内(**内歯瘻**)や皮膚(**外歯瘻**)に生じ，膿汁が流出することがある．また，歯根膜に存在するマラッセ(Malassez)の上皮遺残が歯根肉芽腫内で増殖し，囊胞腔が形成され，非角化性重層扁平上皮に裏装された歯根囊胞が生じる．

（b）辺縁性歯周炎 marginal periodontitis

　歯頸部には歯垢が形成されやすく，経時的に嫌気性細菌が増加する．その中で運動能をもつ菌が歯肉溝の接合上皮を越え深部組織に侵入し，また，菌体成分(内毒素)が炎症を引き起こす(歯肉炎)．

歯肉炎は原因(歯垢)が除去されると可逆的に消失するが，炎症が進展し歯肉歯槽頂線維が破壊されると，接合上皮が歯根面に沿って深行増殖し，歯周ポケットと呼ばれる深い歯肉溝が生じる．菌は歯周ポケット深部へ侵入し，炎症の深部進展による歯周組織の破壊が継続し，歯周炎となる．慢性炎症に急性増悪が繰り返し生じるうちに歯槽骨の破骨細胞性骨吸収が進行し，歯周組織の破壊は不可逆的であるため，最終的に病変は歯根尖部にまで達し，歯の脱落をきたす(図Ⅲ・3・1)．

加齢変化や全身疾患(糖尿病や免疫異常など)は，局所因子(細菌や過剰な力)とともに歯周炎の発症や進展に重要である．一方，日本人成人の半数以上が罹患している慢性感染症である歯周炎は，糖尿病，心内膜炎，腎炎，動脈硬化症，早産の原因や促進因子になり，全身疾患の誘因(歯性病巣感染)としても重要である．

(c) エプーリス epulis

本来は歯肉に生じる腫瘍全般を表す言葉であるが，ポリープ状の肉芽組織からなる歯肉や歯根膜の炎症性過形成を指す(**肉芽腫性エプーリス**)．毛細血管成分に富むものは妊婦に多くみられることから**妊娠腫(妊娠性エプーリス)**とも呼ばれ，また，骨やセメント質様の硬組織形成を伴う場合もある(**骨・セメント質形成性エプーリス**)．

(d) 歯肉増殖症 gingival hyperplasia

カルシウム拮抗薬や抗てんかん薬による**薬剤性や遺伝性歯肉増殖症**があり，炎症性過形成(エプーリス)が局所的増殖であるのに対し，歯列全体の歯肉に線維性組織の増殖がみられる．

5）口腔粘膜疾患 oral mucosal diseases

口腔粘膜には外傷や感染などで生じる局所病変のほかに，皮膚疾患や全身疾患の部分症として生じるものも多く，多彩な病変がみられる．

(a) 細菌性(歯肉)口内炎 infectious gingivo-stomatitis

壊死性潰瘍性口内炎〔ワンサン(Vincent)口内炎〕：免疫抵抗力が減弱した成人にみられ，複数の細菌の混合感染が生じ，急激な経過をとる．

猩紅熱性口内炎：溶血性連鎖球菌(溶連菌)の感染により生じ，舌粘膜ではイチゴ舌と呼ばれる発赤と腫脹がみられる．

口腔カンジダ症：口腔に常在する真菌カンジダ・アルビカンス *Candida albicans* の感染により生じ，粘膜の白斑や隆起性病変がみられる．抗生物質投与後の菌交代現象や免疫不全時の日和見感染として生じ，エイズ(後天性免疫不全症候群)の際に頻発する．また，義歯床下粘膜にも生じる(義歯性カンジダ症)．

(b) ウイルス性口内炎 viral infection

急性疱疹性歯肉口内炎，口唇ヘルペス：単純疱疹ウイルス感染により生じ，上皮内小水疱と水疱が破れた後に浅い潰瘍がみられる．潰瘍は痂皮でおおわれ，1週間程度で治癒する．

帯状疱疹：水痘帯状疱疹ウイルスの回帰感染により生じ，三叉神経の第Ⅱ・第Ⅲ枝が侵された場合，片側性に口唇，舌，頬粘膜に集合した小水疱がみられ，強い疼痛を伴う．

手足口病：コクサッキーウイルス感染により流行性に生じ，主に小児にみられる．手足の皮膚と口蓋や頬粘膜に水疱が生じ，水疱は速やかに破れ，浅い潰瘍を形成する．

麻疹(はしか)：麻疹ウイルスの感染で生じ，流行性に発生する．皮膚発疹が出現する前に，頬

粘膜にコプリック(Koplik)斑と呼ばれる特有の帽針頭大の灰白色斑がみられる.

（c）アフタ性口内炎 aphthous stomatitis

輪郭明瞭で紅暈を有する有痛性の小円形潰瘍をアフタと呼ぶ. 小潰瘍は瘢痕を残さず治癒するが, 再発を繰り返す(再発性アフタ性口内炎). 頻度が高い疾患であるが原因は不明である.

（d）その他

天疱瘡, 類天疱瘡：皮膚や粘膜の上皮細胞の接着蛋白を自己抗原とする自己免疫疾患で, 前者では上皮内に, また, 後者では上皮下に難治性の水疱が生じる.

扁平苔癬：皮膚や口腔粘膜にレース状の白斑がみられ, 上皮直下に帯状リンパ球浸潤がみられる. 原因として金属アレルギーなどの免疫異常が考えられている.

白板症 leukoplakia：特定の疾患の特徴を示さない白色粘膜病変を表す臨床的な用語で, 組織学的には粘膜上皮の過角化や肥厚, 上皮性異形成および上皮内癌を含み, 紅板症とともに悪性化する可能性がある病変(口腔潜在的悪性疾患)と考えられている.

6）囊胞 cysts

口腔領域には多様な囊胞が高頻度に発生する. 顎骨内に生じる囊胞では, 齲蝕や歯随炎に続発する**歯根囊胞**は根尖性歯周組織炎の一型であるが, 歯原性炎症性囊胞でもあり, 発生頻度が高い. 軟組織では下口唇の小唾液腺に生じる**粘液囊胞**の頻度が高い.

（a）歯原性発育性囊胞 odontogenic developmental cysts

含歯性囊胞 dentigerous cyst：歯冠形成後にエナメル質と退縮エナメル上皮の間に体液が貯留し囊胞化したもので, 顎骨内に埋伏する歯の歯冠を含む.

歯原性角化囊胞 odontogenic keratocyst：錯角化や基底細胞に核の柵状配列がみられる特徴的な囊胞上皮を示し, 娘囊胞や上皮島の形成がみられる. 再発しやすく, **基底細胞母斑症候群**では多発性に生じる.

その他：萌出囊胞, 歯肉囊胞, 側方性歯周囊胞, 腺性歯原性囊胞, 石灰化歯原性囊胞, 正角化性歯原性囊胞があり, 囊胞上皮はいずれも歯胚の上皮やその遺残上皮に由来すると考えられている.

（b）非歯原性発育性囊胞 non-odontogenic developmental cysts

鼻口蓋管囊胞：鼻口蓋管の遺残に由来し, 上顎正中部の顎骨内に生じる.

鼻歯槽囊胞(鼻唇囊胞)：鼻涙管の遺残に由来し, 鼻翼基部の上顎骨外(歯槽骨表面)に生じる.

（c）軟組織の囊胞

甲状舌管囊胞：胎生期の甲状舌管の遺残に由来し, 舌根部から舌骨間の正中部に生じ, 異所性甲状腺を伴う場合もある.

鰓囊胞：胎生期の鰓裂に由来し, 側頸部に生じ(側頸囊胞), **リンパ上皮性囊胞**と同様に重層扁平上皮からなる囊胞上皮下にリンパ性組織がみられる.

7）腫瘍 tumors

（a）口腔粘膜腫瘍 oral mucosal tumors

上皮性良性腫瘍はヒトパピローマウイルス(HPV)感染による扁平上皮性乳頭腫が歯肉や口蓋粘膜にみられ, 非上皮性良性腫瘍は血管腫, リンパ管腫, 脂肪腫, 神経鞘腫, 顆粒細胞腫などがみられる. 癌腫は**扁平上皮癌**が大多数を占め, 中高齢の男性に好発するとされていたが, 近年,

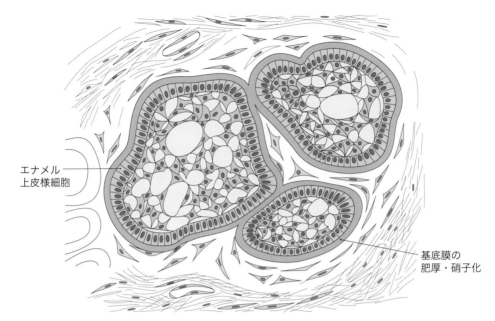

図Ⅲ・3・2　エナメル上皮腫(濾胞型)

濾胞型エナメル上皮腫では腫瘍胞巣の周辺部に立方形や円柱形のエナメル
上皮様細胞が配列し，細胞核に極性(基底膜と反対に位置)がみられる．胞
巣内部はエナメル髄の星状網細胞に類似した多角形の細胞からなる．基底
膜の肥厚や硝子化がみられ，比較的粗な線維性間質を伴う．

エナメル
上皮様細胞

基底膜の
肥厚・硝子化

高齢女性にも増加している．潰瘍，白斑，紅斑など多彩な臨床像を呈し，各所の口腔粘膜に発生
するが，とくに舌側縁部に好発する．顎下部や頸部のリンパ節転移が多い．また，浸潤傾向に乏
しい疣贅状や上皮内進展を示す表在性もある．肉腫はまれで，粘膜関連リンパ組織由来リンパ腫
(MALT リンパ腫)や平滑筋肉腫などがある．

(b) 歯原性腫瘍 odontogenic tumors

　主に顎骨内に生じ，歯原性上皮と外胚葉性間葉(神経堤細胞)に由来し，良性腫瘍には上皮性，
上皮と間葉の混合性，間葉性の各型があり，頻度が高いのは歯牙腫とエナメル上皮腫である．

　エナメル上皮腫 ameloblastoma：内エナメル上皮やエナメル髄に類似する腫瘍細胞からなる上
皮性腫瘍で，10〜20歳代の若年齢と中高齢に生じる．下顎臼歯部から下顎枝部に好発し，多房性
X線透過像を示すことが多く，組織型には主に濾胞型と叢状型がある(図Ⅲ・3・2)．転移はまれ
(転移性エナメル上皮腫)であるが，局所の組織破壊が著しい．まれに顎骨外に生じ(周辺型エナメ
ル上皮腫)，また，悪性化することもある．上皮性腫瘍には**扁平歯原性腫瘍**，**石灰化上皮性歯原性
腫瘍**，**腺腫様歯原性腫瘍**がある．

　歯牙腫 odontoma：上皮・間葉混合性腫瘍であり，歯の硬組織が無秩序に配列する複雑性歯牙
腫と多数の小さな歯の集合からなる集合性歯牙腫がある．上皮・間葉混合性腫瘍には**エナメル上
皮線維腫**，**原始性歯原性腫瘍**，**象牙質形成性幻影細胞腫**がある．間葉組織のみからなる腫瘍には
セメント芽細胞腫，**歯原性線維腫**，**歯原性粘液腫・粘液線維腫**，**セメント質骨形成線維腫**がある．

（c）その他

顎骨にはセメント質骨形成線維腫，骨芽細胞腫，骨肉腫などの骨腫瘍以外に，**線維性異形成症，**セメント質骨性異形成症，**ケルビズム，巨細胞肉芽腫**などの腫瘍様骨病変がみられる．

b　唾　液　腺

　　唾液腺には大唾液腺(耳下腺，顎下腺，舌下腺)と口腔粘膜のほぼ全域に分布している小唾液腺(口蓋腺，口唇腺，舌腺，臼後腺など)がある．唾液は水分を供給して咀嚼を助け，消化酵素のほか pH 緩衝能を有し，また，生理活性物質や分泌型 IgA を含み，物理的な自浄作用とともに，多数の常在菌が存在する口腔内環境の恒常性を維持している．

1）唾液腺炎 sialadenitis

（a）流行性耳下腺炎 mumps

両側の耳下腺が腫脹することから「おたふく風邪」と俗称される．ムンプスウイルスの感染により流行性に生じ，主に小児にみられる．耳下腺や顎下腺のほかに膵臓や生殖腺も侵され，男性不妊症の原因になることもある．

（b）慢性唾液腺炎 chronic sialadenitis

唾石症に伴い顎下腺に片側性に生じることが多く，炎症性細胞浸潤と腺房の萎縮とともに小葉間に著しい線維化がみられ，慢性硬化性唾液腺炎［キュットナー(Küttner)腫瘍］といわれる．また，IgG4 関連疾患として涙腺とともに両側顎下腺に生じる場合もあり［ミクリッツ(Mikulicz)病］，IgG4 関連涙腺・唾液腺炎といわれる．

（c）シェーグレン症候群 Sjögren syndrome

唾液の分泌減少による口腔乾燥症や乾燥性角結膜炎にしばしば関節リウマチなどの膠原病を伴う症候群で，閉経期以降の中年女性に多くみられ，自己免疫疾患と考えられている．進行期には耳下腺腫脹や口腔乾燥症による多発性齲蝕が生じる．組織学的には導管周囲の著しいリンパ球浸潤，腺房萎縮，導管上皮過形成のほか，上皮筋上皮島の形成がみられる．

2）唾石症 sialolithiasis

顎下腺の排泄導管［ワルトン(Wharton)管］に多く，中心核を有する同心円状層板構造を示す結石が生じる．摂食時に唾液の流出障害が生じ，激しい疼痛(唾疝痛)を伴う．排泄導管の拡張や扁平上皮化生とともに，唾液腺体には唾液流出障害による上行性感染により慢性唾液腺炎がみられる．

3）粘液嚢胞 mucous cyst, mucocele

小唾液腺では下口唇や舌下面に多く，大唾液腺では顎下腺や舌下腺に生じ，口腔底に大きな腫瘤を形成し，**ガマ腫**(ラヌーラ)と呼ばれる．唾液腺の排泄導管の破綻により組織中に唾液が貯留し，裏装上皮がない偽嚢胞である粘液溢出嚢胞がほとんどで，導管拡張による粘液貯留嚢胞はまれである．

4）唾液腺腫瘍 salivary gland tumors

大唾液腺では耳下腺に多く，舌下腺にはまれで，良性腫瘍が多い．小唾液腺では悪性腫瘍の頻度が高い．良性腫瘍では多形腺腫，悪性腫瘍では粘表皮癌や腺様嚢胞癌の頻度が高い．

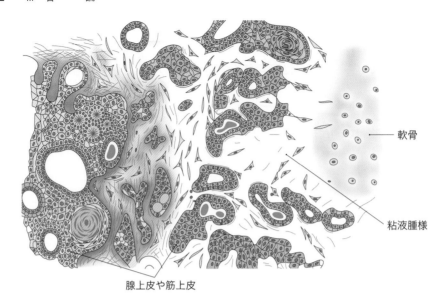

図Ⅲ·3·3　多形腺腫

筋上皮性腫瘍細胞が索状やシート状に増生し，立方形の腺上皮性腫瘍細胞とともに
2層性管腔構造を形成し，また，扁平上皮分化もみられる．間質は線維性，粘液腫
状で，一部に硝子化や軟骨基質形成など多彩な像がみられる．

（a）良性腫瘍

多形腺腫 pleomorphic adenoma：全唾液腺腫瘍の約60%を占め，緩徐に増殖し，被膜を有する境界明瞭な無痛性腫瘤を形成する．大唾液腺では耳下腺に，小唾液腺では口蓋に多い．腺上皮と筋上皮の両方に分化する腫瘍細胞が多様な組織像を呈し，また，線維性間質も粘液腫様，軟骨様，および硝子化など多彩である（図Ⅲ·3·3）．まれに悪性化することもある（多形腺腫由来癌）．

ワルチン腫瘍 Warthin tumor：喫煙習慣のある高齢男性に多く，主に耳下腺に生じ，被膜を有する境界明瞭な腫瘤を形成する．好酸性顆粒状の細胞質を有する上皮細胞（オンコサイト）が囊胞状や乳頭状の増殖を示し，間質は胚中心を伴うリンパ性組織からなる．唾液腺内のリンパ節に封入された導管上皮に由来し，真の腫瘍ではないという考えもある．

（b）悪性腫瘍

粘表皮癌 mucoepidermoid carcinoma：管状や乳頭状増殖を示す粘液産生細胞と類表皮細胞，および未分化な中間細胞からなり，多様な組織像を示す．粘液細胞に富む低悪性型から，中間型，高悪性型まで，悪性度も多様である．

腺様囊胞癌 adenoid cystic carcinoma：比較的緩徐な増殖を示すが，浸潤性増殖が著しく，とくに末梢神経周囲に浸潤する．組織学的には間質性の偽囊胞腔を形成し，特徴的な篩状構造を示す．

腺房細胞癌 acinic cell carcinoma：チモーゲン顆粒を有する漿液性腺房細胞への分化を示し，耳下腺に好発し比較的緩徐な増殖を示す．なお，従来，乳頭状囊胞，小囊胞，濾胞様構造などの組織型を示すとされていたものは，別の腫瘍型（分泌癌）として分類されている．

2　食　　道

食道は，口腔内に摂取された食物が胃へと移送される筋肉性の管で，咽頭に連続して開始し，長さは約25 cmで，横隔膜を通過し胃へと接続する．頸部，胸部，上部，中部，下部，腹部食道の5部に分けられ，輪状軟骨部，気管分岐部，横隔膜部の3カ所で内腔の生理的狭窄がある．食道壁は，粘膜，粘膜筋板，粘膜下層，固有筋層，外膜の5層からなり，粘膜は重層扁平上皮でおおわれ，粘膜筋板がよく発達している．粘膜下層には，粘液を分泌する食道腺が認められる．

a　形成異常

1）食道気管瘻，先天性閉鎖

食道気管瘻や先天性閉鎖は，食道の形成異常の中で最も多い．出生数約2,000〜3,000に1例の割合で発生し，先天性心疾患などを合併していることが多い．食道気管瘻は，食道と気管との間に交通ができる胎生期の形成異常である．

2）異所性胃粘膜 ectopic mucosa

食道粘膜にも異所性粘膜として胃粘膜，皮脂腺，まれに膵組織がみられることがある．異所性胃粘膜は食道上部を中心に発生し，異所性皮脂腺では食道粘膜から粘膜下層にかけて皮膚付属器に類似した皮脂腺が発生する．

3）食道憩室 esophageal diverticulum

食道壁の一部が袋状に食道外へ突出する後天性の病変．食道周囲の炎症による瘢痕などに牽引されて生じる牽引性憩室と，食道内圧により筋層の発育不良部位が外に出る圧出性憩室に分類される．

4）アカラシア achalasia

食道筋層内のアウエルバッハ(Auerbach)神経叢における神経細胞の変性・消失により下部食道括約筋が正常に弛緩せず，食物の胃への通過障害と食道全体の拡張を起こす．

5）バレット食道 Barrett's esophagus

逆流性食道炎などによる食道粘膜の組織学的な変化を指す．食道下部の粘膜上皮が，重層扁平上皮から粘液を分泌する円柱上皮になる．発症すると，食道の腺癌の発症率が高くなることが知られている．

6）その他

まれであるが，先天性狭窄，先天性拡張，重複食道などが認められる．

b　循環障害

1）食道静脈瘤 esophageal varix

下部食道の粘膜，粘膜下層，外膜にある静脈が蛇行状または瘤状に拡張している状態で，粘膜面から隆起し，青紫色を示す．肝硬変や門脈血栓症などによる門脈圧亢進を原因とし，食道下部を中心に側副血行路が発達することにより形成される．破裂による大量出血を起こし，死に至ることもある(☞図II・3・4，31頁)．

2）マロリー・ワイス症候群 Mallory-Weiss syndrome

大量の飲酒後などに嘔吐を繰り返し，腹圧上昇が引き起こされ，食道・胃接合部粘膜から胃体部方向に縦走裂傷や潰瘍が生じ，出血・吐血を起こす．

c　食　道　炎

1）腐食性食道炎 corrosive esophagitis

　強酸や強アルカリ，高熱飲食物や高濃度アルコールの飲用などで起こる．生理的狭窄部に病変を起こしやすい．

2）感染性食道炎 infectious esophagitis

　悪性腫瘍末期やエイズ(後天性免疫不全症候群；AIDS)など，主に免疫能が低下した患者に，細菌，ウイルス，真菌が感染し発症する．**真菌性食道炎**は，カンジダ感染によるものが多く，**ウイルス性食道炎**では，巨細胞封入体を形成する**サイトメガロウイルス** cytomegalovirus および**単純ヘルペスウイルス** herpes simplex virus 感染などによるものがある．

3）逆流性食道炎(消化性食道炎) reflux esophagitis

　胃噴門部括約筋の機能異常や食道裂孔ヘルニア，胃切除などにより，胃液や胃内容物が逆流し，食道下部に炎症を起こしている状態を指す．粘膜には充血や潰瘍などがみられる．バレット食道が生じることがある．

d　腫　　瘍

1）上皮性腫瘍

（a）扁平上皮性乳頭腫 squamous cell papilloma

扁平上皮の良性腫瘍で乳頭状増生を示し，粘膜からポリープ状に突出する．

（b）食道癌 esophageal cancer

　食道に発生する悪性腫瘍で，全癌の約5%である．日本人に比較的多く発生し，50〜70歳代の男性に多い．飲酒や喫煙の習慣に関係があるとされている．発生部位は，中部食道，下部食道，上部食道の順に多く，生理的狭窄部の前壁に多くみられる．

　食道癌では，腫瘍細胞が粘膜内にとどまるものを早期癌と呼び，粘膜下層までにとどまるものを表在癌と呼ぶ．早期食道癌の5年生存率は約90%である．進行癌は，固有筋層への浸潤およびさらに深層への浸潤を示す．

　早期食道癌は，肉眼的に，斑状，台状隆起，乳頭状などの形態を示すが，進行癌では，肉眼的に隆起型，潰瘍限局型，潰瘍浸潤型，びまん浸潤型，その他(混合型，特殊型，分類不能型)の5型に分類され，このうち潰瘍型が最も多い．

　組織型は，約95%が**扁平上皮癌**である．癌の分化度は多様であるが，高分化型は強い角化と層状分化を示し，癌真珠と呼ばれる組織構造を呈す(図Ⅲ・3・4)．低分化型は角化や層状分化を示さない．また，ときに腺癌や腺扁平上皮癌が認められ，食道・胃接合部に多くみられる．これらは食道腺やバレット食道，異所性胃粘膜などが発生母地と考えられている．そのほか，まれに類基底細胞癌，癌肉腫，小細胞癌，粘表皮癌，腺様囊胞癌，未分化癌なども発生する．

　食道癌は，周囲組織への直接浸潤により気管および気管支周囲への広がりが認められ，さらにリンパ管侵襲により，縦隔リンパ節，肺門リンパ節などへ転移する．

2）非上皮性腫瘍

　良性腫瘍として，平滑筋腫，顆粒細胞腫などがあり，粘膜下腫瘍の形態を示す．悪性腫瘍として，まれに平滑筋肉腫や黒色腫，リンパ腫などが認められる．

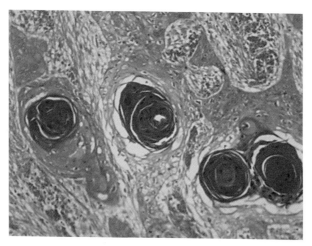

図Ⅲ・3・4　食道扁平上皮癌
角化癌真珠を伴う扁平上皮癌．図Ⅱ・7・10(102頁)もあわせて
参照されたい．

3　胃

　胃は袋状の臓器で，食道と十二指腸の間にある．食道から運ばれてきた食物を一時貯留し，胃液を分泌
することにより殺菌，消化を行い，十二指腸へと送り出す．また，内分泌機能も有し，消化による種々のホ
ルモンを分泌する．解剖学的に，胃は食道から連続する噴門からはじまり，胃体部，胃底部，前庭部，お
よび十二指腸につながる幽門に分けられる．胃壁は，他の消化管と同様に，内腔側から粘膜，粘膜筋板，
粘膜下層，固有筋層，漿膜下層からなり，漿膜にて腹腔と接する．
　粘膜には，表面上皮細胞に連続して管状の胃小窩(腺窩)が多数認められ，上部に腺窩上皮からなる管腔
が，下部に胃腺が認められる．胃体部には，壁細胞，内分泌細胞，主細胞からなる胃底腺が認められ，粘
液や胃酸，ペプシノーゲンなどの消化液などが分泌される．噴門部と幽門前庭部にはそれぞれ噴門腺と幽
門腺と呼ばれる粘液腺があり，粘液産生とともに，腺細胞間に介在する内分泌細胞では，ガストリン，ヒ
スタミン，セロトニン，ソマトスタチンなどを分泌している．
　胃粘膜上皮は，加齢とともに，杯細胞やパネート(Paneth)細胞を伴う腸上皮化生を示すことが多くなる．

ⓐ　形成異常

1）先天性幽門狭窄 congenital hypertrophic pyloric stenosis

　輪状筋が高度に肥大し，幽門部の内腔が狭くなっている状態．約80%は男児に発生し，新生児
嘔吐症の原因となる．

2）異所性膵 ectopic pancreas

　粘膜下層から筋層に成熟した膵組織が認められ，粘膜下腫瘍の形態を示す．幽門前庭部に多く
みられ，30歳以降に発見されることが多い．

3）その他の形成異常

　まれに，胃重複，胃憩室，嚢胞などが認められる．

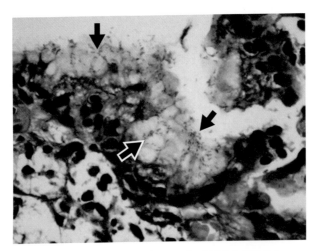

図Ⅲ・3・5　ヘリコバクター・ピロリ(ギムザ染色)

b　炎　症

1）急性胃炎 acute gastritis

　急激に発症して腹痛，嘔吐，出血などの胃炎症状を伴う．原因は，アスピリン乱用，アルコール大量摂取，強酸や強アルカリの摂取，過度の喫煙，熱い食物，食中毒，ストレスなどが多い．中でもヘリコバクター・ピロリ *Helicobacter pylori* 感染が重視されている(図Ⅲ・3・5)．

　原因物質による胃粘膜への刺激が誘因となり，粘膜の充血，粘液産生の増加，びらんなどが起こる．急性期には，偽膜，びらん，潰瘍などが特徴的である．急性出血性胃炎は，粘膜に小出血斑が目立つ．びらん性胃炎は，粘膜にびらんが目立ち，出血のためコーヒー残渣様の黒褐色物が付着する．長期化したびらん性胃炎では，びらん周囲の粘膜が肥厚し，タコいぼ状にみえ，疣状胃炎と呼ばれる．

> 　ヘリコバクター・ピロリは，長さ約3μmのグラム陰性桿菌で，4〜7本の鞭毛を有する．強力なウレアーゼ活性をもち，粘膜障害を引き起こす．わが国では，高齢者に高率に感染が認められる．感染経路は不明だが，経口感染と考えられている．1994年，WHOにより胃癌の原因として認定された．また，MALTリンパ腫との関連も示唆されている．胃潰瘍や十二指腸潰瘍の原因の一つであり，除菌を行うことがある．

2）慢性胃炎 chronic gastritis

　比較的症状に乏しく，さまざまの原因により生じる．胃底腺や幽門腺などの胃固有腺の萎縮や消失を伴い，リンパ球や形質細胞を中心とした炎症細胞の浸潤が認められる．そのほか，粘膜上皮の過形成，胃上皮の腸上皮化生，胃底腺の幽門腺化，胃底腺・幽門腺移行帯の口側への移動などが認められる．多くは，ヘリコバクター・ピロリ感染により生じた急性胃炎が，持続的感染により慢性胃炎に至ると考えられている．そのほかに，非ステロイド性抗炎症薬(NSAIDs)などの薬剤，化学物質などが原因としてあげられている．

　炎症の部位により，前庭部胃炎，体部胃炎および全胃炎と分類することもある．日本人に多いB型胃炎では，前庭部および幽門腺領域と胃底腺領域の境界部に炎症が強くみられる．A型胃炎は悪性貧血と関連し，外国人に多く，炎症は胃体部や胃底部にやや強い．

慢性胃炎では，表層性胃炎から萎縮性胃炎，胃萎縮へと進展すると考えられている．

表層性胃炎：粘膜固有層の表層約 1/3 にリンパ球や形質細胞の高度浸潤が認められるが，胃腺の萎縮は伴わない．他の型の慢性胃炎と同時にみられることが多い．

萎縮性胃炎：粘膜固有層の炎症細胞浸潤と粘膜上皮細胞の萎縮がさまざまな程度に認められる．絨毛状の形態を示し，刷子縁を有する円柱上皮や杯細胞，パネート細胞をもつ腸上皮化生を伴うことが多い．

胃萎縮：広範囲に強い粘膜の萎縮が認められるが，炎症細胞浸潤は比較的軽度である．慢性胃炎の終末像で，高齢者や悪性貧血患者に多くみられる．

肥厚性胃炎：胃腺や胃小窩が正常構造を保ったまま肥厚する．萎縮性胃炎と併存し，部分的に粘膜の肥大を示す．

3）メネトリエ病 Menetrier disease（巨大皺襞症）

粘膜ひだが異常に肥大し，脳回様状を示す．男性に多い．胃粘膜からアルブミンが漏出し，低蛋白血症や低酸症，全身の浮腫などを示すことから，蛋白漏出性胃腸症とされている．

4）その他

まれに，腐蝕性胃炎，アニサキス肉芽腫，好酸球性胃炎，食物肉芽腫，炎症性線維性ポリープ，結核，梅毒，真菌症，胃クローン（Crohn）病などがみられる．

c　消化性潰瘍 peptic ulcer

消化液の作用による粘膜などの消化管壁の脱落や欠損を消化性潰瘍という．胃と十二指腸を中心に発生し，深さにより Ul-I 〜 Ul-IV に分類される．粘膜筋板を越えない浅い潰瘍を「びらん」（Ul-I）という．

1）急性潰瘍

胃小彎状に発生することが多く，前庭部や幽門腺・胃底腺の移行部に多発することが多い．肉眼的に円形や長楕円形で，直径 1 cm 以下の浅い潰瘍（Ul-I，II）が多く，粘膜ひだの集中はみられないことが多い．組織学的に，潰瘍底の表面に壊死物の付着がみられ，深部には浮腫，線維素析出と好中球の目立つ炎症細胞浸潤を認める．急性潰瘍は早期に治癒することが多いが，再発を起こしやすい．

急性ストレス潰瘍は，ストレスの後数時間から数週間で発生し，浅い潰瘍となる．頭部外傷や開頭術後のクッシング（Cushing）潰瘍は，ガストリン放出増加によってときに胃壁全層性の深い潰瘍を生じる．広範な皮膚熱傷後のカーリング（Curling）潰瘍は，胃酸の分泌は増えないことから，局所の血行障害と考えられている．そのほか，ステロイド投薬後のステロイド潰瘍や視床下部の障害による潰瘍など，種々の原因により潰瘍が生じる．

2）慢性潰瘍

長期にわたり自然治癒しない潰瘍を慢性潰瘍という．胃潰瘍の中で最も多い．消化性胃潰瘍は，20〜50 歳代に好発する．急性潰瘍に比べ，胃小彎のやや後壁寄り，胃底腺と幽門腺の境界領域近傍の幽門腺領域に最も多く発生し，幽門輪付近にも比較的多い．

潰瘍は単発性に発生するが，多発も多い．大きさは多様で，直径数 mm 〜数 cm だが，ときに約 10 cm となることもある．円形または楕円形のものが多い．小彎を挟んで前後壁に対称性に発

生した二つの潰瘍を接吻潰瘍 kissing ulcer という．治癒が進むと粘膜のひだが集中して潰瘍瘢痕を中心に放射状となり，また，小彎を中心に前後壁に及ぶ長い線状潰瘍 linear ulcer となることがある．また，潰瘍底の動脈の破綻による出血性潰瘍もみられる．

　潰瘍は，粘膜欠損の程度により，Ul-Ⅰ（びらん）～Ul-Ⅳの4段階に分類されている．Ul-Ⅳは，固有筋層を貫き漿膜下組織に達する．Ul-Ⅳの潰瘍ではときに穿孔を起こし，腹膜炎を合併することがある．また，胃壁が欠損し，周囲に線維化を伴って肝臓や膵臓などの周囲臓器・組織まで交通する潰瘍を穿通性潰瘍という．

　組織学的には，潰瘍底と潰瘍周囲組織の炎症細胞浸潤と粘膜や間質組織の修復が認められ，肉芽組織の形成と線維化が特徴である．潰瘍底には，表層から順に，白血球・線維素性壊死層，肉芽組織層，線維性瘢痕層の4層が認められる．幽門部の潰瘍で，線維化が非常に強い場合は，幽門狭窄を起こすことがある．

　慢性潰瘍の原因は種々である．胃酸やペプシンなどの攻撃因子と，粘液や血流などの粘膜防御因子のバランスが破綻すると潰瘍を生じる．とくに膵島腺腫や胃・十二指腸のカルチノイド（ガストリノーマ）による胃酸の過剰な産生が原因で潰瘍が生じた状態を，ゾリンジャー・エリソン（Zollinger-Ellison）症候群という．そのほか，肝硬変や慢性膵炎，関節リウマチなどの疾患でも発生しやすい．また，近年では，ヘリコバクター・ピロリ感染が原因の一つとして注目されている．

d　腫瘍および腫瘍様病変

1）過形成性ポリープ hyperplastic polyp

　胃のポリープでは最も多く，胃前庭部に好発し，多発しやすい．組織学的には，胃腺窩上皮の異型のない増生が中心となる．間質には浮腫と小血管の新生がみられ，軽度の炎症細胞浸潤を伴う（図Ⅲ・3・6）．

2）胃底腺ポリープ

　胃底腺領域に発生する通常5mm以下の半球状ポリープで，多発することが多い．組織学的には，胃底腺の過形成と腺管の拡張が認められ，間質の炎症細胞浸潤はほとんどみられない．胃酸を抑制する薬（プロトンポンプ阻害薬）の服用によって増加することが知られている．

3）ポイツ・ジェガース型ポリープ Peutz-Jeghers type polyp

　ポイツ・ジェガース症候群は口唇や口腔，手足の皮膚などに，褐色，点状の色素沈着と胃腸管の粘膜ポリープの多発を合併する常染色体顕性遺伝疾患であるが，同様の組織像を示すポリープが，色素沈着などを伴わずに単発で認められる．組織学的には，樹枝状に走行した粘膜筋板を軸に，異型のない腺窩上皮が増生している．過誤腫と考えられているが，腺癌の合併を伴うことがある．

4）クローンカイト・カナダ症候群 Cronkhite-Canada syndrome

　胃腸管ポリポーシスや禿頭症，全身脱毛，皮膚色素沈着，爪萎縮，消化管蛋白漏出症を伴う非遺伝性疾患である．ポリープは多発し，囊胞状の拡張腺管が目立ち，粘液産生が強い．浮腫を伴った粘膜固有層がみられる．ポリープ発生部以外の平坦粘膜内にも拡張した腺管がみられる．

5）若年性ポリープ juvenile polyp

　大腸や小腸を中心に多発するが，胃にも発生することがある．拡張した小窩と炎症細胞浸潤を伴った広い粘膜固有層がみられる．ポリープ発生部以外の粘膜は正常である．腺腫や腺癌の発生

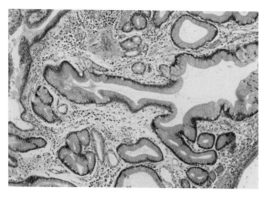

図Ⅲ・3・6　過形成性ポリープ

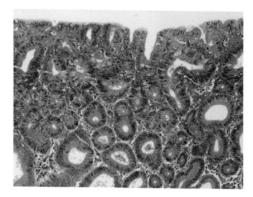

図Ⅲ・3・7　腺腫

も散見される.

6) 腺腫 adenoma

　中高年に好発し，男性に多い．多くは前庭部に発生し，通常単発であり，直径 2 cm 以下で，平板状隆起を示し，表面は結節状，境界明瞭な良性上皮性病変で，管状構造を中心とする非浸潤性の腫瘍である．形態が上皮に類似した腸型と，胃幽門腺に類似した胃型に分類される．直径 2 cm 以上の腺腫では，腺癌の合併が多く認められる(図Ⅲ・3・7).

e 胃　癌 gastric cancer

　わが国における胃癌の罹患数は，男性で第 2 位，女性では第 4 位で，男性にやや多く年々減少傾向にある．死亡者数は，男性では第 2 位，女性では第 3 位である(2017 年)．50〜70 歳代に多く発症するが，若年者にもまれではない．胃癌の発生は，国や地域，人種によって著しい差があり，日本やチリでは多く，米国白人には少ない．好発部位は，幽門部小彎部，前庭部の後壁・前壁部であるが，その他の部位にも発生する．腺癌が大部分を占め，癌細胞の浸潤の程度により早期癌と進行癌に分類される(図Ⅲ・3・8).

1) 早期癌

　粘膜内にとどまる癌と粘膜下層まで浸潤している癌を早期癌と呼ぶ．早期癌の 5 年生存率は約 95％で，非常に良好である．早期癌は，肉眼形態や内視鏡的形態から 0-Ⅰ 型(隆起型)，0-Ⅱ 型(表面型)，0-Ⅲ 型(陥凹型)の 3 型に分類され，さらに 0-Ⅱ 型を 0-Ⅱa 型(表面隆起型)，0-Ⅱb 型(表面平坦型)，0-Ⅱc 型(表面陥凹型)の 3 亜型に分類する.

2) 進行癌

　癌の大きさにかかわらず，固有筋層より深く浸潤した癌を進行癌という．肉眼分類は五つに分けられる．1 型(腫瘤型)は，周囲粘膜との境界が明瞭で，明らかに隆起している．2 型(潰瘍限局型)は，潰瘍を形成し，潰瘍を取り巻く胃壁が厚くなり，周囲粘膜との境界が比較的明瞭な周堤を形成する．組織学的には分化型腺管癌が多い．3 型(潰瘍浸潤型)は，潰瘍を形成しているが，周囲との境界が不明瞭な周堤をつくる．4 型(びまん浸潤型)は，明らかな潰瘍の形成や周堤はなく，明瞭な限局性の腫瘤がみられない．間質の結合組織の増殖が強いため収縮が強く，厚くて硬い胃壁が特徴である．病巣と周囲粘膜の境界が不明瞭である．1〜4 型のどの型にもあてはまらない形

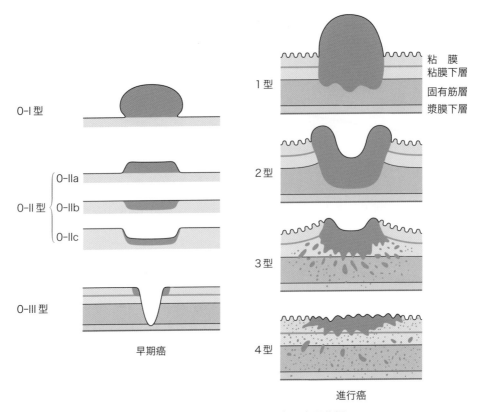

図Ⅲ・3・8　早期胃癌と進行胃癌の肉眼分類

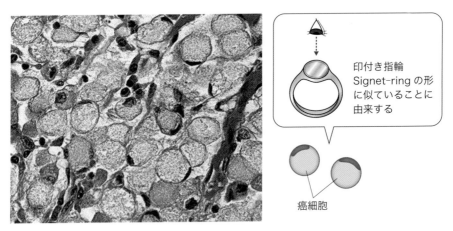

図Ⅲ・3・9　印環細胞癌
偏在核を有する印環様の異型細胞が認められる.

態は，5型(分類不能)とされている．

3）組織学的形態

胃癌のほとんどは腺癌であるが，組織像は多彩である．代表的な組織像として，①乳頭状または絨毛状構造が明瞭な乳頭腺癌，②明らかな腺腔形成を示す管状腺管癌，③低分化型腺癌，④印環細胞癌 signet-ring cell carcinoma，⑤腫瘍細胞外への多量の粘液貯留が特徴的な粘液癌の5つがある(図Ⅲ・3・9)．管状腺管癌は，高分化と中分化に亜分類され，低分化腺癌は，充実型と非充実型に亜分類される．特殊型として，カルチノイド腫瘍，内分泌細胞癌，リンパ球浸潤癌などがある．

4）発育進展，転移

胃癌は，通常粘膜内に発生し，粘膜への水平方向と深部への垂直方向へ進展する．内腔側へは，乳頭状または腫瘤状に隆起する．早期癌では水平方向への進展が多くみられ，粘膜内のみの癌は広範囲であっても患者の予後は良好である．垂直方向への進展の程度により，患者予後は変化する．発育様式は，膨張型と浸潤型に分類され，膨張型浸潤癌は，静脈浸潤や肝臓への転移が多くみられ，浸潤型進展癌は，リンパ管浸潤や腹膜播種を起こしやすい．漿膜に達した癌は周囲臓器へ直接浸潤し，漿膜表面に達した癌は腹膜播種を起こす．

リンパ行性転移は，リンパ管内に癌細胞が浸潤し，リンパの流れに沿って広がり，リンパ節転移を起こす．進行胃癌における左鎖骨下リンパ節への転移は，**ウィルヒョウ(Virchow)転移**と呼ばれる．血行性転移は門脈を通って肝臓に発生することが多く，そのほか，肺や骨などへの転移も認められる．また，胃癌転移性の卵巣腫瘍をクルーケンベルグ(Krukenberg)腫瘍と呼ぶ．腹腔内へ浸潤した癌細胞は，腹膜に播種性の転移巣を形成し，癌性腹膜炎を引き起こす．

最近では，胃炎，胃潰瘍と同様にヘリコバクター・ピロリ感染が胃癌発生の重要因子の一つと考えられている．

5）組織発生と原因

胃癌の発生母地として，慢性胃炎や腺腫などが指摘されている．そのほか，胃壁内の迷入膵，慢性消化性潰瘍などが原因と考えられているが，現時点では因果関係は不明である．

f　カルチノイド腫瘍［神経内分泌腫瘍-G1(NET-G1)］

粘膜内の内分泌細胞から発生する悪性度の低い腫瘍で，肉眼的に粘膜下腫瘍の形態を示し，割面は黄白色である．組織学的に，小型で比較的均一な腫瘍細胞が充実性，索状，リボン状，ときにロゼット(花冠)構造や腺管様構造を示す．腫瘍細胞の多くが細胞質内に好銀性顆粒または銀親和性顆粒をもち，電子顕微鏡では，神経内分泌顆粒が認められる．免疫組織化学染色では，クロモグラニン A やシナプトフィジンなど，神経内分泌系の染色に陽性である．

g　非上皮性腫瘍

紡錘形細胞が束状に増生し，腫瘤を形成する胃腸管間質腫瘍 gastrointestinal stromal tumor (GIST)が最も多い．消化管の自律神経制御を担うカハール(Cajal)細胞由来と考えられ，免疫組織化学染色にて c-kit 陽性，CD34 陽性を示す．そのほか，悪性リンパ腫もみられる．

4　腸

　腸は消化酵素の分泌と蠕動運動により食物の消化と栄養の吸収を行い，排泄に関与する．胃は十二指腸を含む小腸へと続き，さらに大腸となって肛門に達する．小腸と大腸の境界には回盲弁［バウヒン(Bauhin)弁］があり，続く盲腸からは虫垂が出ている．

　小腸は，成人では長さ約6〜7mとなり，十二指腸と空腸，回腸に分けられる．腸管膜により後腹膜に固定され，上腸間膜動脈などによって栄養される．大腸は，虫垂，盲腸，上行結腸，横行結腸，下行結腸，S状結腸および直腸に分けられ，長さは約1.5mである．大腸は，結腸間膜にて後腹膜に付着し，直腸は漿膜がなく，周囲結合組織で固定されている．

　腸管の構造は，胃などの他の消化管と同じく，内腔側から順に粘膜，粘膜筋板，粘膜下層，固有筋層，漿膜下層，漿膜(直腸を除く)である．小腸では，粘膜には腸絨毛とパネート細胞や内分泌細胞を含む腸陰窩(腸腺)があり，表面には微絨毛が多数みられる．十二指腸では，粘膜や粘膜下層に十二指腸腺［ブルンネル(Brunner)腺］がある．大腸では，粘膜に絨毛はなく，粘膜上皮と杯細胞からなる陰窩が主体である．小腸，大腸のどちらにも陰窩上皮には内分泌細胞がみられ，セロトニンなどのホルモンを分泌する．また，小腸には広くリンパ小節が分布しており，回腸末端にはパイエル(Peyer)板と呼ばれる集合リンパ小節がみられる．虫垂にもリンパ小節が発達し，免疫機能との関連が示されている．

a　形成異常

1）メッケル憩室　Meckel diverticulum

　胎生期の卵黄嚢と卵黄腸管の一部が遺残したものである．小児では，回腸末端から約50cm口側の腸間膜反対側にみられる．憩室内の粘膜に胃粘膜や膵組織がみられることがあり，ときにカルチノイドや腺癌などが発生する．

2）ヒルシュスプルング病(先天性巨大結腸症)　Hirschsprung disease

　男児に多くみられる．直腸の粘膜下神経叢と筋間神経叢の神経節細胞が先天的に欠如し，欠如部の腸管狭窄が起こる．このため，二次的に閉塞部の口側の腸管が拡張して巨大化する．

b　腸閉塞症　ileus

1）急性腸閉塞症

　腸重積：腸管の一部が下位の腸管内に陥入する．小児に多く発生し，回腸末端に好発する．ときに循環障害を起こし，腸管の壊死に至る．

　軸捻転：腸管の一部が腸間膜を軸としてねじれる．静脈灌流が阻害され，梗塞を起こす．

　ヘルニアの嵌頓：腸管の一部が腹壁の間隙から脱出し，元に戻らなくなった状態．横隔膜や腹壁の一部，鼠径部などに多くみられる．循環障害を起こし，出血や壊死を起こす．

2）慢性腸閉塞症

　長期にわたり腸管の腫瘍や炎症による狭窄，腸管外腫瘍による圧迫，癒着性腸管屈曲などによって腸の閉塞が起こり，腹部膨満，嘔吐，便秘，腹痛などを引き起こす．原因が不明のときは，慢性特発性偽性腸閉塞症とされる．

c　循環障害

1）虚血性変化

　動脈硬化などによる動脈や静脈の狭窄・閉塞や全身血圧が低下した場合などに，腸管の血流低下によって出血や壊死，潰瘍などがみられる．主な疾患として虚血性腸炎や腸管膜動脈閉塞症，

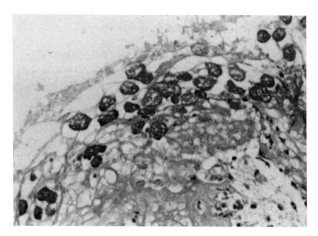

図Ⅲ・3・10　アメーバ赤痢(PAS 染色)

新生児壊死性腸炎などがある．肉眼的には，出血，うっ血，浮腫，潰瘍形成，壊死などがさまざまな程度にみられる．組織学的には，肉眼所見に加えて，腺管の萎縮や消失，炎症細胞浸潤，間質の線維化や肉芽組織などが認められる．

2）痔核 hemorrhoid

肛門直腸接合部にて静脈層の静脈瘤拡張によって起こる．静脈瘤内に血栓を形成し，有痛性潰瘍を生じやすく，ときに出血を伴う．糞便停滞や怒責，妊娠時の静脈うっ滞などが原因であり，肝硬変時に門脈圧亢進症の結果，発生することもある．

3）十二指腸潰瘍

十二指腸に発生する潰瘍は，胃潰瘍より低年齢に発生しやすく，幽門輪直下の膨大部に生じることが多い．症状や発生原因などは胃潰瘍とほぼ同様である．

d　感 染 症

1）腸結核

経口感染した**結核菌**は，腸リンパ装置から腸壁に侵入する．乾酪化した結核結節の癒合により潰瘍は下掘れ状となり，**輪状潰瘍**を示すことが特徴的である．治癒後に腸管の輪状狭窄や短縮を起こす．回盲部に好発する(☞図Ⅱ・5・8，図Ⅱ・5・9，56 頁)．

2）アメーバ赤痢 amoebic dysentery

赤痢アメーバ(原虫)の経口摂取により感染する．熱帯，亜熱帯での発生が多く，イチゴゼリー状の粘血便が特徴的である(図Ⅲ・3・10)．

3）細菌性赤痢 bacillary dysentery

赤痢菌の感染により，発熱や腹痛，下痢，嘔吐などを伴って急激に発症する．頻回の便意を伴う膿粘血便を排泄し，重症化すると溶血性尿毒症症候群となり死に至る．

4）偽膜性腸炎 pseudomembranous colitis

抗生物質投与後の**菌交代現象**により，クロストリジウム・ディフィシル *Clostridium difficile* の過剰増殖が原因とされている．下痢を主訴とし，粘膜に**偽膜**と呼ばれる斑状黄色調のフィブリン

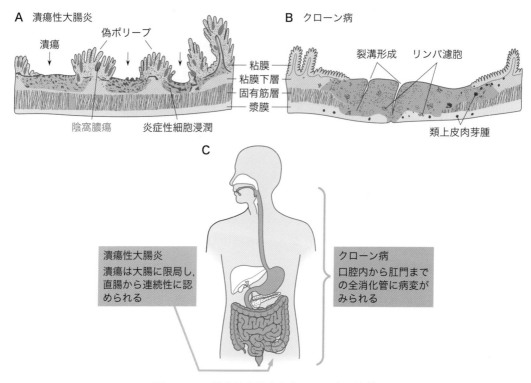

図Ⅲ・3・11　腫瘍性大腸炎とクローン病の比較
A，B：組織病変の広がり方の違い，C：病変部位の違い

炎症性壊死物が付着する．

5）腸チフス typhoid fever

　チフス菌は経口感染により腸内へ侵入し，腸壁のリンパ節およびパイエル板，腸管膜リンパ節を介して血中に侵入・増殖し，重篤な全身症状を伴った菌血症を引き起こす．

> 　病期は，典型的に四つに分類され，第1病期は発熱とともに，徐脈，皮膚のバラ疹，脾腫を示し，第2病期は40℃台の稽留熱とともに，下痢または便秘を示す．第3病期では徐々に解熱し，潰瘍が形成され腸出血や穿孔を起こすこともある．第4病期は，解熱，回復期である．潰瘍は円形，下掘れ状で，粘膜下層にとどまる．組織学的にチフス細胞と呼ばれる大型単核細胞が特徴である．

6）その他

　コレラ，パラチフス，エルシニア感染症，日本住血吸虫症，放射線腸炎，放線菌症，などがときに認められる．

ⓔ　炎症性疾患

1）クローン病 Crohn disease

　10歳代後半〜30歳代前半に好発し，男性にやや多い．腹痛，発熱，下痢，体重減少，難治性痔瘻，肛門周囲膿瘍，裂肛などを示し，慢性に経過する**肉芽腫性炎症性病変**である（図Ⅲ・3・11）．口腔から肛門までの全消化管を侵すだけでなく，皮膚や関節，眼疾患などの合併症を伴う．肉眼的な消化管病変は，多発性アフタ，**縦走潰瘍**，敷石像，非連続性病変がみられる．組織学的には，

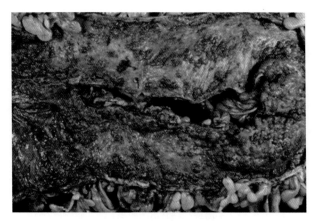

図Ⅲ・3・12　潰瘍性大腸炎

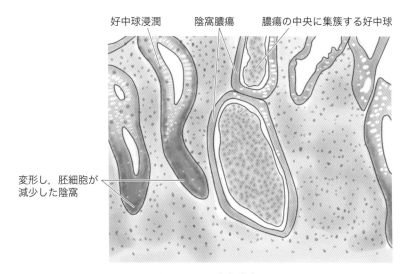

図Ⅲ・3・13　陰窩膿瘍

消化管壁の全層性炎症，非乾酪性類上皮細胞肉芽腫，裂孔潰瘍などがみられる．周囲臓器との間に瘻孔を形成することがある．

2）潰瘍性大腸炎 ulcerative colitis（UC）

　20〜40歳代の発症が多い．直腸にはじまり，連続性に大腸の粘膜を主として侵す，びまん性炎症性潰瘍性疾患である（図Ⅲ・3・11）．原因不明であるが，最近では自己免疫異常の関与が有力な説としてあげられている．粘血便や下痢，腹痛，体重減少，発熱などの症状を示す．組織学的には，粘膜に出血を伴って，粘膜下層までの炎症細胞浸潤がみられる．**陰窩膿瘍**の出現や杯細胞の減少が特徴である（図Ⅲ・3・12，図Ⅲ・3・13）．

3）腸管ベーチェット病 intestinal Beçhet's disease

　30歳代に多い．ベーチェット病は，眼の虹彩炎，口腔内アフタ性潰瘍，外陰部潰瘍，皮膚の結節性紅斑などを主訴とする全身性疾患である．腸管では，回盲弁上の大型で深い打ち抜き様潰瘍

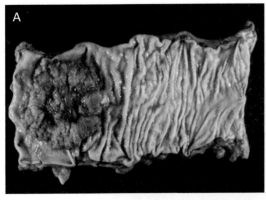
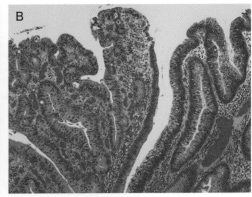

図Ⅲ・3・14　大腸癌（2型）の肉眼像（A）と組織像（B）
大腸癌では腺腫と腺癌が合併している症例が多い.
Bでは右側に腺腫，左側に腺癌が認められる.

が特徴である.

4）虫垂炎 appendicitis

　急性虫垂炎：10〜20歳代に多く，腹痛や発熱，嘔吐を伴う．穿孔すると化膿性腹膜炎を起こす．原因は，糞石やリンパ濾胞腫大などによる内腔狭窄である．形態学的に，**カタル性虫垂炎，蜂窩織炎性虫垂炎，壊疽性虫垂炎**に分けられる.

　慢性虫垂炎：急性虫垂炎が治癒・再発を繰り返す．そのほか，初発から緩徐な炎症の継続の場合もあるが，詳細は不明である.

f　腫瘍および腫瘍様病変

1）良性上皮性腫瘍

　ブルンネル（Brunner）腺過形成：十二指腸球部に多発する．ほぼ正常に近いブルンネル腺が粘膜および粘膜下層で増生する.

　過形成性（化生性）ポリープ：腺管の延長と異型のない上皮の鋸歯状増生がみられる.

　無茎性鋸歯状腺腫（ポリープ）：明らかな腫瘍とは判定できない鋸歯状病変で，陰窩の拡張や不規則分枝，陰窩底部の変形を示す.

　炎症性ポリープ：炎症に伴うポリープで非腫瘍性である.

　粘膜脱症候群：直腸の粘膜が繰り返し脱出しポリープ状病変となる．粘膜固有層に炎症細胞浸潤がみられ，粘膜には平滑筋線維の増加を伴う.

　ポイツ・ジェガース型ポリープ，クローンカイト・カナダ症候群，若年性ポリープ：胃での発症と同様の形態をとる．前述の胃の項を参考されたい（☞ ③ d 3）ポイツ・ジェガース型ポリープ，4）クローンカイト・カナダ症候群，178頁）.

　腺腫および腺腫症：異型上皮細胞の増生により限局性隆起性病変を示す良性腫瘍で，表面は顆粒状または分葉状，結節状，脳回状，絨毛状となる．組織学的に，腺管構造によって**管状腺腫，管状絨毛腺腫，絨毛腺腫，鋸歯状腺腫**に分類される．増生細胞や腺管構造の異型の程度は，癌より軽度である．50〜70歳代に多く発生し，男性にやや多く，S状結腸や直腸に多くみられる．大

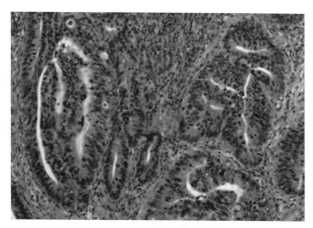

図Ⅲ・3・15　中分化型腺管癌
腺管の癒合が中程度認められる.

腸癌の多くは腺腫から発生し，腺腫の一部に癌がある場合を腺腫内癌という．大きさは種々で，ポリープ状のものが多い．家族性大腸腺腫症は常染色体顕性遺伝であり，腺腫の数が100個以上となり，40歳までにほぼ100％大腸癌が発生する.

2）大腸癌 colon cancer

　近年，わが国でも増加している癌である．50〜70歳代に多く，直腸，S状結腸の順に好発し，結腸癌全体の約80％を占める．小腸での癌発生はまれである．大腸癌は早期癌，進行癌に分けられる．進行癌は肉眼的に，表在型(0型)，隆起腫瘤型(1型)，潰瘍限局型(2型)，潰瘍浸潤型(3型)，びまん浸潤型(4型)，分類不能型(5型)の六つに分類され，潰瘍限局型が約80％で最も多い．隆起腫瘤型は，腺腫内癌のことが多い．早期大腸癌も早期胃癌と同様に亜分類される.

　深部方向への進展が特徴で，リンパ管や血管内への浸潤，転移が患者予後に強く影響する．**血行性転移**は，肝臓や肺，骨，脳などに認められ，大腸癌再発での患者予後を悪化させる．直腸癌や肛門癌は，周囲臓器に浸潤することが多い．腹腔内への癌細胞の進展は，**腹膜播種**を起こす.

　組織学的に大腸癌のほとんどは腺癌であり，腺管構造の異型度により，高分化，中分化，低分化に分けられ，高分化型腺管癌が最も多い(図Ⅲ・3・14，図Ⅲ・3・15).

3）カルチノイド腫瘍 carcinoid tumor，神経内分泌腫瘍-G1 neuroendocrine tumor(NET)-G1

　内分泌細胞への分化を示す低異型度細胞から構成される腫瘍である．腸では，十二指腸，小腸，虫垂，直腸などに発生する．組織学的に，小型で均一な円形または円柱状細胞が胞巣状または索状(リボン状)配列を示す．小腸や虫垂のカルチノイド腫瘍はセロトニンを分泌することが多く，肝臓に転移して，下痢や顔面紅潮，右心内膜肥厚などを示す**カルチノイド症候群**を起こすことがある.

4）非上皮性腫瘍

　良性腫瘍として，平滑筋腫や脂肪腫が多い．悪性腫瘍では，悪性リンパ腫や平滑筋肉腫などが発生するがまれである.

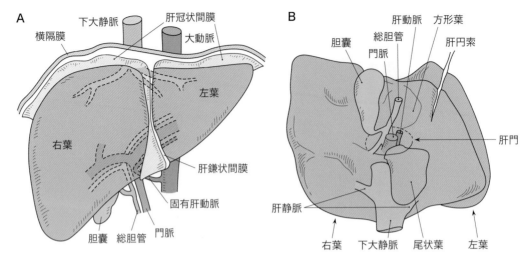

図Ⅲ・3・16　肝臓の構造
A：表面，B：裏面

5　肝　　臓

　肝臓は人体最大の臓器で，成人での重量は 1,000〜1,500g である．腹腔の右上腹部を占め，横隔膜下に存在し暗赤色を呈する．解剖学的には肝鎌状靭帯により右葉と左葉に分かれているが，機能的には胆嚢窩と肝背側の下大静脈を結ぶカントリー(Cantlie)線を境に右葉と左葉に分けて考えられている．肝臓下面の中央部では肝動脈，門脈，胆管が肝臓内に入る肝門部がある．肝内で肝動脈，門脈，胆管は結合組織に包まれた門脈域［グリソン(Glisson)鞘］を形成し，分岐を繰り返し小型化していく．肝臓に流入する血液の70%が門脈由来で，30%が肝動脈に由来し，門脈には消化管で吸収された豊富な栄養分が含まれる静脈血が流れ，一方で肝動脈には酸素を含む動脈血が流れ，それぞれ異なる機能を有する．胆管には，肝細胞で生成された胆汁が流れるが，肝動脈と門脈の血流とは逆方向に流れる．また，肝臓に入った血流は類洞を通過した後に中心静脈，肝静脈を経て下大静脈に注ぐ(図Ⅲ・3・16)．

　肝臓は肝小葉と呼ばれる肝細胞索の集まりで構成され，血管内皮細胞で囲まれた類洞，肝細胞と類洞内皮細胞との狭い間隙であるディッセ(Disse)腔，隣り合う肝細胞で形成される毛細胆管がある．血液が流入する類洞には，静脈血(門脈)と動脈血が混合して流れ，血球のほか貪食能と遊走能を有するクッパー(Kupffer)細胞が存在し，ディッセ腔には肝星細胞(伊東細胞)が存在する(図Ⅲ・3・17)．

　肝臓は代謝機能の中枢であり，**糖代謝**(グリコーゲンの合成，貯留と分解)，**脂質代謝**(脂肪酸の貯留)，**蛋白質代謝**(アミノ酸代謝と蛋白合成)，アルコール，ビタミンやホルモンの代謝，尿素合成による**解毒**も担う．

ⓐ　循環障害

1）門脈圧亢進症　portal hypertension

　門脈圧亢進症は，さまざまな原因によって門脈の血流抵抗が増加し，門脈圧が上昇した状態である．通常，門脈圧は 100〜150mmH₂O であるが，門脈圧亢進症では 200mmH₂O 以上に上昇する．原因の多くは**肝硬変**であるが，日本住血吸虫症，特発性門脈圧亢進症や肝外門脈閉塞症，バッド・キアリ(Budd-Chiari)症候群，うっ血性心不全などにより生じることもある．

　門脈圧が上昇すると肝内に流入するべき門脈血は逆流し，普段はほとんど血流がない静脈側副

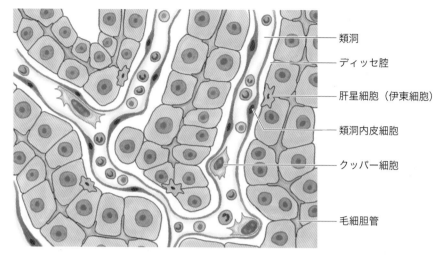

類洞

ディッセ腔

肝星細胞（伊東細胞）

類洞内皮細胞

クッパー細胞

毛細胆管

図Ⅲ・3・17　正常肝臓の組織像
肝細胞とその周囲の微小環境を示す．

血行路を利用し心臓に戻る．その結果，左胃静脈，上直腸静脈，臍静脈の血流増加によって，それぞれ**食道静脈瘤，痔静脈瘤，腹壁静脈瘤**が生じる．中でも食道静脈瘤は食道内腔に膨隆する血管瘤を形成し，その破綻による大量出血は致命的である．腹壁静脈瘤は臍を中心とした放射状の静脈の怒脹でメズサの頭と呼ばれる．さらに，門脈圧亢進によって脾静脈圧が上昇した結果，**脾臓の腫大**や**脾機能亢進**が起こり赤血球や血小板が過剰に破壊され貧血や白血球減少，血小板の減少による出血傾向が生じる．そのほか，肝表面あるいは肝外門脈枝から蛋白を含む体液が腹腔内に漏出することで腹水の貯留をきたし，栄養分が血管内から失われることになる．

2）肝うっ血 hepatic congestion

右心不全や下大静脈に狭窄をきたす原因があると，肝臓から心臓への血液灌流が滞り，肝内に静脈血がうっ滞する．この状態を肝うっ血と呼ぶ．肝うっ血が長期に及ぶと中心静脈周囲の肝細胞は低酸素状態に陥り，萎縮後さらに脱落する．うっ血の原因が取り除かれなければ，徐々に線維化が生じ，進展すると**うっ血性肝硬変**になることがある．

3）肝虚血 hepatic ischemia

肝臓の虚血性病変は，肝臓全体に虚血が認められる場合と限局する場合がある．中心静脈の周囲に分布する肝細胞は，門脈域周囲に比べて低い酸素分圧にさらされており，低酸素による傷害を受け壊死を起こしやすい．大量出血による急激な血圧低下，急性心筋梗塞などによる心拍出量の減少は，肝動脈の血流低下による肝細胞の壊死を引き起こす．

b　肝　炎 hepatitis

1）急性肝炎 acute hepatitis

肝炎は一般的に臨床的な特徴の違いによって，急性肝炎と慢性肝炎に分けられる．急性肝炎では，全身倦怠感，食欲低下，悪心，嘔吐，黄疸などの症状が出現する．肝細胞が破壊されると，肝細胞内のトランスアミナーゼが血液中に逸脱し血液検査で異常高値を示す．特徴として，肝炎

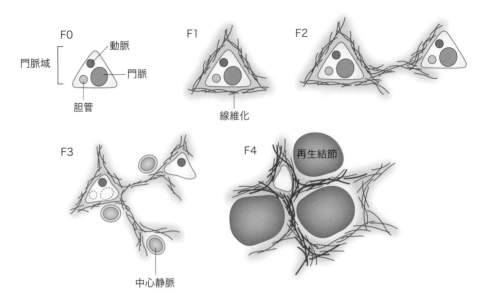

図Ⅲ・3・18　慢性肝炎から肝硬変までの線維化の進展(F0→F4)
F0：正常，F1：門脈域のまわりまで線維化，F2：架橋形成性の線維化，F3：小葉のひず
みを伴う線維化，F4：偽小葉ができる肝硬変

の原因が除去されると速やかに症状が改善し，一過性の肝障害で経過することがあげられる．肝臓は著明に腫大し，組織学的に，リンパ球やマクロファージのびまん性の浸潤が肝全体に広がり，肝細胞の広範な壊死が顕著で，残存する肝細胞も腫大が目立つ．急性期を過ぎると肝細胞は再生する．

2）慢性肝炎 chronic hepatitis

　6ヵ月以上の肝機能障害が持続した場合には慢性肝炎と診断される．慢性肝炎では黄疸の出現はまれである．血液中のトランスアミナーゼは軽度〜中等度の上昇を示す．組織学的に，初期には門脈域とその周囲にリンパ球を主体とした炎症細胞が浸潤し，肝細胞の壊死が散見される．門脈域は周囲に向かって線維性に拡大し，進展すると門脈域同士，あるいは門脈域と中心静脈が線維化によって連結する架橋形成性線維化が生じる．さらに線維化が悪化すると肝小葉構築は改変が進み，肝硬変に至る(図Ⅲ・3・18)．

3）劇症肝炎 fulminant hepatitis

　急激な経過で肝不全に陥る肝炎で，意識障害，出血傾向，黄疸などが出現する．数日〜数週の経過で死に至ることがあり，迅速な診断と治療が必要である．B型肝炎ウイルスや薬物によるものが知られているが，原因不明であることも多い．組織学的には肝萎縮が高度で，多くの肝細胞が消失し，出血，胆汁うっ滞，クッパー細胞の増加，リンパ球浸潤を伴う．

c　ウイルス性肝炎 viral hepatitis

　ウイルス性肝炎は，肝炎ウイルスとそれ以外のウイルスによる感染とに分けられる．肝炎ウイルスはA型，B型，C型，D型，E型が明らかにされており，肝細胞を標的としている．肝炎ウイルス以外では，ヘルペスウイルスなどにより肝炎を引き起こすことがある．

1）A 型肝炎

A 型肝炎ウイルスは 1 本鎖の RNA である．糞便中に排泄された A 型肝炎ウイルスに汚染された飲料水や食物（生のカキなど）を摂取することにより経口的に感染するため，集団発生することがある．

2）B 型肝炎

B 型肝炎ウイルスはデーン（Dane）粒子と呼ばれる小型の DNA ウイルスである．ウイルス粒子は二重構造になっており，コア部分に HBc 抗原があり，外側に HBs 抗原がある．血液や体液を介して感染が起こる．免疫機構が未熟な新生児期や幼児期に感染した場合，免疫学的に寛容な状態であるためウイルスを非自己として排除することができず，キャリア状態が成立する．とくに**母子感染（垂直感染）**が重要であり，キャリアの母親から生まれる児が産道を通る際に感染する．新生児ワクチンの接種により母子感染は予防されるようになってきたが，乳幼児期感染の問題として，保育施設などでの水平感染がある．アジア，アフリカにおいては B 型肝炎ウイルスキャリアの頻度は非常に高い．

3）C 型肝炎

C 型肝炎ウイルスは 1 本鎖 RNA である．輸血，針刺しなどの医療事故，刺青，性交など感染様式は多様である．急性肝炎を起こすことは比較的まれであるが，慢性肝炎になりやすい．いったん慢性化すると自然治癒しにくく，その中の一部では肝硬変に進行する．また，B 型および C 型肝炎ウイルス感染により慢性肝炎になると，肝硬変を経ずとも肝癌が発生することがある．現在は，B 型および C 型肝炎ウイルスに対する効果的な治療薬が登場し，体内からウイルスを排除することが容易になってきている．

4）ヘルペスウイルス感染症

ヒトヘルペスウイルスに属するウイルスは現在 8 種類が知られており，肝臓ではエプスタイン・バー（Epstein-Barr；EB）ウイルス，サイトメガロウイルス，単純ヘルペスウイルス感染が問題となりやすい．

EB ウイルスは思春期や青年期に初感染し，伝染性単核球症を呈する．門脈域や肝類洞内に EB ウイルスに感染したリンパ球の浸潤がみられる．サイトメガロウイルスの感染では，肝細胞，胆管細胞，血管内皮細胞，間質細胞の核内に封入体が形成され，先天性の感染では壊死炎症反応が顕著で重症化しやすい．単純ヘルペスウイルスは乳児期に感染する場合と，免疫不全状態の成人で日和見感染を起こす場合があり，いずれも肝細胞の壊死をきたす．

d 自己免疫性肝炎 autoimmune hepatitis

自己免疫性肝炎は自己免疫機序を介した肝細胞傷害が発生し，持続的な慢性肝炎を示す．中年以降の女性に好発しやすい．原則として肝炎ウイルス，アルコール，薬物などによる肝障害は除外し診断されるが，それらがきっかけになって，自己の抗原成分に対する免疫学的寛容が消失し，肝細胞に対する免疫反応が起こることがある．**抗核抗体** antinuclear antibody（ANA）または抗平滑筋抗体が陽性になることが多く，**血清 IgG が高値**になる．

組織学的には，リンパ球に加え形質細胞浸潤が目立ち，肝小葉内での肝細胞の巣状壊死，門脈域と肝小葉の境界部に生じるインターフェイス肝炎を認める．ステロイドによる免疫抑制が主た

表Ⅲ·3·1　原発性胆汁性胆管炎と原発性硬化性胆管炎の違い

原発性胆汁性胆管炎（PBC）	原発性硬化性胆管炎（PSC）
・中年以降の女性	・男性は女性の2〜3倍
・原因不明の自己免疫疾患	・若年者と高齢者の二峰性発症
・シェーグレン症候群，慢性甲状腺炎を合併	・原因不明
・抗ミトコンドリア抗体（AMA）	・潰瘍性大腸炎，胆管癌を合併
・慢性非化膿性破壊性胆管炎（小型胆管）	・抗核抗体（ANA），抗好中球細胞質抗体（p-ANCA）
・類上皮細胞肉芽腫	・玉ねぎ様線維化＋胆管炎（大型胆管）
・胆管消失	・胆管消失

る治療である．

e 胆管炎 cholangitis

1）原発性胆汁性胆管炎 primary biliary cholangitis（PBC）

　原発性胆汁性胆管炎は中年以降の女性に好発する原因不明の肝疾患である．皮膚の瘙痒感や黄染などが初発症状として現れ，徐々に進行していくと食道静脈瘤を発症し，肝不全に至る．シェーグレン症候群や慢性甲状腺炎などの自己免疫疾患を合併することがある．PBCではアルカリフォスファターゼ，γ-GTPなどの胆道系酵素の上昇，**IgMの上昇**が特徴的で，**抗ミトコンドリア抗体** antimitochondrial antibody（AMA）が90%以上の症例で検出される．

　PBCの初期には，肝内の小型胆管にリンパ球や形質細胞浸潤による破壊がみられ，この胆管障害によって小型胆管が徐々に消失していく．また類上皮細胞肉芽腫も高頻度にみられる．進行すると胆汁うっ滞性の肝硬変となり，肝移植が必要となる（表Ⅲ·3·1）．

2）原発性硬化性胆管炎 primary sclerosing cholangitis（PSC）

　原発性硬化性胆管炎は原因不明の硬化性胆管炎で，胆道に線維化が生じ，胆道の狭窄・閉塞をきたす疾患である．PSCは男性が女性の2〜3倍多く，小児での発症もある．また潰瘍性大腸炎などの合併も多い．PSCでは胆道系酵素の上昇とともに，抗核抗体の陽性率が高く，抗好中球細胞質抗体（p-ANCA）も陽性になりやすい．PSCの診断には，内視鏡的逆行性胆管造影などが有用である．

　組織学的には肝内および肝外の**大型胆管の胆管壁の線維性肥厚**，慢性炎症細胞浸潤，胆管上皮の剝離などがみられるが，病変は大型胆管にみられやすいため，小型胆管しか含まれない肝生検では診断が難しいことがある．PSCでは，胆管癌が生じやすく，進行とともに胆汁性肝硬変に至ることもある（表Ⅲ·3·1）．

f 薬物性肝障害 drug-induced liver injury（DILI）

　治療目的で服用する薬剤，漢方薬や健康食品，または毒物などが原因となる肝障害を薬物性肝障害という．DILIには一定以上量によって起こる中毒性肝障害と，ごく一部の人に予測不可能な状態で起こる特異体質性の肝障害がある．臨床的な病型としては肝細胞傷害型，胆汁うっ滞型，その両者が混在する混合型の三つのパターンが知られている．

　組織学的には，あらゆる肝障害の所見を示すため，DILIに特定の病理所見があるわけではな

く，急性および慢性の肝細胞傷害型，急性および慢性の胆汁うっ滞型，脂肪沈着型，血管障害型，肉芽腫形成型などがある．したがって，臨床検査所見をふまえた総合的な診断が必要である．薬物性肝障害が疑われる場合，肝生検することによって，疑われる薬物使用の中止や他剤への変更を可能にする．また肝障害の重症度を判定し治療に貢献することができる．

g アルコール性肝障害　alcoholic liver injury

アルコール性肝障害は，持続的な過剰飲酒が原因であり，一般的に日本酒5合(エタノール換算100g)以上を毎日摂取する大酒家では，脂肪肝，脂肪性肝炎，肝硬変に至る危険性が高い．女性では男性よりアルコールの感受性が高いため，少ない量のアルコールであっても肝障害が出現しやすい．アルコールの過剰摂取は肝疾患のみならず，免疫能の低下，精神障害，膵障害，生殖器障害なども引き起こす．

アルコールを過剰摂取すると，初期から肝細胞の脂肪化が生じ，脂肪肝の状態となる．とくに肝細胞内における中性脂肪合成の亢進による大型の脂肪滴が目立ち，2週間ほどの禁酒でほぼ消失する．しかし，脂肪沈着に肝炎が加わるアルコール性肝炎の状態では，肝炎による肝障害が持続し，肝細胞の腫大，アルコール硝子体［マロリー・デンク(Mallory-Denk)小体］，好中球の浸潤がみられる．線維化を経て，肝硬変に進展すると脂肪沈着は減少し，本来の肝小葉とは異なる小さな結節からなる偽小葉が形成される．アルコール性肝硬変では肝臓は全体的に萎縮する．

h 非アルコール性脂肪性肝疾患　nonalcoholic fatty liver disease(NAFLD)

明らかな飲酒歴(エタノール換算で20g以下/日)がないにもかかわらず，肝組織所見がアルコール性肝障害に類似する肝障害を非アルコール性脂肪性肝疾患と呼び，主に大滴性の脂肪沈着を特徴とする．メタボリックシンドローム，肥満，糖尿病，高脂血症が危険因子となる．組織学的に5%以上の肝細胞に脂肪化を認めることが脂肪肝の目安であり，脂肪沈着のみで肝炎がなければ，単純性脂肪肝である．また，脂肪肝に加えて肝細胞傷害を伴う巣状の炎症細胞集簇が生じた状態は，**非アルコール性脂肪肝炎 nonalcoholic steatohepatitis(NASH)** と呼ばれる．NASHでは肝細胞の淡明化および風船様腫大(ballooning)，マロリー・デンク小体がみられ，いずれも肝細胞の細胞骨格の変性を反映した特徴的な細胞所見である．さらに，個々の肝細胞を網状に取り囲むような膠原線維の増生である pericellular fibrosis を認める．線維化が徐々に肝全体に広がると肝硬変となり，一部では肝細胞癌が発症する(図Ⅲ・3・19)．

i 肝　硬　変

肝硬変は多様な原因によって肝全体に生じるびまん性の慢性肝病態である．慢性的な肝疾患の終末像で独立した疾患ではない．慢性ウイルス性肝炎，自己免疫性肝炎，アルコール性肝疾患，NASH，胆汁うっ滞性の肝障害などあらゆる肝障害に引き続き生じる．種々の肝障害により，肝細胞の壊死が生じると，その肝細胞を補うように肝細胞は再生するが，不十分な肝再生と線維性結合組織の増加が同時に起こる．肝臓は再生結節と結節を取り囲む線維性結合組織に置換され，通常の肝細胞実質の占める割合は減少し，線維性間質が増加する．その結果，本来の肝血流動態が失われ，門脈血流は減少し正常な肝小葉構造と異なる偽小葉で占められ，肝硬変の状態となる．

肝硬変は結節の大きさによって，大結節性，小結節性と混合結節性に分かれ，B型肝炎ウイルスによる肝硬変は大結節性，アルコール性肝硬変では小結節性，C型肝炎ウイルスでは混合結節

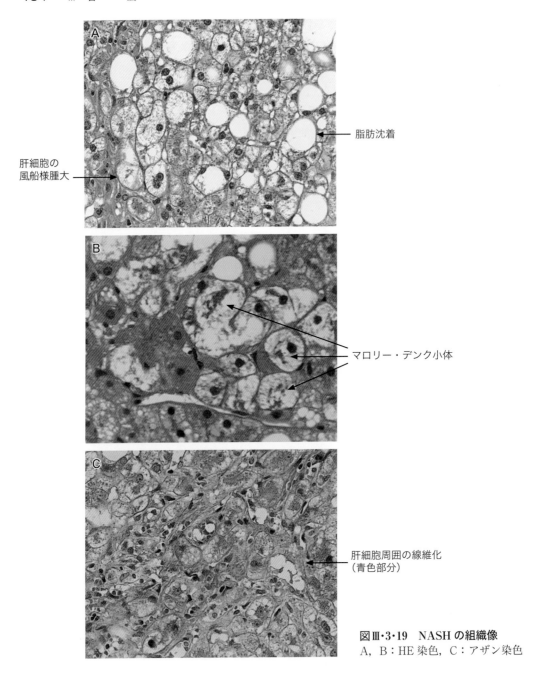

脂肪沈着

肝細胞の
風船様腫大

マロリー・デンク小体

肝細胞周囲の線維化
（青色部分）

図Ⅲ・3・19　NASH の組織像
A，B：HE 染色，C：アザン染色

性になりやすい．PBC や PSC などの胆汁うっ滞性肝硬変では，不規則な地図状の結節性変化を示す．肝硬変では，① 肝機能が障害された肝不全，② アルブミン合成の低下による腹水の貯留や手足の浮腫，③ 門脈の狭小化による門脈圧亢進状態が食道静脈瘤や脾臓の腫大を合併する．

j　腫　瘍

　肝臓に発生する腫瘍には良性および悪性腫瘍があり，ときに腫瘍類似病変が発生する．

1）肝細胞腺腫 hepatocellular adenoma（HCA）

　正常肝に発生する良性腫瘍で，女性に多く，経口避妊薬，蛋白同化ホルモンとの関連性がある
といわれており，糖原病にも発生する．肝細胞腺腫は豊富な動脈血流によって栄養される血流の
多い腫瘍であるため，画像診断では肝細胞癌との鑑別が困難である．多くは遺伝子異常が認めら
れ，四つのタイプに分類される．増大すると破裂の危険性があり，一部で癌化することから，良
性腫瘍であるが肝切除の対象となることがある．

2）血管腫 hemangioma

　非上皮性肝腫瘍の中で最も多く，やや女性に多い．異型に乏しい血管内皮細胞が増生し，血管
内腔には種々の程度に赤血球が貯留している．壁の薄い拡張した血管が集簇した海綿状血管腫が
みられやすい．大きい血管腫では，画像診断により比較的容易に診断できるが，小さいものでは
肝細胞癌との判別が難しいことがある．

3）限局性結節性過形成 focal nodular hyperplasia（FNH）

　限局性結節性過形成は腫瘍類似病変の一つで，限局性の血流異常により肝細胞の過形成が生じ
る．一般的に，正常肝に単発性に発生する．典型的には，画像上あるいは肉眼的に結節中心付近
に瘢痕様線維化がみられる．組織学的に，小型の異常な筋性血管が増生し，異型に乏しい肝細胞
の密度の増加，細胆管の増生を認める．

4）肝細胞癌 hepatocellular carcinoma

　肝細胞癌は肝細胞性の悪性腫瘍であり，わが国では肝癌の約90％が肝細胞癌で，中高年の男性
に多くみられる（図Ⅲ・3・20）．以前は肝細胞癌の原因の多くはB型およびC型肝炎ウイルスによ
る慢性肝炎あるいは肝硬変であった．しかし，インターフェロンや直接抗ウイルス薬などの肝炎
ウイルス薬の登場によって，肝炎治療が格段に進歩したことで，徐々にウイルスによる肝細胞癌
の数は減少傾向にある．一方で，肝炎の治療によりウイルスが体内から消失したものの別の原因
で肝細胞癌が発生したり，NASHを背景とした肝細胞癌，肥満や糖尿病を背景とした肝細胞癌が
増加傾向にある．

　一般的に肝細胞癌は，画像診断により血流に富む多血性腫瘍として描出されることが多く，腫
瘍マーカーとして AFP，PIVKA-Ⅱが有用である．慢性肝疾患を背景に癌化する場合は，異型肝
細胞の集簇巣である異型結節（ディスプラジア結節）や，非腫瘍部と腫瘍部の境界が不明瞭な2cm
以下の病変と定義される早期肝細胞癌を経て，段階的に細胞異型が増し進行癌へと進展する**多段
階発癌**がみられる．3cmを越える結節性の肝細胞癌では，非腫瘍部との間に被膜を形成する傾向
があり，被膜浸潤や血管内への浸潤を認める頻度が増加する．肝細胞癌は血管侵襲性が高く，肝
内門脈枝を介して肝内転移することも特徴である．癌細胞は，正常肝細胞の特徴を保持すること
が多く，グリコーゲンの蓄積を反映した細胞質の淡明化，脂肪蓄積を反映した脂肪化，胆汁産生
を反映した胆汁産生を認めることがある．

　肝細胞癌の治療には，外科切除以外に，ラジオ波による焼灼術，肝動脈塞栓療法，全身化学療
法，肝移植など，癌の進行度応じて多様な選択肢がある．

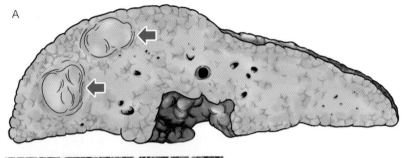

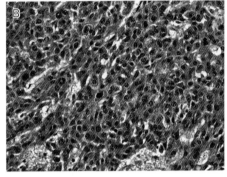

図Ⅲ・3・20　肝細胞癌
A：肉眼像のイラスト．肝硬変を背景に
　　肝細胞癌を二つ認める（矢印）
B：組織像．腫瘍細胞が索状に並ぶ

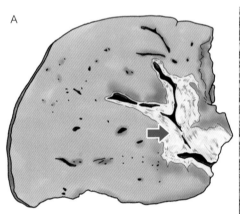

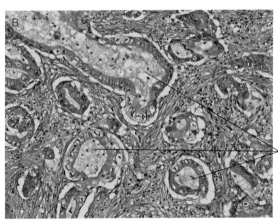

粘
液

図Ⅲ・3・21　肝内胆管癌
A：肉眼像のイラスト．胆管に沿った浸潤を認める（矢印）
B：組織像．粘液を産生しながら増殖する腺癌（☞図Ⅱ・7・12, 103頁）

5）肝内胆管癌 intrahepatic cholangiocarcinoma

　肝内胆管癌は肝臓内の胆管細胞への分化を示す悪性腫瘍であり，肝癌の約5％を占め，男性に
やや多い（図Ⅲ・3・21A）．正常肝に発生することが多いが，肝内結石症や原発性硬化性胆管炎な
どの慢性の炎症性胆管障害を背景にして癌化することがある．東南アジアにおいては，胆道への
寄生虫感染による肝内胆管癌の発生率が非常に高い．わが国では化学物質であるジクロロメタン
と1,2-ジクロロプロパンによると思われる胆管癌が報告されている．

　腫瘍細胞は，腺腔状構造を形成する**腺癌**がほとんどである（図Ⅲ·3·21B）．胆管から癌が発生し，胆管が閉塞すると肝臓内末梢胆管が拡張する．腫瘍マーカーとして CEA，CA19-9 が上昇することがある．多くの胆管癌も肝細胞癌と同様に，異型細胞の増殖を経た癌化である多段階発癌が推測されているが，すでに進行した状態で見つかることが多く，胆管周囲の肝臓実質へ浸潤すると肝臓内に腫瘤を形成し，血管浸潤，リンパ管浸潤，末梢神経の浸潤をきたす．肝細胞癌はリンパ節転移は非常にまれであるが，肝内胆管癌ではリンパ節転移の頻度が高い．

　肝内胆管癌の治療は，外科切除が第一選択であり，切除不能な場合に化学療法や放射線治療が選択される．

6）転移性肝癌

　肝臓は門脈経由で消化管からの血液が流入するため，胃や大腸などの消化器癌の転移臓器になりやすい．また，非常に血流豊富な大きな臓器であるため，消化器癌以外にも多様な癌が転移しうる臓器である．とくに，大腸癌に対する化学療法が進歩してきたために，従来手術不能であった大腸癌の肝臓への転移病巣に対して手術が可能となってきた．

7）その他の悪性腫瘍

　まれな肝臓原発の腫瘍として，肝細胞癌と肝内胆管癌の成分が混在する混合型肝癌があり，肝癌の約1〜2％に相当する．また，小児に発生しやすいものとして**肝芽腫**があり，生下時に腹部膨隆で発見されるなど，2歳までに見つかることが多い．肝芽腫は肝臓全体を置換するほどの腫瘍を示すことがあるが，化学療法が著効しやすい．

6　胆道系 biliary system，胆嚢 gallbladder

　胆道系とは，肝細胞間の毛細胆管で生成された胆汁や不要になったビリルビン，コレステロールなどが十二指腸乳頭部より排出されるまでの全経路を指す（図Ⅲ·3·22）．肝臓内に存在する小葉内胆管が集合して肝内胆管となり，肝外で左右肝管となる．左右肝管は肝門部で合流し，総肝管となる．一方で，胆嚢は全長7〜10cm の西洋梨型の袋状臓器であり，肝臓右葉下面と接している（肝床部）．総肝管と胆嚢は総胆管中部で合流し（3管合流部），オッディ（Oddi）括約筋を有する十二指腸乳頭部で膵管と合流して十二指腸内腔に開口する．左右肝管から総胆管までを肝門部胆管といい，3管合流部より十二指腸側を遠位胆管という．

　胆汁は黄褐色もしくは黄金色〜濃緑色で，主成分である水分とともに，胆汁酸やビリルビン，コレステロール，リン脂質が含まれている．胆汁酸は界面活性や親水性が高いため，腸内の脂肪を乳化してリパーゼの働きを助ける．また，脂肪分解によってできた脂肪酸を結合して吸収を促進する．

　肝外胆管，胆嚢の組織は，単層円柱上皮に被覆されている　層構造は，胆管は粘膜層，線維筋層，漿膜下層，漿膜の4層構築であり，胆嚢は粘膜層，固有筋層，漿膜下層，漿膜となっており，消化管の層構築とは異なる．胆嚢では，固有筋層にまで及ぶ粘膜嵌入であるロキタンスキー·アショフ洞 Rokitansky-Aschoff sinus（RAS）がみられる．これは，胆嚢壁の脆弱化が原因といわれている．

a　胆道閉鎖症 biliary atresia

　胆道閉鎖症とは，胎児期から出生前後に肝外胆管の完全閉塞により黄疸を生じる重篤な病態であり，生後間もなく肝腫大や**灰白色便**がみられることが臨床的特徴である．放置すれば，乳幼児期に胆汁うっ滞性肝硬変から慢性肝不全となり死亡する．何らかのウイルス感染が病態発生に関与しているといわれている．肝病変の進行した症例は予後不良である．

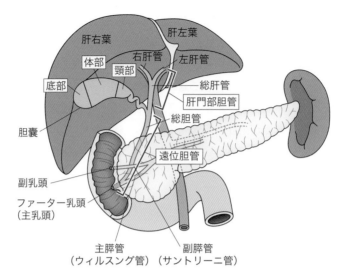

図Ⅲ・3・22　胆道系，胆嚢と膵管

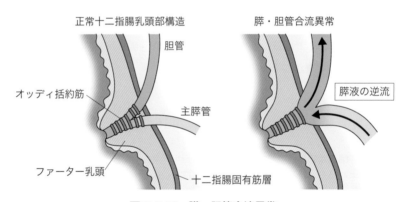

図Ⅲ・3・23　膵・胆管合流異常
胆管・膵管は，十二指腸壁を越えて合流し，オッディ括約筋があることにより
胆膵液の逆流を防いでいる．一方で，膵・胆管合流異常では，十二指腸外で胆
管・膵管が合流するため，膵液が胆管側へ逆流する

b 先天性胆道拡張症 congenital biliary dilatation

　先天性胆道拡張症は，総胆管を含む肝外胆管の限局性拡張を示す先天性形成異常であり，膵・胆管合流異常の合併が生じる(図Ⅲ・3・23)．女性に多く，欧米人と比較し東洋人に多いといわれている．胆汁流出障害や**膵・胆管合流異常**による膵液の胆道逆流現象が高頻度で合併するため，胆管癌・胆嚢癌の危険因子の一つである．とくに，若年発症の胆管癌・胆嚢癌は，先天性形成異常が要因になっていることが少なくない．

c 胆石症 cholelithiasis

　胆道系で生じる結石は胆石と総称される．胆石症は，場所によって胆嚢結石症 cholecystolithiasis や胆管結石症 cholangiolithiasis などに分類され，ときに突然の激痛や黄疸，発熱などの症状を

呈する．胆嚢結石の頻度は高く，日本人の胆石保有率は5％前後といわれている．欧米では**コレステロール胆石**が多いのに対し，アジアでは**ビリルビンカルシウム石**が多い．コレステロール胆石は肥満や糖尿病患者に多く，コレステロール過飽和状態により胆石が形成されるといわれている．一方で，ビリルビンカルシウム石は割面に薄層状性がみられるのが特徴であり，胆道感染で生じる胆石である．

d　急性胆管炎　acute cholangitis

急性胆管炎は，無菌状態であるはずの胆管内の感染に起因する病態であり，経乳頭的な上行感染か，経門脈的な胆管内胆汁の細菌感染が原因とされている．組織学的には，急性期炎症の状態で好中球を主体とした炎症細胞浸潤や胆管粘膜上皮の変性・壊死が生じる．症状として，悪寒を伴う間歇的発熱，右上腹部痛，黄疸のシャルコー（Charcot）三徴が知られている．また，シャルコー三徴に意識障害，ショックが加わったレイノルズ（Reynolds）五徴も有名である．

e　急性胆嚢炎　acute cholecystitis

急性胆嚢炎は，急性有石性胆嚢炎 acute calculous cholecystitis と急性無石性胆嚢炎 acute acalculous cholecystitis に大きく分類される．胆嚢結石症に併発するものがほとんどであるが，感染症などが要因になっていることも少なくない．初期の組織像は，うっ血・浮腫を伴う虚血性変化が目立ち，二次的に細菌感染が生じることで好中球出現を伴う急性炎症の所見となる．寛解期にはリンパ球や組織球を伴う慢性炎症と移行していく．組織球である泡沫細胞の著明な出現を伴う胆嚢炎を黄色肉芽腫性胆嚢炎 xanthogranulomatous cholecystitis といい，浸潤性胆嚢癌との術前の鑑別が難しい．

f　慢性胆嚢炎　chronic cholecystitis

多くは，胆石による慢性的な刺激が原因と考えられており，罹患者の95％に胆石の合併がみられる．胆嚢壁肥厚がみられ，粘膜上皮では萎縮や過形成，化生がみられる．また，RAS内に胆汁，胆泥，胆石が確認されることも少なくない．

g　胆嚢腫瘍様病変

1）胆嚢腺筋腫症　adenomyomatosis

胆嚢腺筋腫症は，RASが固有筋層から漿膜下層にかけて増生・拡張し，それを取り囲むように平滑筋線維と膠原線維が増加する病態であり，胆嚢壁が限局性，もしくはびまん性に肥厚する．漿膜下層に至る胆嚢壁が肥厚するため，臨床的に癌との鑑別を要する．

2）ポリープ　polyp

胆嚢ポリープとは，隆起性病変の総称であるが，非腫瘍性としてコレステロールポリープ，過形成ポリープ，炎症性ポリープなどがある．コレステロールポリープは黄色調であり，粘膜上皮下に泡沫細胞が集簇して隆起性病変を形成していく．

h　腫　瘍

1）胆道癌前癌病変

胆道の前癌病変を胆道上皮内腫瘍 biliary intraepithelial neoplasia（BilIN）といい，顕微鏡下に同定される胆道上皮の腫瘍性病変である．上皮の異型度により低異型度BilINと高異型度BilINに分類する．

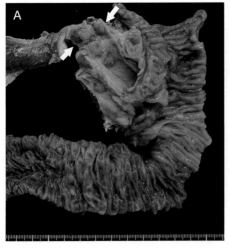
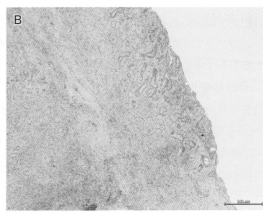

図Ⅲ・3・24　胆管癌
A：肉眼像．肝外胆管癌の多くは胆管狭窄（矢印）を生じる
B：組織像．管状腺癌の浸潤像を呈する

2）肝外胆管癌 extrabiliary carcinoma，胆囊癌 gallbladder carcinoma

　胆管癌と胆囊癌は世界的には比較的発生頻度の少ない悪性腫瘍であるものの，わが国では発生率と死亡率が高い．危険因子は，胆囊癌では胆囊結石症や膵・胆管合流異常との因果関係が深いといわれている．また，胆管癌は金属の洗浄液として使用されるジクロロメタン dichloromethane（DCM），または 1,2-ジクロロプロパン 1,2-dichloro-propane（DCP）に長期間，高濃度曝露することにより発症しうることが医学的に証明されたことで，職業病としての側面ももち合わせている．肝外胆管癌では，閉塞性黄疸が発見契機となることが少なくないが，胆囊癌では無症状のまま進行し，進行癌で発見されることも少なくない．組織学的には腺癌が大部分であり，豊富な線維性間質を伴いながら浸潤する（図Ⅲ・3・24）．*KRAS*遺伝子変異や*TP53*遺伝子変異がよくみられる．進行癌の予後は不良であり，5年生存率は胆管癌で50％以下である．

7　膵　　臓 pancreas

　膵臓は外分泌腺と内分泌腺から構成される後腹膜実質臓器である（図Ⅲ・3・25）．膵臓の位置は，第1～第2腰椎の高さで十二指腸左側壁から脾門部に向かって横走している（図Ⅲ・3・22）．膵臓は頭部，体部，尾部（頭部側半分が体部，尾側半分が尾部）に区分され，総肝動脈，脾動脈，上腸間膜動脈から膵臓全体に血流が注がれている．
　頭部は十二指腸と付着し，膵前面は胃や横行結腸と接している．一方で，背側は緩やかな結合組織が介在し，門脈系血管と近接している．総胆管は膵後方から膵内へ埋没し，十二指腸乳頭部へ開口する．
　膵臓発生は，胎生4週までに発生する肝憩室から，胎生5週で背側膵原基，腹側膵原基が形成される．胎生7週には主膵管・副膵管の癒合・形成がはじまり，胎生8週までに膵管が十二指腸へ陥入，胎生11週にオッディ（Oddi）筋が中胚葉組織から形成される．
　膵臓は膵小葉構築の集合からなり，膵腺房 acinus とランゲルハンス（Langerhans）島，導管 duct から構成されている．外分泌機構は，膵腺房細胞から膵酵素 pancreatic enzyme を含む膵液が分泌されると，介在部

膵腺房　　　ランゲルハンス島　　　膵管

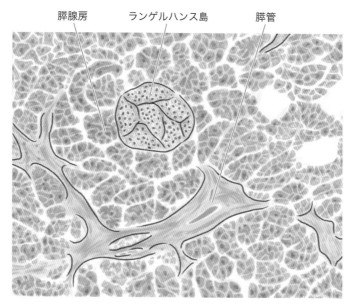

図Ⅲ・3・25　正常膵臓の組織像
膵臓は，外分泌腺である膵腺房と内分泌腺であるランゲルハンス
島，膵管から構成されている

intercalated duct を伝って小葉内導管 intralobular duct に流出し，続いて分枝膵管 branch pancreatic duct，主膵管 main pancreatic duct，十二指腸乳頭部 ampulla of vater 開口部へと分泌される．膵液分泌は，食物による胃十二指腸の伸展により誘発される迷走神経反応によって分泌が調整される（内臓・膵反射）．膵液は膵内では不活性で，十二指腸へ流出してはじめて活性化される．
　一方で，内分泌組織であるランゲルハンス島はA細胞（グルカゴン産生細胞），B細胞（インスリン産生細胞），D細胞（ソマトスタチン産生細胞），PP細胞（膵ポリペプチド分泌細胞）が主な構成細胞であり，膵全体に存在している．
　膵管系は発生過程で腹側膵管が背側膵管に癒合することで背側膵管遠位部とともに主膵管［ウィルスング（Wirsung）管］を形成し，背側膵管近位部は副膵管［サントリーニ（Santorini）管］をつくり出す．なお，副乳頭部には正常膵組織の介在がみられる．

a　膵低形成 pancreatic hypoplasia

　発育過程にて異常が生じ，形態的・機能的に不完全な状態をいう．新生児早期の糖尿病および膵外分泌機能不全がみられる．

b　膵管癒合不全 pancreatic divisum

　腹側膵原基と背側膵原基の癒合不全に伴う形成異常であり，主膵管と副膵管が独立した膵液排出機能を有している．

c　輪状膵 annular pancreas

　膵実質組織が十二指腸下降脚を囲むように存在している形成異常であり，十二指腸通過障害が主症状である．膵胆道系悪性腫瘍の合併頻度が10%程度ある．

d　急性膵炎 acute pancreatitis

　急性膵炎は，何らかの要因により膵内で膵消化酵素が活性化され，**膵自己消化**が生じる病態である．強い炎症を伴う急性膵炎は急性腹症の一つとして知られており，近年，増加傾向であるといわれている．男性に発症することが多く，発症年齢のピークは 50 歳代と 70 歳代である．

　一般的に，膵消化酵素は非活性型で腺房細胞内に存在しているが，アルコール，感染，外傷，低酸素などの要因により非活性型のトリプシノーゲンがトリプシンに活性化されると，膵組織が傷害される．このほか，膵管閉塞やある種の遺伝子変異によっても急性膵炎が発症するといわれている．

　組織学的には，膵小葉間もしくは膵腺房間の浮腫状変化や好中球主体の炎症細胞浸潤が生じ（急性間質性膵炎），進行することで広範な脂肪・膵実質壊死を伴う急性壊死性膵炎や急性出血性膵炎が生じる．

e　慢性膵炎 chronic pancreatitis

　慢性膵炎は，膵実質内における不規則な線維化や炎症細胞浸潤，および膵実質の脱落などの**慢性炎症性変化**が生じている状態であり，急性膵炎と異なり多くは非可逆性である．慢性膵炎の罹患率は 4/10,000 人と推定され，成因はアルコール性が最も多い．男性例においても多くはアルコールに起因するといわれるが，たとえ大酒家であっても慢性膵炎を発症する頻度は必ずしも高くなく，個人の特性が発症に影響を与えている可能性が指摘されている．病態の本質は膵外分泌能および内分泌能の低下であり，組織学的には膵小葉内，小葉間，導管周囲に慢性炎症が生じ，膵実質の破壊，線維化が生じる．蛋白栓や膵石形成，囊胞を裏打ちする上皮細胞がみられない仮性囊胞を伴うことがしばしばみられる．

f　自己免疫性膵炎 autoimmune pancreatitis（AIP）

　自己免疫性膵炎とは，膵組織が CD4 陽性ヘルパー T 細胞により自己抗原として認識されることで免疫応答が生じる，自己免疫疾患と考えられている．炎症性膵病変であり，膵腫大や主膵管の狭細像がみられる．とくに，**血清 IgG4** の異常高値がみられるため，膵臓における **IgG4 関連疾患**としても考えられている．組織学的には，高度のリンパ球や IgG4 陽性形質細胞の浸潤や花むしろ状線維化，閉塞性静脈炎 obliterative phlebitis が特徴とされている．膵外病変として硬化性胆管炎や硬化性涙腺炎，唾液腺炎，後腹膜線維症があげられる．

> IgG4 関連疾患は，2001 年にわが国より報告された血清 IgG4 高値伴う自己免疫性膵炎から派生した概念であり，膵のほか，硬化性胆管炎，涙腺唾液腺炎［ミクリッツ（Mikulicz）病］，甲状腺炎，間質性腎炎，後腹膜線維症など，病変が多臓器に及ぶ場合と単一臓器病変の場合がある．ステロイド治療が第一選択となるが，腫瘤を形成して癌と誤診されることもあり注意を要する．

g　腫　　瘍

　膵臓原発の腫瘍は上皮性腫瘍が多く，外分泌性腫瘍と内分泌性腫瘍に分けられる．最も発生頻度が高い腫瘍として膵管上皮由来の膵管癌が知られており，膵腫瘍の 85％ を占める．次いで，膵管内乳頭粘液性腫瘍，神経内分泌腫瘍などがあげられ，腫瘍の鑑別には年齢や性別，発生部位，肉眼・組織所見が重要となる（図Ⅲ・3・26）．

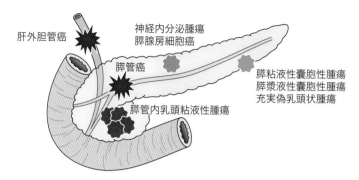

図Ⅲ・3・26　胆道系・膵臓腫瘍の組織型別発生局在

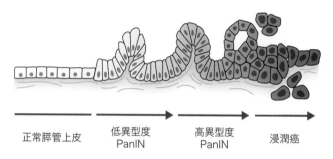

図Ⅲ・3・27　膵癌進展の模式図

1）膵管癌 pancreatic ductal carcinoma

　膵管癌は，60〜70 歳代の男性に多く，膵頭部に好発する．主症状は背部痛であり，家族性膵癌，飲酒が危険因子としてあげられる．血清腫瘍マーカーとして，CEA や CA19-9 が有用である．膵臓は薄い臓器のため，多くの症例で膵外浸潤を生じる．そのため，十二指腸や胆管浸潤による食物通過障害や**閉塞性黄疸**を生じることも少なくなく，門脈系血管浸潤により手術不能となることが多い．このことが，膵管癌を予後不良にしている一つの要因である．

　発生母地は膵管上皮であり，膵上皮内腫瘍性病変 pancreatic intraepithelial neoplasia（PanIN）を経て浸潤癌となる（図Ⅲ・3・27）．PanIN は膵管癌の前癌病変を示し，胆道系腫瘍と同様に，異型度により低異型度 PanIN と高異型度 PanIN に分類されている（☞ 6 h 腫瘍，199 頁）．浸潤癌となると，ほとんどの場合が管状腺癌の組織型をとるが（図Ⅲ・3・28），まれに腺扁平上皮癌などの特徴を示す．膵管癌では多段階的に遺伝子変異を獲得し，低異型度 PanIN の時点で *KRAS* 遺伝子変異を，浸潤癌で *TP53* 癌抑制遺伝子などの遺伝子変異を獲得する．

2）膵管内乳頭粘液性腫瘍 intraductal papillary mucinous neoplasm（IPMN）

　IPMN は，粘液貯留による膵管拡張を特徴とする嚢胞性膵腫瘍である．中高年男性に好発し，女性に比べて男性の発症率が高い．組織学的には，粘液を含有する高円柱状上皮が乳頭状に増殖する形態が中心である．多くの症例は非浸潤性であり，異型度は低異型性，高度異型性に分類される．しかしながら，浸潤性増殖がみられ，膵管癌と類似した組織型を示すこともある．遺伝子変異は，膵管癌ではみられない guanine nucleotide binding protein（*GNAS*）遺伝子変異が高頻度

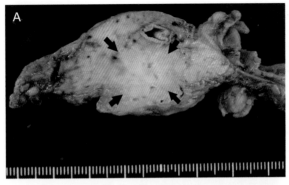

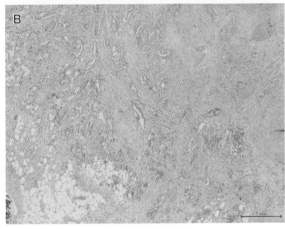

図Ⅲ・3・28　膵管癌
A：肉眼像．白色調腫瘤（矢印）がみられる
B：組織像．管状腺癌であり，膵外浸潤を伴うことがある．本例では脂肪組織への浸潤がみられる

にみられることから，膵管癌との病態の違いが指摘されている．

3）粘液性囊胞性腫瘍 mucinous cystic neoplasm（MCN）

MCN は，中年女性に好発する膵囊胞性腫瘍であり，そのほとんどが膵体尾部に発生する．多房性囊胞性病変であり，立方状もしくは高円柱状上皮が粘液を含有し，平坦状から乳頭状まで種々の程度の増殖形態を示す．また，上皮下に卵巣様間質が存在し，エストロゲン受容体あるいはプロゲステロン受容体などの発現がみられる．

4）神経内分泌腫瘍 neuroendocrine neoplasm（NEN）

神経内分泌腫瘍は膵神経内分泌細胞由来の腫瘍性病変であり，ホルモン過剰症状がみられるものは症候性（機能性）腫瘍とされ，**インスリノーマやガストリノーマ**などがある．一方で，ホルモン過剰症状を伴わない腫瘍は非症候性（非機能性）腫瘍とされる．まれな膵腫瘍ではあるが，多発性内分泌腺腫症 multiple endocrine neoplasia（MEN）1 型やフォン・ヒッペル・リンドウ病 von Hipple-Lindau disease と合併することがある．組織学的に腫瘍細胞は索状，リボン状，偽ロゼット構造など多彩である．異型度は 3 段階に分類されるが，悪性の神経内分泌癌 neuroendocrine carcinoma（NEC）も存在し，予後不良である．

5）その他の膵腫瘍

膵腫瘍のほとんどは膵管癌であるが，その中には女性好発疾患がある．その一つは，前述の

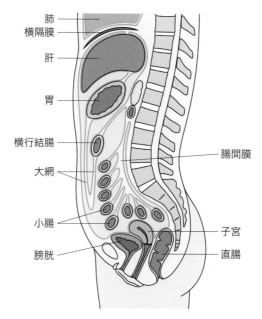

肺
横隔膜
肝
胃
横行結腸
大網
小腸
膀胱

腸間膜
子宮
直腸

図Ⅲ・3・29　腹膜(女性, 正中断)

MCN であるが, ほかに漿液性嚢胞腫瘍 serous cyst neoplasm(SCN)や充実偽乳頭状腫瘍 solid pseudopapillary neoplasm(SPN)がある. また, 小児膵腫瘍として, 膵芽腫 pancreatoblastoma が知られている.

8　腹　　膜

　腹腔や骨盤腔をおおった漿膜を腹膜といい, 臓器をおおう臓側腹膜, 腹壁をおおう壁側腹膜に分けられる(図Ⅲ・3・29). 大網, 小網, 腸間膜も腹膜の一つであり, 大網は移動性に富むため炎症の限局化に役に立つ. 腹腔面は1層性に中皮細胞が敷石状に配列し, 線維性結合組織が中皮細胞下に位置している. 腹腔内には少量(30〜40ml)の漿液が存在し, 腹腔内臓器の運動を円滑にしている.

a　腹膜炎　peritonitis

1）急性腹膜炎

　急性腹膜炎の要因は, 消化器, 消化管, 性器などの腹部臓器の炎症波及があげられる. とくに, 消化管穿孔や臓器破裂による急性炎症は重篤な全身症状をきたし, 食物残渣や胆汁, 便汁が腹腔内に漏出することで, 高度の腹膜刺激による**敗血症ショック**を生じる. 穿孔性腹膜炎の場合, 好中球主体の炎症細胞浸潤が腹膜で生じ, 膿瘍形成を生じることもある.

2）慢性腹膜炎

　慢性腹膜炎は, 多くの場合が急性腹膜炎後に生じる変化であり, 急性炎症で析出した線維素が器質化する. そのため, 臓器同士の運動が制限され, 重篤な場合には機械的イレウス状態となることがある.

b　腹　水　ascites

　腹水とは，腹膜組織直下の脈管より水分が滲出・漏出した結果，腹腔内に多量の液体が貯留した状態，また，その液体のことをいう．要因はさまざまであるが，滲出液については急性腹膜炎に随伴して発生する．悪性腫瘍による持続性慢性炎症も滲出液を生じる．一方で，漏出液は，低蛋白血症やネフローゼ症候群，門脈圧亢進症，うっ血性心不全に伴うことが多く，全身疾患に伴う二次的症状である場合が多い．悪性腫瘍により発生した腹水の場合，腹水細胞診を行うことで，診断できる場合もある．

c　腫瘍，腫瘍性病変

1）中皮腫　mesothelioma

　中皮細胞の腫瘍化により起こるもので，腹腔内発生はまれである．組織学的には悪性中皮腫 malignant mesothelioma であることが多く，**石綿(アスベスト)**関連腫瘍として重要である．アスベスト曝露と悪性中皮腫との関連が強い場合には，労災認定となることがある．胸膜原発の悪性中皮腫と同様に，上皮様細胞からなる上皮型悪性中皮腫と腫瘍細胞の多形性に富む肉腫型悪性中皮腫に大別される．

2）腹膜癌　peritoneal cancer

　腹膜発生の悪性腫瘍であり，多くは女性に発症する．組織型は漿液癌が多く，卵巣や卵管から発生する漿液腺癌との鑑別が問題となる．腫瘤形成がない場合は原発不明癌に分類されるため，臨床情報と併せて鑑別されることが多い．

3）癌性腹膜炎　peritonitis carcinomatosa

　腹膜癌症ともいわれ，癌細胞の腹膜播種が病態の本質である．そのため，高度になると，持続する漿膜炎症による機械性イレウスが生じる．胃癌や卵巣癌，膵癌に多い．貯留した腹水を用いた細胞診が診断に有用である．

4）腹膜偽粘液腫

　卵巣の粘液性嚢胞性腫瘍や虫垂原発腫瘍に随伴して生じることが多く，大量のゼリー状粘液が腹腔内に貯留することが知られている．外科切除後に生じる場合が多く，長期経過後に生じることも少なくない．

d　ヘルニア

　体壁の薄い部位より，腹腔内臓器である小腸や体網が脱出する病態である．腹膜に包まれて腹腔外に脱出する場合は外ヘルニア，体腔内の隙間にはまり込んだものを内ヘルニアという．部位によって，鼠径ヘルニアや臍部ヘルニア，腹壁ヘルニアに分類される．

4 内分泌系

　人体は約60兆個のさまざまな細胞から構成され，たえず入れ替わりながら一定の状態を保っている（恒常性，**ホメオスタシス** homeostasis）．ホメオスタシスを維持するためには全身のいろいろな細胞が協調して働くことが必要で，そこにはホルモンが重要な機能を演じている．ホルモンは内分泌臓器で産生される生理活性物質であり，血中に分泌（内分泌 endocrine）され，多様な作用を発揮する．ホルモンの作用は標的細胞に発現している受容体 receptor（レセプター）を介して行われ，内分泌は血液を介した細胞間コミュニケーションということができる．

　ホルモンの産生や分泌は体内で厳密にコントロールされている．内分泌臓器がホルモンを分泌して標的細胞にシグナルを送り一定の生物作用を発揮すると，その後，ホルモンの分泌作用を抑制し作用が過剰とならないように合成を調節する機構が働く．これを**ネガティブ（負の）フィードバック** negative feedback と呼ぶ（図Ⅲ・4・1）．生体内の内分泌臓器としては，視床下部，下垂体，甲状腺，副甲状腺（上皮小体），副腎，性腺がある．特定のホルモンについて，これらの臓器の間でフィードバックループが形成され，ホルモンの血中濃度の恒常性が維持されている（図Ⅲ・4・2）．この調節機構が崩れるとホルモンが体内で変動し，種々の機能異常を生じる．ホルモンが過剰に産生され血液中で高値になると，**機能亢進症**（ホルモン過剰症）が，逆にホルモン産生が低下し血液中で低値になると，**機能低下症**（ホルモン欠乏症）が生じる．

> 　ホルモン産生細胞は前出の内分泌臓器以外にも，消化管粘膜，膵島，肝臓，腎臓にも存在していて，消化管運動や消化・吸収，血糖値制御，血圧調節，赤血球産生などに重要な役割を果たしている．より最近では，心筋から心房性ナトリウム利尿ペプチド atrial natriuretic peptide（ANP），血管内皮からエンドセリン，脂肪組織から**アディポサイトカイン**（レプチン，アディポネクチンなどが食欲抑制や生活習慣病の病態に関与）などが分泌されていることが明らかとなり，新たな内分泌器官の仲間入りをし，従来の内分泌細胞や

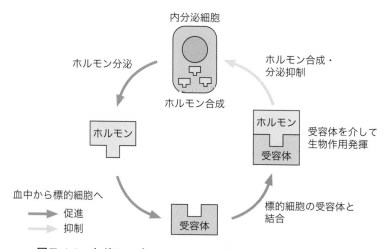

図Ⅲ・4・1　ネガティブフィードバック機構とホルモン合成の制御

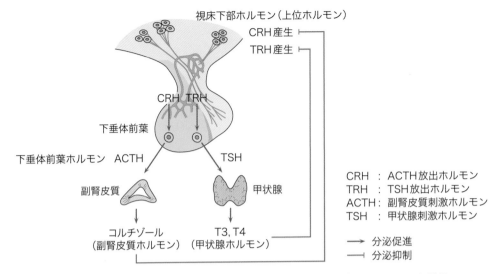

視床下部ホルモン（上位ホルモン）

CRH : ACTH放出ホルモン
TRH : TSH放出ホルモン
ACTH: 副腎皮質刺激ホルモン
TSH : 甲状腺刺激ホルモン

⟶　分泌促進
⊣　分泌抑制

図Ⅲ・4・2　視床下部-下垂体-副腎皮質・甲状腺のネガティブフィードバック機構

ホルモンの概念が少しずつ変わってきている．さらにホルモンの中には細胞増殖刺激因子としての役割も注目されている．

1　視床下部 hypothalamus，下垂体 pituitary

　視床下部と下垂体は解剖学的にも機能的にも密接な関係にあり，視床下部-下垂体系と呼ばれる（図Ⅲ・4・3）．間脳に位置し，視床とは視床下溝により境される．自律神経系あるいは内分泌機能の最高中枢として，生命維持や下垂体の内分泌機能を調節する重要な役割を担っている．視床下部の神経核を構成する神経細胞はホルモン産生細胞であり，主要な多くのホルモンを産生する．主なホルモンとその機能を表Ⅲ・4・1，表Ⅲ・4・2にまとめた．
　下垂体は重量約0.6gの小さな器官で，中頭蓋窩のトルコ鞍と呼ばれるくぼみに存在する．発生上，咽頭部粘膜の一部が袋状に伸びてできたラトケ(Rathke)嚢からの腺性下垂体と間脳側からの神経性下垂体が癒合して生じる器官である．腺性下垂体は前葉と中葉（中間部）からなり，前葉からは6種の下垂体前葉ホルモンが産生・分泌され，下位の内分泌器官の機能を制御する（表Ⅲ・4・1）．神経性下垂体は後葉と漏斗部からなり，後葉では視床下部で産生された2種のホルモンが分泌される．これらは下垂体後葉ホルモンと呼ばれ，**オキシトシン**と**抗利尿ホルモン(ADH，バゾプレッシン)**がそれに該当する（図Ⅲ・4・3）．

a　下垂体機能亢進症 hyperpituitarism

　下垂体ホルモンの過剰による病態で，主な原因疾患は**下垂体腺腫 pituitary adenoma**である．下垂体腺腫は前葉細胞の良性腫瘍で，腫瘍の増大による視神経圧迫による視野異常と頭痛，ホルモン過剰産生による内分泌症状を特徴とする．産生ホルモンにより分類され，それによる内分泌症状を呈するものを機能性腺腫，呈さないものを非機能性腺腫と呼ぶ．その頻度は，非機能性腺腫約40％，**プロラクチン(PRL)**産生腺腫約30％，**成長ホルモン(GH)**産生腺腫約20％，副腎皮質刺激ホルモン(ACTH)産生腺腫約8％，その他の機能性腺腫は約2％とされる．非機能性腺腫は腫瘍の増大により，下垂体機能低下症の原因となる．

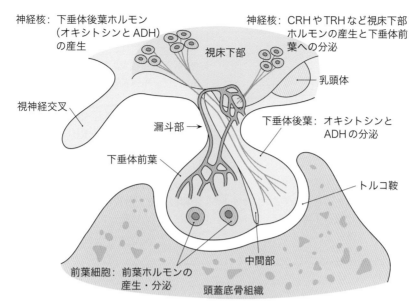

神経核: 下垂体後葉ホルモン
（オキシトシンと ADH）
の産生

神経核: CRH や TRH など視床下部
ホルモンの産生と下垂体前
葉への分泌

視床下部

乳頭体

視神経交叉

漏斗部→

下垂体後葉: オキシトシンと
ADH の分泌

下垂体前葉

トルコ鞍

前葉細胞: 前葉ホルモンの
産生・分泌

中間部

頭蓋底骨組織

図Ⅲ・4・3　視床下部と下垂体の解剖学的関係

表Ⅲ・4・1　視床下部-下垂体系の主なホルモン

	分泌ホルモン	機　能
視床下部	ACTH 放出ホルモン（CRH）	ACTH の分泌を促進する
	TSH 放出ホルモン（TRH）	TSH の分泌を促進する
	性腺刺激ホルモン放出ホルモン（GnRH）	FSH と LH を合わせてゴナドトロピンと呼び，その分泌を促進する．女性では月経周期依存性があり，排卵前に急激に分泌される
下垂体前葉	成長ホルモン（GH）	成長促進と代謝亢進に働く
	甲状腺刺激ホルモン（TSH）	甲状腺ホルモンの生成・分泌を促進する
	副腎皮質刺激ホルモン（ACTH）	副腎皮質ホルモンの生成・分泌を促進する
	卵胞刺激ホルモン（FSH）	卵胞の成熟と卵胞ホルモンの生成・分泌を促進する．男性では精巣のセルトリ細胞に作用し精子形成を促進する
	黄体形成ホルモン（LH）	排卵と排卵後の黄体形成および黄体ホルモン生成・分泌を促進する．男性では精巣の間（ライディッヒ）細胞での男性ホルモンの生成・分泌を促し，間細胞刺激ホルモンと呼ぶ
	プロラクチン（PRL）	分娩後の乳汁分泌を促進する
下垂体後葉	オキシトシン（OT）	子宮筋収縮と乳汁分泌刺激作用を有する
	抗利尿ホルモン（ADH）	尿細管での水の再吸収を促す．血管収縮作用もありバゾプレッシンとも呼ばれる

表Ⅲ·4·2　各種ホルモンと上位ホルモンまたは調節因子

内分泌腺	分泌ホルモン	上位ホルモンとその他の調節因子
甲状腺	T3, T4	TSH(下垂体前葉)，TRH(視床下部)
副腎皮質	コルチゾール	ACTH(下垂体前葉)，CRH(視床下部)
性腺		
精巣	テストステロン	LH(下垂体前葉)，LH-RH(視床下部)
卵巣	エストラジオール	LH(下垂体前葉)，LH-RH(視床下部)
下垂体前葉	GH	成長ホルモン放出ホルモン(GHRH)(視床下部)，ソマトスタチン*(視床下部)
	PRL	乳児の吸乳刺激
下垂体後葉	抗利尿ホルモン(バゾプレッシン)	循環血漿量，血漿浸透圧
副甲状腺	副甲状腺ホルモン	血中 Ca^{2+}，ビタミン D
膵島(ランゲルハンス島)	インスリン，グルカゴン	血糖値

*抑制性の調節因子

1）巨人症 gigantism，先端巨大症 acromegaly

　いずれも GH 産生腺腫による疾患．小児期の骨端軟骨線が閉鎖する前に発症した場合は巨人症，成長期を過ぎ骨端軟骨線閉鎖後に発症した場合は先端巨大症となる．血中 GH は高値を示し，免疫組織化学的に GH が腫瘍細胞に陽性となる．身体症状は特徴的で，巨人症は全身性に骨格や結合組織の発育が継続し，著しい高身長となり，顔面では眼窩上縁突出，下顎突出，舌・口唇の肥大をみる．先端巨大症は，眉弓部の膨隆，鼻や舌・口唇の肥大，下顎突出など顔貌の変化をきたし，四肢末端の骨の肥大が特徴的にみられる(図Ⅲ·4·4)．さらに内臓肥大をきたし，性腺機能低下，高血圧症，糖尿病を伴うことがある．

2）クッシング病 Cushing disease

　ACTH 産生腺腫による副腎皮質機能亢進症をきたす疾患．血中 ACTH 高値により副腎皮質のびまん性過形成を生じ，糖質コルチコイド産生・分泌が過剰となり，満月様顔貌，中心性肥満(体幹部の肥満で四肢は細い)，多毛，にきび，皮膚線条，高血圧，糖尿病，骨粗鬆症，低カリウム血症など多彩な症状を呈する(図Ⅲ·4·5)．同様な症状は副腎皮質自体の腺腫や過形成によっても起こり，クッシング症候群と呼ぶ．

3）PRL 産生腫瘍(プロラクチノーマ) prolactinoma

　PRL(乳汁分泌ホルモン)の血中濃度が高値となり，妊娠・分娩と関係なく乳汁漏出をきたし，無月経や不妊となる．外科的治療が基本であるが，ブロモクリプチンによる保存的治療も効果的である．

b　下垂体機能低下症 hypopituitarism

　下垂体の障害による前葉ホルモン分泌低下状態．下垂体の先天性低形成，腫瘍(非機能性腺腫，転移性腫瘍，頭蓋咽頭腫)による圧迫萎縮や破壊，炎症(梅毒，結核，サルコイドーシス，自己免疫)，出血，梗塞による前葉細胞の壊死や変性が原因となる．

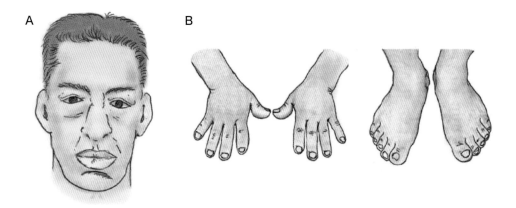

図Ⅲ・4・4　先端巨大症の身体的特徴
A：下顎突出，鼻幅の増大，眼窩上縁・眉弓部の膨隆，口唇肥大
B：四肢末端の骨の肥大と踵の肥厚

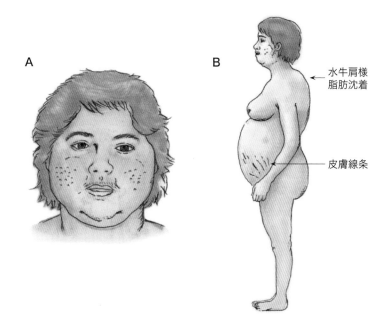

図Ⅲ・4・5　クッシング症候群の身体的特徴
A：満月様顔貌，顔面赤潮，にきび，多毛
B：中心性肥満(四肢は細い)，水牛肩様脂肪沈着，腹部の皮膚線条

1）下垂体性小人症 pituitary dwarfism

　先天性の遺伝子異常によるGH分泌不全症，小児期の前葉発育不全や頭蓋咽頭腫などが原因．低身長となるが，精神の発達は正常である．早期のGH補充療法が有効．

　　下垂体前葉機能低下症／シモンズ(Simmonds)病：下垂体前葉の循環障害，腫瘍，炎症などによる広範な壊死が原因．前葉ホルモンが同時に低下するため，甲状腺，副腎，性腺の萎縮がみられ，体重減少，筋緊張低下，知能障害，基礎代謝低下，性腺機能低下など多彩な症状をきたす．1914 年，ドイツの医師シモンズは下垂体全体の機能不全で，著しい体重減少(るいそう)と早老を特徴とする疾患を報告し，シモンズ病(下垂体性悪液質 hypophyseal cahexia)と呼んだ．
　　シーハン症候群 Sheehan syndrome：分娩時大量出血により，血圧低下や凝固異常から母体の下垂体に貧血性梗塞が生じ，汎下垂体機能不全に陥る病態．出産後 2〜3 週で乳腺が退縮，授乳障害をきたし，無月経や不妊といった性腺萎縮，甲状腺および副腎機能低下が現れる．

c　視床下部-下垂体系の主な疾患

1）尿崩症 diabetes insipidus

　視床下部，下垂体障害により，視床下部の神経核で産生され下垂体後葉から分泌される**抗利尿ホルモン(ADH)**が不足することが原因となる．腎尿細管での水再吸収が抑制されるため，1 日 5 *l* 以上に及ぶ多量の低比重尿を排出する．多尿をきたす結果，激しい口渇と多飲を訴える．原因としては腫瘍が多い．

　　頭蓋咽頭腫 craniopharyngioma：胎生期のラトケ嚢の遺残上皮から生じる良性の腫瘍で，頻度は全頭蓋内腫瘍の約 2％を占め，15 歳未満の小児に好発する．嚢胞状で，扁平上皮に被覆され，内容は黄緑ないし濃緑色のモーターオイル状である．ホルモン活性はもたないが，下垂体や視床下部を圧迫して，下垂体機能低下症(低身長症，性腺異常など)や尿崩症，体温・食欲の異常，思春期早発などを呈することがある．

2　松果体 pineal body

　大脳の中心部，左右の大脳半球の間，第 3 脳室の後部に存在する円錐形の小さな(50〜150 mg)器官である．ホルモンとしては**メラトニン**を合成している．メラトニンの生理機能としては概日リズムの調節(生体時計機能)や小児期の性腺抑制作用が指摘されているが，詳細は不明である．病変としては腫瘍が重要で，青少年期に松果体腫が多く，**テラトーマ**や**胚腫(ジャーミノーマ germinoma)**など，胚細胞腫瘍の好発部位でもある．男児では腫瘍の圧迫による視床下部の障害が生じ，**思春期早発**を伴う．

3　甲状腺 thyroid gland

　　甲状腺は左葉，右葉とこれらをつなぐ峡部からなる蝶の形をした器官で，重量は約 15〜20 g である．組織学的には，コロイド滴を内包する特有の管腔構造である直径 0.2mm の濾胞が無数に集まってできている．
　　甲状腺ホルモンはサイロキシン(T4)とトリヨードサイロニン(T3)で，T3 は T4 の約 10 倍の生理活性をもつ．ヨード付加が 3 個のものが T3，4 個のものが T4 である．甲状腺ホルモンの産生・分泌は**甲状腺刺激ホルモン(TSH)**によりフィードバック調節されていて，また，TSH の分泌は視床下部からの TSH 放出ホルモン(TRH)により調節される(図Ⅲ・4・2 参照)．
　　甲状腺ホルモンの標的細胞はほぼ全身に分布し，その作用はあらゆる細胞の基礎代謝の亢進，成長や発育の促進と知能の発達，自律神経系の活動，蛋白質・糖・脂質代謝の調節など，多岐にわたる．

a　甲状腺機能亢進症 hyperthyroidism

　甲状腺ホルモンの血中高値による症状で，**甲状腺中毒症 thyrotoxicosis** とも呼ばれ，全身の基

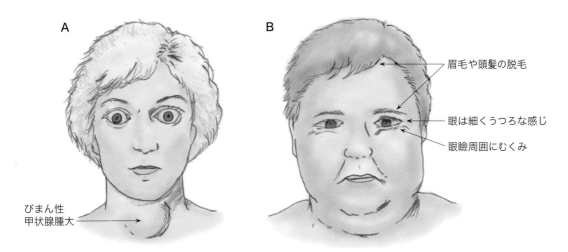

A

B

眉毛や頭髪の脱毛

眼は細くうつろな感じ

眼瞼周囲にむくみ

びまん性
甲状腺腫大

図Ⅲ・4・6　甲状腺機能亢進症(バセドウ病)と低下症(慢性甲状腺炎)の身体的特徴
A：バセドウ病．眼裂が大きく，眼球突出でまばたきが減少，やせてするどい顔つき
B：慢性甲状腺炎(橋本病)．肥満，浮腫状顔貌，脱毛，表情に乏しく，うつ的で年配にみえる

礎代謝率(BMR)が亢進し，体温上昇や発汗過多，暑がり，頻脈，心悸亢進，眼球突出，易疲労感，筋力低下，下痢などが出現する．

1) バセドウ(Basedow)病，グレーブス(Graves)病

　若年成人女性に好発し，全甲状腺疾患の約4割を占める．甲状腺に対する自己免疫疾患の一つと考えられる．濾胞上皮に発現する TSH 受容体を刺激する自己抗体[**甲状腺刺激抗体(TSAb)，TSH 受容体抗体(TRAb)**]が血中に陽性となる．この自己抗体が濾胞上皮に長期作用することで，甲状腺全体の腫大(びまん性甲状腺腫 diffuse goiter)と血流の増大を引き起こし，血中甲状腺ホルモンが高値となる．臨床症状として，**メルセブルグ(Merseburg)の三徴候(びまん性甲状腺腫，頻脈，眼球突出)**が有名である(図Ⅲ・4・6A)．甲状腺腫大が著しい場合は 100 g を超え，気道の圧迫症状をみるほどにもなる．

　組織学的には濾胞上皮が増大し高円柱状となり，濾胞内腔に向かって乳頭状の増殖を示す．濾胞径は拡大しコロイド吸収空胞が増える．濾胞周囲の間質には充血とリンパ球浸潤を認める．

b　甲状腺機能低下症 hypothyroidism

　血中甲状腺ホルモンの低下による症状で，新生児期・小児期の発症では身体および精神発育遅延をきたし，成人期の発症では代謝機能障害による皮膚のむくみ，体重増加，便秘，徐脈，寒がり，うつ，記銘力低下などが出現する(図Ⅲ・4・6B)．甲状腺の発育障害やホルモン合成障害，炎症や腫瘍などによる濾胞上皮の高度の破壊，視床下部-下垂体の異常による TSH 分泌低下が原因となる．

1) クレチン病(症) cretinism

　先天性の甲状腺機能低下症で，無治療で放置すれば身体，知能の重大な発育障害をきたす．早期診断・治療が必要で新生児マススクリーニングの対象疾患となる．原因は甲状腺の低形成，無形成，甲状腺ホルモン合成障害，食事性のヨード摂取欠乏(地方病性クレチン症)，視床下部-下垂

体からの TRH, TSH 分泌障害などがある．甲状腺ホルモン合成障害やヨード欠乏が原因の場合，TSH 刺激により甲状腺腫を生じる．

2）粘液水腫 myxedema

　成人発症性の甲状腺機能低下症に基づく疾患で，30〜60 歳代の女性に多い．**慢性甲状腺炎（橋本病）**の末期例に多く，他に甲状腺摘出後や頸部への放射線治療後のホルモン補充が不適切な例にみられる．皮膚は乾燥し，真皮にムコ多糖類が貯留するため，特有のむくみを顔面や手足の皮膚に生じる．甲状腺は一般に小さく硬く，濾胞の萎縮と間質の線維化がみられる．

c　炎　　症

1）亜急性甲状腺炎 subacute thyroiditis

　ド・ケルバン（De Quervain）甲状腺炎，巨細胞性甲状腺炎とも呼ばれる．30〜50 歳代の女性に好発する．原因は不明であるが，上気道炎に続発して発症することから，ウイルス感染説が有力．甲状腺の炎症により組織破壊を生じ，甲状腺ホルモンが血中に漏出するため，炎症症状と甲状腺中毒症状を特徴とする．すなわち，圧痛のある非対称性の甲状腺腫大，発熱，疼痛と動悸，多汗，体重減少，手指の振戦などの症状が認められ，数週間から数ヵ月の経過で自然治癒する．

　組織学的には，濾胞構造の破壊と好中球，リンパ球，組織球などの炎症細胞浸潤，コロイドを多核巨細胞が取り囲む肉芽腫様変化が特徴である．

2）慢性甲状腺炎（橋本甲状腺炎 Hashimoto thyroiditis）

　1912 年，九州大学の橋本策により発見された疾患で，橋本病とも呼ばれる．ほとんどが 40〜60 歳代の女性にみられる．自己免疫性の甲状腺炎が本態で，患者血清中に**抗サイログロブリン抗体**や**抗甲状腺ペルオキシダーゼ（ミクロゾーム）抗体**が検出される．全身性エリテマトーデス（SLE），シェーグレン（Sjögren）症候群，関節リウマチ，悪性貧血など他の自己免疫疾患と合併することも多く，バセドウ病とは重なる部分がある．リンパ球性の慢性炎症を特徴とし，まれに**悪性リンパ腫**の発生母地となる．

　一般的に甲状腺機能は正常範囲であるが，組織障害の進行とともに甲状腺機能は低下し，末期には機能低下症となることが多い．

　組織学的に，間質にリンパ球・形質細胞の高度の浸潤がみられ，しばしば胚中心を伴うリンパ濾胞が目立つ（図Ⅲ・4・7）．濾胞上皮は変性・破壊され，細胞質が好酸性変性を呈するようになる．間質の線維化が高度で濾胞上皮の萎縮の著しいタイプもある．

3）IgG4 関連甲状腺炎 IgG4-related thyroiditis

　自己免疫性甲状腺炎の一つ．血中 IgG4 高値に加え，甲状腺腫大や甲状腺機能異常による症状を呈す．病理組織学的に IgG4 陽性形成細胞の著しい浸潤と線維化により腫大をきたす．リーデル（Riedel）甲状腺炎や慢性甲状腺炎との関連が議論されている．

d　腫　　瘍

　甲状腺腫大をきたす疾患には，腫瘍と非腫瘍性の腫瘍様病変が含まれ，腫瘍は良性と悪性に分類される．

1）濾胞腺腫 follicular adenoma

　甲状腺腫瘍の約 90％を占める良性腫瘍．中年女性に好発し，通常単発性，直径数 mm から数

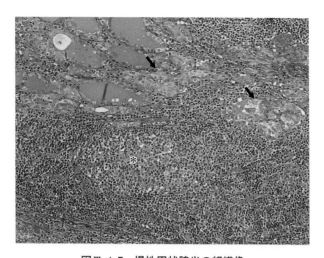

図Ⅲ·4·7　慢性甲状腺炎の組織像
リンパ球，形質細胞を主体とする高度の炎症細胞浸潤が特
徴．甲状腺濾胞上皮は萎縮し（矢印），胚中心を伴うリンパ濾
胞（＊）の形成をみる．

cm 大の境界明瞭な結節状で，一部に出血，石灰化，囊胞化といった二次変性を伴うことがある．
組織学的には正常甲状腺組織と線維性被膜により明瞭に境され，大小の濾胞の増殖からなっている（図Ⅲ·4·8）．治療は外科的切除で治癒する．

2）甲状腺癌 thyroid cancer

　甲状腺の悪性腫瘍で，年間 10 万人あたり約 8 人が発症し，罹患率は近年増加傾向にある．超音波検査で発見される腫瘤・結節性病変のうち約 3〜8％を占める．濾胞上皮由来と**傍濾胞細胞（C細胞）**由来が存在し，組織学的に前者は**乳頭癌**，**濾胞癌**，**低分化癌**と**未分化癌**に大別され，後者は**髄様癌**と呼ばれる．それぞれの組織型は異なる臨床的，病理学的特徴を有しており，病理学的診断が治療方針の決定や予後に重要な意義をもつ（表Ⅲ·4·3）．

（a）乳頭癌 papillary carcinoma

　全甲状腺癌の 85〜90％を占める．40 歳代の女性に多いが，若い女性にもしばしばみられる．頸部リンパ節転移が高率にみられるが，発育は緩徐で長期生存例も多く，10 年生存率は約 95％とされる．1 cm 以下の大きさとして定義される微小乳頭癌や，生前には診断されず，死後剖検時に潜在癌として初めて発見される場合もまれではない．広島，長崎の原爆被爆者やチェルノブイリ原発事故後の小児で発生の増加した甲状腺癌であり，放射線被曝との関連が示された組織型である．

　組織学的には，線維血管性間質を腫瘍細胞がおおう構造が分岐・発育したパターンをとる乳頭状増生が典型的で，濾胞状増生が種々の割合で混在し，濾胞状増生のみからなる亜型も存在する．しばしば**砂粒体**という小石灰化を伴う．診断には核所見が最も重要で，**核内細胞質封入体**，**核溝**，すり硝子状核があげられる（図Ⅲ·4·9）．これらの核所見を見出すことで，穿刺吸引細胞診による術前診断が可能となる．

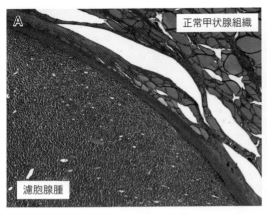
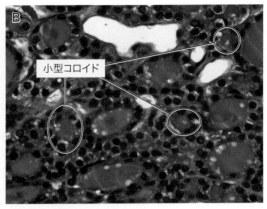

図Ⅲ・4・8　甲状腺濾胞腺腫の組織像
A：弱拡大像．線維性被膜におおわれた境界明瞭な腫瘍
B：強拡大像．正常より小型のコロイドを含む濾胞状の増殖

表Ⅲ・4・3　甲状腺癌の組織型と特徴

	頻度	年齢	予後	10年生存率	組織発生	特　徴
乳頭癌	85〜90%	全年齢	超良好	約95%	濾胞上皮	放射線関連 FAPとの合併
濾胞癌	5〜10%	中年	良好	50〜95%	濾胞上皮	血行性転移
低分化癌	1%以下	中高年	不良	約50%	濾胞上皮	
未分化癌	2%以下	60歳以降	高悪性	0	濾胞上皮	急速増大
髄様癌	1〜2%	全年齢	良好	60〜80%	C細胞	カルシトニン高値 CEA上昇 遺伝性背景30% MEN2型との合併

FAP：家族性大腸腺腫症 familial adenomatous polyposis，MEN2型：多発性内分泌腫瘍症2型

（b）濾胞癌 follicular carcinoma

　頻度は全甲状腺癌の5〜10%である．発育は緩徐であるが，リンパ節よりも血行性に骨や肺などの遠隔転移をきたしやすいという特徴をもつ．乳頭癌に特徴的な核所見を欠如している濾胞上皮由来の悪性腫瘍と定義され，良性の濾胞腺腫と同様に被膜を有する腫瘍で，濾胞腺腫と細胞形態のみで区別することはできない．術前診断が困難で，組織学的に被膜浸潤，脈管浸潤，転移のいずれかを確認することで初めて濾胞癌と診断される（図Ⅲ・4・10）．

（c）低分化癌 poorly differentiated carcinoma

　乳頭癌と濾胞癌を合わせて高分化癌と呼び，予後は良好である．低分化癌は，次に示す高悪性度の未分化癌との中間の予後を示す濾胞上皮由来の悪性腫瘍である．

（d）未分化癌 anaplastic carcinoma

　60歳以降の高齢者に好発する．頻度は低く全甲状腺癌の2%以下にすぎないが，現在有効な治

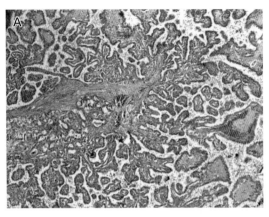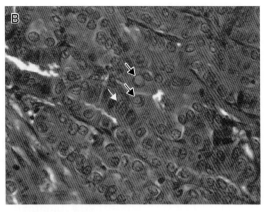

図Ⅲ・4・9　甲状腺乳頭癌の組織像
A：弱拡大像．線維血管性間質を伴って癌細胞が乳頭状に増殖
B：強拡大像．癌細胞の核内細胞質封入体(黒矢印)と核溝(白矢印)が特徴

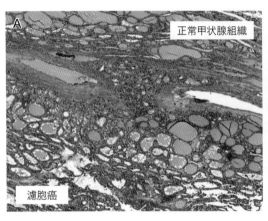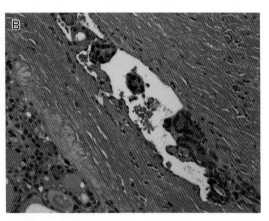

図Ⅲ・4・10　甲状腺濾胞癌の組織像
A：弱拡大像．濾胞状の増殖からなる腫瘍で，線維性被膜に浸潤する
B：強拡大像．線維性被膜内の脈管浸潤像

療方法がなく，患者の大部分は半年以内に死亡し，予後不良である．高悪性度の甲状腺癌で，発育が速く，急速に増大し，周囲組織に浸潤，気管，食道，血管を圧迫・閉塞する．濾胞上皮由来と考えられているが，組織学的に濾胞上皮の特徴はまったくみられず未分化な形態をとる．

（e）髄様癌 medullary carcinoma

甲状腺は甲状腺ホルモン以外にも**カルシトニン calcitonin**と呼ばれるホルモンを産生・分泌する．髄様癌はカルシトニン産生細胞である**傍濾胞細胞(C細胞)**由来の悪性腫瘍で，血中カルシトニンが高値となる．他にも髄様癌の腫瘍マーカーとして，CEA(癌胎児抗原)がある．髄様癌患者の約30%に遺伝性背景のあることが知られている(家族性甲状腺髄様癌)．組織学的には腫瘍細胞の充実性，髄様増生と，間質のアミロイド沈着が特徴である．

カルシトニンは骨からのカルシウムの放出を抑制し，腎臓から尿中へのカルシウムとリンの排泄を促進する作用を有するホルモンである．骨へのカルシウムとリン酸の沈着を促進し，血中カルシウム濃度を負に調節している．

3）腫瘍様病変

原因疾患にかかわらず，臨床的に甲状腺の腫大した状態を甲状腺腫と呼び，全体の腫大するびまん性甲状腺腫と一部が結節性に腫大する結節性甲状腺腫がある．バセドウ病や慢性甲状腺炎もびまん性甲状腺腫を呈するが，ここでは甲状腺機能亢進症や低下症を伴わない，単純性甲状腺腫について述べる．

（a）（非中毒性）単純性甲状腺腫（nontoxic）simple goiter

炎症や腫瘍などの原因のないびまん性甲状腺腫を指す．ホルモンにも異常はみられない（非中毒性）．甲状腺ホルモンの需要の高い思春期女性に多い（思春期性甲状腺腫）．食事中に含まれるヨードが不足しているために発症する場合もあり（ヨード欠乏性甲状腺腫），とくにヨードに富む海藻や魚介類を摂取する機会の少ない大陸内部や山岳地帯の住民に発生したものを地方性甲状腺腫と呼ぶ．組織学的にびまん性にコロイドの充満した大型濾胞が発達している．

（b）結節性甲状腺腫 nodular goiter

腺腫様甲状腺腫 adenomatous goiter とも呼ばれ，肉眼的には甲状腺内に1個ないし数個の限局性結節を認める．過形成病変とみなされている．組織学的に大小の濾胞からなり，嚢胞状変化，出血，石灰化など多彩な変性像を示す．濾胞腺腫との鑑別が必要であり，被膜形成は不完全であることから区別される．

4　副甲状腺（上皮小体）parathyroid gland

副甲状腺は，甲状腺の背面外側で上下に2対の計4個存在する．数 mm から米粒大の小臓器で，**副甲状腺ホルモン（PTH）**を産生・分泌する．PTH には分泌を調節する上位ホルモンはなく，カルシウムの低下が刺激となって分泌される．骨に作用しカルシウムを血中に動員（骨吸収）し，腎臓では尿細管からのカルシウムの再吸収を促進することで血中カルシウム値を上昇させる．このとき，尿細管からのリン酸塩の排泄は促進し，血中リン酸値は低下する．腎臓では**ビタミン D** の活性化促進作用もあり，腸管からのカルシウム吸収を促進する．カルシトニンと拮抗して血中カルシウム値を調節している．

組織学的には脂肪組織の中にあり，小型の明るい胞体の主細胞 chief cells と比較的大型の好酸性胞体を有する好酸性細胞 oxyphil cells が区別され，細胞質が淡明な水様淡明細胞が存在する．PTH は主細胞から産生される．

a　副甲状腺機能亢進症 hyperparathyroidism

血中の PTH の濃度が過剰となる疾患．原因となる疾患が副甲状腺にあるかないかでおのおの原発性（一次性）と続発性（二次性）に分けられる．

1）原発性（一次性）副甲状腺機能亢進症 primary hyperparathyroidism

副甲状腺の疾患が原因で PTH の分泌過剰となり，高カルシウム血症と低リン血症を生じる．臨床的に大部分は無症状であるが，進行すると骨吸収部が線維組織に置きかわる汎発性線維性骨

炎となり，病的骨折を起こしやすくなる．尿路結石をしばしば合併し，嘔気，嘔吐，胃潰瘍，膵炎などの消化器症状もみられる．原因としては腺腫が約9割を占め，その他，過形成や癌があげられる．

（a）副甲状腺腺腫　parathyroid adenoma

良性の腫瘍であり，単クローン性の自律性増殖を示す．通常は単発性で，下部に好発し，その他の腺葉は萎縮する．組織学的には被膜に包まれ，大半が主細胞の増殖よりなる．内部に通常脂肪細胞はみられない．

（b）副甲状腺過形成　parathyroid hyperplasia

通常，4個すべての副甲状腺が腫大する．多クローン性であり，腫瘍のような自律性増殖はないと考えられるが，腺腫との鑑別が困難な場合が多い．散発性のほかに，**多発性内分泌腫瘍症（MEN）** の部分像としてみられることがある．組織学的には，主細胞のびまん性または結節性の増生で，脂肪細胞が介在する．

（c）副甲状腺癌　parathyroid carcinoma

まれに機能性の悪性腫瘍も生じうる．細胞形態から腺腫との鑑別は困難で，局所浸潤や遠隔転移をもって診断される．

2）続発性（二次性）副甲状腺機能亢進症　secondary hyperparathyroidism

副甲状腺以外に原因があり低カルシウム血症が生じるため，二次性（反応性）に副甲状腺が刺激されPTHの分泌が過剰となる．通常，4個すべての副甲状腺が腫大する．慢性腎不全（血液透析）に併発するものが最多で，他にビタミンD欠乏症や骨軟化症などが原因となる．PTHの標的器官の受容体の感受性低下によるものを偽性副甲状腺機能亢進症と呼ぶ．組織学的には，一次性と同様，主細胞の過形成を示す．

b 副甲状腺機能低下症　hypoparathyroidism

PTHの欠乏により，低カルシウム血症をきたす．甲状腺全摘に伴って，誤ってすべての副甲状腺を除去した場合や，先天性欠損，あるいは自己免疫性の萎縮が原因となって起こる．低カルシウム血症による神経，筋肉の興奮性亢進，うつ病，神経症などの精神神経症状をみる．**テタニー**と呼ばれる痙攣発作や，血圧測定時に駆血帯で前腕を圧迫すると手根の痙攣がみられる現象を**トルーソー（Trousseau）徴候**と呼び，低カルシウム血症の症状として知られている．

5　膵島（ランゲルハンス島）

膵ランゲルハンス（Langerhans）島は，外分泌組織である腺房や膵管と明らかに区別された島状の小さな細胞集塊として膵内に散在する．膵島には α，β，δ（A，B，D）細胞が主な内分泌細胞として混在していて，おのおのグルカゴン，インスリン，ソマトスタチンを産生・分泌する．インスリンは血糖値の上昇を刺激として β 細胞から分泌される．インスリンは肝臓や筋肉など多くの器官で細胞内へのブドウ糖の取り込みを促進し，グリコーゲンの合成や末梢での糖利用促進により，エネルギー産生と血糖低下に働く．それに対しグルカゴンは血糖値低下により分泌が促進され，肝細胞に作用しグリコーゲン分解とアミノ酸からの糖新生を促進することにより，血糖上昇に働く．ソマトスタチンはインスリンやグルカゴン，成長ホルモンなどの分泌抑制，ガストリンや胃酸など消化酵素の分泌抑制，消化管からの栄養吸収抑制などに作用する．

a　糖尿病　diabetes mellitus

糖尿病は，インスリンの絶対的あるいは相対的不足により高血糖や糖尿とともに多彩な代謝異常をきたす疾患である．詳細については別項を参照（☞Ⅲ-13②糖尿病，314頁）．

b　腫　　瘍

神経内分泌腫瘍（膵ランゲルハンス島腫瘍）は膵悪性腫瘍の2%未満で，そのうち非機能性が70〜80%を占める．機能性腫瘍は，種々の消化器ホルモンを産生し，特異的症状を呈する．インスリノーマ insulinoma，グルカゴノーマ glucagonoma，ガストリノーマ gastrinoma，VIP（vasoactive intestinal polypeptide）oma，ソマトスタチノーマ somatostatinoma，PP（pancreatic polypeptide）oma などがある（表Ⅲ・4・4）．

神経内分泌腫瘍はホルモン分泌能による分類のほかに，病理組織学的な分化度による分類がなされる（2017年改訂WHO分類）．高分化型の神経内分泌腫瘍 neuroendocrine tumor（NET）と低分化型の神経内分泌癌 neuroendocrine carcinoma（NEC）に大別され，NEC は NET に比べて細胞増殖能と悪性度が高く，予後不良である．患者の予後や治療選択を反映するものとして重視されている．

1）ゾリンジャー・エリソン（Zollinger-Ellison）症候群

ガストリノーマ（ガストリン産生腫瘍）により，胃酸分泌亢進から難治性の多発性消化性潰瘍をきたす疾患をゾリンジャー・エリソン症候群と呼ぶ．多発性内分泌腫瘍症（MEN）との合併が知られる．通常ガストリンは胃幽門腺や十二指腸粘膜の内分泌細胞から分泌される消化管ホルモンで，胃主細胞からのペプシノゲン分泌を促進し，胃壁細胞からの胃酸やインスリン分泌を促進する作用を有す．

2）WDHA 症候群

VIPoma は VIP 産生腫瘍を意味するまれな腫瘍で，**WDHA 症候群**は，VIP 過剰による**水溶性下痢 watery diarrhea，低カリウム血症 hypokalemia** と**無酸症 achlorhydria** を特徴とする．VIPは血管作動性腸管ペプチドと訳され，膵臓や消化管をはじめ，視床下部でも産生されるホルモンである．消化管ホルモンとして，腸管平滑筋の弛緩作用，胃酸分泌を抑制し，腸液分泌を刺激する作用を有す．

c　多発性内分泌腫瘍症　multiple endocrine neoplasia（MEN）

複数の内分泌臓器に腺腫，癌や過形成が発生する病態で，しばしば家族性で常染色体顕性（優性）遺伝を示す．1型，2A型，2B型の三つに分類される．1型は**ウェルマー（Wermer）症候群**とも呼ばれ，神経内分泌腫瘍，下垂体腺腫，副甲状腺過形成または腺腫を合併する．2A型は**シップル（Sipple）症候群**とも呼ばれ，甲状腺髄様癌，副腎褐色細胞腫，副甲状腺過形成または腺腫を合併する．2B型は甲状腺髄様癌，副腎褐色細胞腫と眼瞼や口唇，舌などの粘膜に多発性神経腫を合併する．

表Ⅲ・4・4　主な神経内分泌腫瘍

	頻度	症　状	その他
インスリノーマ	約 20%	低血糖発作	MEN 1 型 膵体尾部に好発
グルカゴノーマ	1〜2%	皮疹(壊死性遊走性紅斑) 低アミノ酸血症 糖尿病 深部静脈血栓症	手拳大になることもあり
ガストリノーマ	4〜6%	難治性消化性潰瘍 胸やけ 下痢	ゾリンジャー・エリソン症候群 MEN 1 型
VIPoma	1〜2%	水様性下痢 低カリウム血症 腎障害 低酸・無酸症 耐糖能異常	WDHA 症候群 膵尾部に好発
ソマトスタチノーマ	1%未満	糖尿病 胆石症 脂肪便 下痢 胃酸分泌低下 体重減少	肝転移が多い 膵頭部に好発
PPoma		症状なし	膵頭部に好発
非機能性	70〜80%	腫瘍による圧迫と痛み	

6　副　腎 adrenal gland

　副腎は，両腎上部内側に左右 1 対ある，重量 5〜6 g の三角形をした小さな臓器である．組織発生学的に中胚葉由来の皮質と外胚葉由来の髄質より構成され，それぞれ異なるホルモンを産生分泌する．

　皮質は組織学的に，被膜直下から**球状層**，**束状層**，**網状層**の 3 層に分けられる(図Ⅲ・4・11)．それぞれ異なるステロイド合成酵素活性を有していて，コレステロールからおのおの別のステロイドホルモンを生合成する　球状層からは水分とナトリウム・カリウム代謝に関与する**アルドステロン(鉱質コルチコイド)**，束状層からは糖質，蛋白質，脂質代謝に関与する**コルチゾール(糖質コルチコイド)**，網状層からは**アンドロゲン**その他の**副腎性男性ホルモン**が分泌される．アルドステロンは腎傍糸球体装置からの**レニン-アンギオテンシン系**により，コルチゾールは視床下部-下垂体系の ACTH により制御される．

　髄質は発生上，交感神経節・傍神経節と近親関係にある．組織学的には**クロム親和性細胞**が大部分を占め，少数の交感神経節細胞を混じている．クロム親和性細胞は**アドレナリン(エピネフリン)**や**ノルアドレナリン(ノルエピネフリン)**といった**カテコールアミン**を分泌する．カテコールアミンは血管壁を収縮させて血圧を上昇させる機能を有す．

a　副腎皮質機能亢進症

　皮質細胞の腫瘍や過形成が原因で，血中の皮質ホルモン濃度が過剰となりさまざまな症状が出

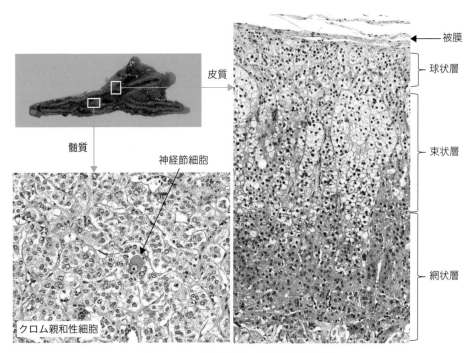

図Ⅲ・4・11　正常副腎の肉眼像と組織像

現する．分泌されるホルモンの種類により，**アルドステロン症，クッシング症候群，副腎性器症候群**がある(表Ⅲ・4・5)．

1）アルドステロン症 aldosteronism

アルドステロンの過剰分泌により高血圧，高ナトリウム血症，低カリウム血症，筋力低下，多飲多尿などをきたす．原因によって原発性と続発性に分けられる．

（a）原発性アルドステロン症

コン(Conn)症候群とも呼ばれ，大部分は副腎皮質腺腫が原因．血中アルドステロンは高値でレニン活性は低下している．腺腫は単発性結節状で，割面は充実性，コレステロール(脂質)に富むことを反映して黄金色を呈する(図Ⅲ・4・12)．通常，1〜1.5 cm 大で3 cm を超えることはまれである．組織学的には，周囲皮質と線維性被膜によって境され，大型で明るい脂質を含んだ淡明細胞の増殖がみられる．内分泌性高血圧症の原因として最多で，全高血圧症の2〜5％とされる．手術的に摘出することで症状は消失する．薬物療法として，抗アルドステロン薬であるスピロノラクトンが有効である．

（b）続発性アルドステロン症

心不全，ネフローゼ症候群，肝硬変などで有効循環血漿量が減少し，レニンの分泌が促進され，レニン-アンギオテンシン-アルドステロン系が刺激されることで二次的に血中アルドステロンが増加をきたす．原発性とは対照的にレニン活性は亢進している．多くは両側性の副腎皮質過形成を呈する．

表Ⅲ・4・5　副腎ホルモンと機能異常

		分泌ホルモン	疾　患	主な原因	特　徴
皮質機能亢進症		アルドステロン（鉱質コルチコイド）	原発性アルドステロン症（コン症候群）	皮質腺腫	レニン活性低下
			続発性アルドステロン症	心不全，ネフローゼ症候群，肝硬変など	レニン活性亢進
		コルチゾール（糖質コルチコイド）	クッシング症候群	皮質腺腫や過形成	ACTH 正常〜軽度低値
			クッシング病	ACTH 産生下垂体腺腫	ACTH 高値
		アンドロゲン（副腎性男性ホルモン）	副腎性器症候群	先天性ステロイド合成酵素欠損	両側の先天的皮質過形成
皮質機能低下症		全皮質ホルモン	ウォーターハウス・フリードリッヒセン症候群	小児の敗血症，成人のDIC	急性皮質機能不全（副腎クリーゼ）
		コルチゾール（糖質コルチコイド）	アジソン病	結核，アミロイド，サルコイドーシス，転移性癌，特発性副腎萎縮	ACTH 刺激による皮膚の色素沈着
髄質機能亢進症		アドレナリン，ノルアドレナリン（カテコールアミン）	褐色細胞腫	クロム親和性細胞腫瘍	尿中 VMA 高値MEN2A 型合併

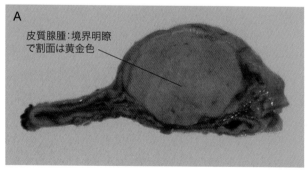
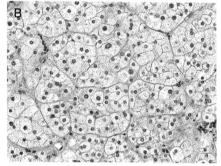

皮質腺腫：境界明瞭で割面は黄金色

図Ⅲ・4・12　原発性アルドステロン症の皮質腺腫

A：肉眼像（日赤長崎原爆病院病理部　重松和人先生より供与，許諾を得て掲載）．境界明瞭で割面は黄金色
B：皮質腺腫の組織像．大型で明るい脂質を含んだ，球状層類似の淡明細胞の増殖

2）クッシング症候群 Cushing syndrome

　30〜40歳代の成人女性に好発する．長期にわたるコルチゾールの過剰状態により生じる．**中心性肥満，満月様顔貌，水牛様肩**，皮膚線条，にきび，多毛，月経異常，骨粗鬆症，高血圧，糖尿病などが症状としてみられる．血中コルチゾールは高値で日内変動は消失し，コルチゾールの代謝産物である尿中 17-OHCS や 17-KS も高値となる．

　原因としては，血中ACTH高値を伴うものと伴わないものに分けられる．伴うものとして，**クッシング病**(☞ ① **a** 2)クッシング病，205頁)や異所性ACTH産生腫瘍がある．腫瘍細胞がACTHを過剰産生するために副腎皮質は全体的に過形成となり，コルチゾールを過剰分泌する．異所性ACTH産生腫瘍としては肺の**小細胞癌**が多く，胸腺癌，膵癌でもまれながらみられる．血中ACTH高値を伴わないものとしては，副腎皮質腺腫と過形成や他疾患に対する治療目的の副腎皮質ホルモン(ステロイド)投与(医原性)があげられる．

（a）副腎皮質腺腫 adrenocortical adenoma

　皮質腫瘍のほとんどは腺腫で，癌はまれである．コルチゾール血中高値のため，ネガティブフィードバックによりACTHは低値となり，対側の副腎は萎縮する．単発性結節状で通常3〜5cm大，割面は充実性，壊死や出血を伴い，赤褐色調で黄金色を混じる．組織学的には被膜を有し，細胞質が好酸性を示す小型の緻密細胞 compact cell と大型で細胞質の明るい淡明細胞とが種々の割合で混在して増殖している．非腫瘍部の皮質は萎縮している．

> 　**原発性副腎皮質過形成 primary adrenocortical hyperplasia**：副腎皮質自体の異常により結節性の過形成病変が生じる．ACTH非依存性にコルチゾールを過剰産生し，クッシング症候群を呈する．
> 　**プレクリニカルクッシング症候群 pre-clinical Cushing syndrome**：近年の画像診断の進歩により，副腎臓に偶然発見される腫瘍が増えており，多くは腺腫である．中にはコルチゾールの分泌過剰を示すが，クッシング症候群に特徴的身体所見を伴わないものもみられ，プレクリニカルクッシング症候群と呼ばれ，注目されるようになった．高血圧，肥満，耐糖能異常などの非特異的な臨床所見がしばしば認められる．

3）副腎性器症候群 adrenogenital syndrome

　副腎性男性ホルモンの過剰分泌により性器の形態，機能に異常をきたすもの．先天性の副腎皮質におけるステロイド合成酵素欠損症と腫瘍によるものがある．

（a）先天性ステロイド合成酵素欠損症

　21-水酸化酵素欠損症が最多で，コルチゾールの生合成障害とともに，男性ホルモンのアンドロゲン過剰状態となる．その結果，下垂体からのACTH刺激による両側の先天的副腎皮質過形成と男性化(男児の性早熟，女児の外陰部異常，二次性徴異常，男性様骨格)をきたす．DNA解析により遺伝子レベルでの出生前診断も行われるようになった．

（b）性ホルモン産生腫瘍

　まれに，とくに小児において，アンドロゲンやテストステロンの過剰分泌を示す副腎腫瘍が生じ，男性化をみる．女性ホルモンであるエストロゲン産生腫瘍は非常にまれ．腺腫より癌の場合が多い．

b　副腎皮質機能低下症

　各種副腎皮質ホルモンの欠乏によって多彩な症状を呈す．原因として視床下部や下垂体障害と副腎自体の障害があげられる．急性と慢性の経過をとるものがある(表Ⅲ・4・5)．

1）急性副腎皮質機能低下症

　ウォーターハウス・フリードリッヒセン(Waterhouse-Friderichsen)症候群として知られる．小児の敗血症に随伴する両側副腎のびまん性出血壊死による皮質機能不全で，予後不良．髄膜炎菌 Meningococcus が原因菌である．成人では播種性血管内凝固症候群(DIC)，ステロイド投与の

急激な中断, 物理的損傷などでも**急性皮質機能不全(副腎クリーゼ)**が起こる.

2) 慢性副腎皮質機能低下症

副腎皮質の約90%が傷害されると皮質機能不全が現れる. **アジソン(Addison)病**として知られる. 各種皮質ホルモンの欠乏により臨床症状は多彩である. とくにコルチゾールは生命維持に重要で, その不足により全身倦怠感, 脱力感, 食欲不振, 心拍減弱, 低血圧, 低血糖などを呈する. 皮質ホルモンの欠乏による症状のみならず, それに対するフィードバックによるACTH分泌増加のため, 皮膚の色素沈着が増強する. 原因として, 特発性が多く, まれに副腎結核, アミロイド, サルコイドーシス, 真菌症, 転移性癌があげられる. 特発性副腎萎縮では, 両側の皮質が薄くなり, 個々の皮質細胞も萎縮し小さくなる. 皮質細胞に対する自己免疫疾患と考えられている.

二次的な皮質機能不全としては, シーハン(Sheehan)症候群, 下垂体腺腫, 下垂体炎, ACTH単独欠損症など, 下垂体疾患によるACTH分泌低下があげられる. 治療のためのステロイド長期投与は医原性副腎萎縮の原因となる. 副腎皮質でのステロイドホルモン産生低下とともに, 皮質は紙のように薄くなる.

c 副腎皮質癌 adrenocortical carcinoma

皮質癌はきわめてまれ(年間100万人に0.5〜2人)な悪性腫瘍である. 予後不良で, 診断時に10cm以上の巨大な腫瘤を形成し, 周囲組織浸潤や転移を伴うこともしばしばみられる. クッシング症候群や副腎性器症候群を呈する機能性のことが多い. 組織像は多彩であるが, 腺腫との鑑別が困難な場合もまれでなく, その場合ワイス(Weiss)の組織学的診断基準が汎用されている.

d 副腎髄質腫瘍

髄質を構成するクロム親和性細胞(褐色細胞)と交感神経節細胞を起源とする腫瘍が多い(表III・4・5).

1) 褐色細胞腫 pheochromocytoma

クロム親和性細胞に由来する腫瘍で, 主に成人にみられる. **カテコールアミン**を分泌するため, 発作性に高血圧, 動悸, 多汗, 頭痛などの交感神経興奮症状を呈する. 高血圧症の0.1〜0.6%を占めると推測され, 外科的切除により症状は治癒する. 検査データでは尿中カテコールアミンやその代謝産物の**バニリルマンデル酸**vanillyl manderic acid(VMA)が高値を示す. 多くは良性で一側性であるが, 約10%は転移を示し, 両側発生もみられる. 約30%に家族性発生や遺伝性背景が推定され, 甲状腺髄様癌や副甲状腺腺腫(過形成)を合併するものはMEN2A型と呼ぶ.

組織学的に, 好塩基性顆粒状の細胞質を有する腫瘍細胞が, 毛細血管を含む繊細な結合組織により胞巣状に分画された構造をとる"Zellballen"が特徴的(図III・4・13). 電子顕微鏡で分泌顆粒が細胞内に観察される. 免疫組織化学染色では腫瘍細胞にクロモグラニンAが陽性となり, 診断に有用である.

2) 神経芽腫 neuroblastoma

髄質の交感神経芽細胞に由来する悪性腫瘍. 約90%は5歳未満で発症する, 小児悪性腫瘍の代表的なものである. 1歳未満では予後良好で, 無治療で自然退縮する例も報告されている. 臨床的には体重減少, 発育不良, 貧血, 発熱, 腹部膨隆, 肝脾腫などがあげられる. 尿中VMAとホモバニリン酸homovanillic acid(HVA)の高値は診断上有用な指標である. 副腎の一側に発生し,

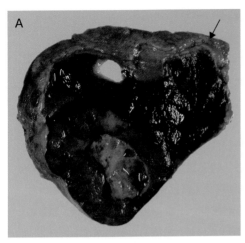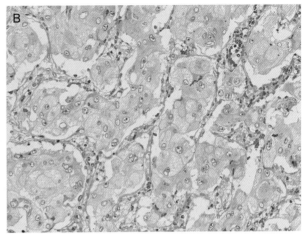

図Ⅲ・4・13　褐色細胞腫

A：肉眼像（日赤長崎原爆病院病理部　重松和人先生より供与，許諾を得て掲載）．腫瘍割面の色調が褐色
　　を呈することが特徴．皮質は腫瘍により圧排され菲薄化している（矢印）．

B：組織像．クロム親和性細胞由来の好塩基性顆粒状の細胞質を有する腫瘍細胞が，毛細血管を含む繊細
　　な結合組織により胞巣状に分画された構造（Zellballen）をとる．

しばしば大きくなる．出血・壊死の傾向が強く，石灰化を伴うことが多い．組織学的に，小型円
形細胞が増殖し，ロゼット（花冠）形成が特徴である．肝臓，後腹膜，骨などへ広範な転移を示す．
副腎外の交感神経節（後腹膜，縦隔，頸部）から発生するものもある．

5 泌尿器系

1 腎臓

　腎臓は後腹膜腔と呼ばれる腹膜と後腹壁に挟まれた軟部組織の上方に，左右一対で存在するそらまめ形の臓器で，重量は一側約120gである．腎臓の主たる機能は尿の生成による血中不要代謝産物の排泄で，その機能単位はネフロンnephronと呼ばれ，1個の糸球体とそれを包むボウマン（Bowman）嚢およびそれに続く尿細管からなり，一側腎に約100万〜200万個存在するといわれている．糸球体は毛細血管の内皮細胞，基底膜，上皮細胞の3層構造からなる血液濾過装置である．毛細血管はメサンギウムmesangiumと呼ばれる細胞・基質性組織で支持されている（図Ⅲ・5・1）．内皮細胞には窓と呼ばれる小孔が多数開き，また上皮細胞は足突起と呼ばれる突起を絡ませて隙間を形成している．血液は内皮細胞の窓，基底膜，足突起の隙間を通り，原尿（1日に約150ℓ）となってボウマン嚢にそそぐ．このような特殊な構造は，血中を流れる免疫複

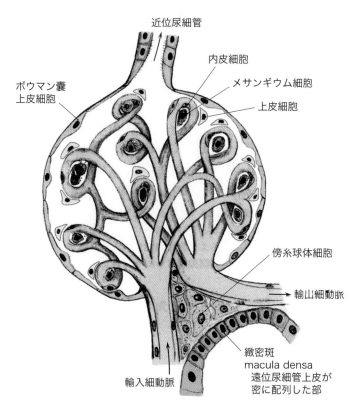

近位尿細管

内皮細胞

メサンギウム細胞

ボウマン嚢
上皮細胞

上皮細胞

傍糸球体細胞

輸出細動脈

緻密斑
macula densa
遠位尿細管上皮が
密に配列した部

輸入細動脈

図Ⅲ・5・1　糸球体の模型図
糸球体の輸入細動脈は分岐して毛細血管網となり，末梢では毛細血
管係蹄capillary loopを形成している．毛細血管網は集まって輸出細
動脈となる．糸球体門部にはレニンを分泌する傍糸球体細胞があり，
緻密斑macula densaとともに傍糸球体装置を形成している．

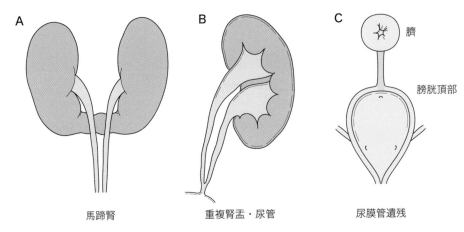

図Ⅲ・5・2　先天性尿路疾患

A：馬蹄腎は両腎下極が癒合したものである．

B：重複尿管は一側腎から尿管が2本出るもので，通常は尿管下部で合流して膀胱に入る
　　ことが多い．

C：尿膜管遺残（緑色の部分）は膀胱壁内に好発し，膀胱あるいは臍との交通があれば膿瘍
　　をきたし，また腺癌を主体とする癌の発生母地となる．

合体などの分子がひっかかりやすく，これが糸球体腎炎の発生における大きな組織構造上の要因となっている．基底膜はアルブミンをはじめとする血中蛋白質の濾過に関わっており，障害されると原尿中に多量の蛋白質が流出し，ネフローゼ症候群をきたす．原尿はボウマン嚢から尿細管へ進み，そこで水分，電解質，糖，アミノ酸，蛋白質などの再吸収とクレアチニンなどの分泌が行われた後，最終的に約1/100の量となって腎盂へと流れ込む．尿細管上皮が障害されると，糸球体はほぼ正常であっても無尿・乏尿状態になる．

　また，糸球体に隣接して傍糸球体装置と呼ばれる内分泌細胞群があり，レニンを産生して血圧の調節に関与している．

a　先天異常

　馬蹄腎 horseshoe kidney：先天性腎疾患として最も多く，左右の腎下極が融合してU字状を呈する（図Ⅲ・5・2 A）．発生頻度は出生児の1/400〜1/2000といわれ，男児に多い．しばしば腎盂尿管移行部の異常を伴うため水腎症をきたす．また3割には心臓，骨格系，中枢神経系，消化器系の先天異常を合併し，さらに正常腎に比してウィルムス（Wilms）腫瘍，腎盂尿路上皮癌の発生頻度が高いといわれている．

b　腎嚢胞性病変

　単純性嚢胞 simple cyst：腎表面に生じる孤在性あるいは多発性の嚢胞で，正常腎でもしばしばみられ，検診などで偶然発見されることが多い．出血，感染を合併しない限り無症状に経過する（図Ⅲ・5・3 A）．

　多発性嚢胞腎 polycystic kidney：成人型は常染色体顕性遺伝で，約1/3が肝臓にも多発嚢胞を伴う．大小の嚢胞が腎実質を置換するが，腎盂は正常に保たれる．乳児型は常染色体潜性遺伝で，多くは死産あるいは呼吸不全で乳児期に死亡する．腎実質には微小嚢胞が無数に生じてスポンジ様を呈する（図Ⅲ・5・3B，C）．

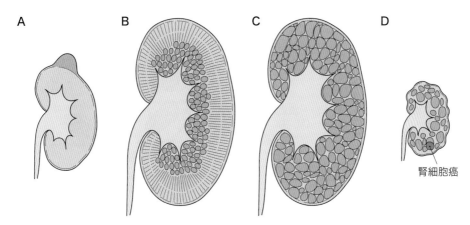

図Ⅲ・5・3　囊胞性腎疾患
A：単純性囊胞，B：多発性囊胞腎乳児型，C：多発性囊胞腎成人型，D：後天性囊胞性腎
疾患．多発性囊胞腎乳児型と成人型ではいずれも腎臓は腫大する．前者は無数の微小囊胞
でスポンジ様を呈し，後者では大小の囊胞で実質が置換される．後天性囊胞性腎疾患では
腎臓は萎縮し，腎細胞癌の発生頻度が高い．

後天性囊胞性腎疾患 acquired cystic kidney disease：長期透析患者の両側腎に数 cm 大の囊
胞が多数生じたもので，腎細胞癌の発生頻度が高く，約半数では多発性である（図Ⅲ・5・3 D）．

c　血管性病変

動脈硬化性腎硬化症 arteriosclerotic nephrosclerosis：全身性の動脈硬化が腎臓の中等大の
動脈に及び，その灌流領域の腎実質に楔状の萎縮と線維化を生じるもので，腎表面が粗大な陥凹
を示す．

　細動脈硬化性腎硬化症 arteriolosclerotic nephrosclerosis：慢性高血圧によって，糸球体の輸
出入動脈の壁が肥厚するため血管腔が狭窄し，その灌流域であるネフロン単位で萎縮が生じ，腎
表面が細顆粒状となる．高血圧が急速に進行し，放置すれば致死率の高い悪性高血圧では，輸出入
動脈に類線維素壊死をきたし，上記に加えて点状出血が多数みられる．これを悪性腎硬化症という．

　播種性血管内凝固症候群（DIC）：凝固系・線溶系両方の活性化によって，全身微小血管のフィ
ブリン血栓形成に伴う多臓器不全と，凝固因子の枯渇と線溶系の亢進による全身出血傾向で特徴
づけられる疾患であるが，糸球体の毛細血管はフィブリン血栓の好発部位である（図Ⅲ・5・4）．

d　急性腎不全 acute renal failure

　1 日尿量が 400 m*l* 以下の乏尿，あるいは 100 m*l* 以下の無尿となり，血中尿酸値およびクレア
チニン値が急激に上昇する状態をいう．原因によって，大量出血などによる腎血液量の低下によ
る腎前性，急性糸球体腎炎や薬物などの腎実質障害による腎性，下部尿路の閉塞による腎後性の
三つに分類される．原因から発症までは 1 日〜数日で，放置すれば 1〜2 週間乏尿期が続く．腎前
性あるいは腎毒性物質による腎性の多くの場合，糸球体は正常であるにもかかわらず尿細管上皮
に障害が生じ，尿細管が拡張し内部に円柱を入れ，上皮の変性さらに壊死（急性尿細管壊死）が観
察される．その後尿細管上皮の再生が進むと，尿量が 2〜3 *l* となる利尿期を経て回復期へ入る．

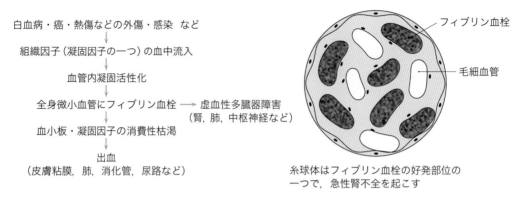

白血病・癌・熱傷などの外傷・感染　など

組織因子（凝固因子の一つ）の血中流入

血管内凝固活性化

全身微小血管にフィブリン血栓　──→　虚血性多臓器障害
　　　　　　　　　　　　　　　　　（腎，肺，中枢神経など）

血小板・凝固因子の消費性枯渇

出血
（皮膚粘膜，肺，消化管，尿路など）

糸球体はフィブリン血栓の好発部位の
一つで，急性腎不全を起こす

図Ⅲ·5·4　播種性血管内凝固症候群（DIC）

e　ネフローゼ症候群 nephrotic syndrome

　1日尿蛋白 3.5 g 以上，低アルブミン血症（血清総蛋白 6 g/dl 以下または血清アルブミン 3 g/dl 以下），高脂血症，浮腫をきたした臨床的状態をいう．糸球体基底膜のバリア機能の重篤な破綻により，種々の血中蛋白質が尿中へ漏出するため起こる．糖尿病やアミロイドーシスなど二次的な糸球体病変のほかに，ある種の糸球体腎炎の際にも発生する．糸球体のその他の機能は必ずしも障害されないため，乏尿，高血圧，浮腫，血尿などの腎炎症状は必発でない．

f　糸球体の病変

1）糸球体腎炎 glomerulonephritis

　病変の主座が糸球体にある腎炎で，ほとんどが免疫学的機序により起こる．腎針生検によって採取された材料を，光学顕微鏡と蛍光抗体法，必要があれば電子顕微鏡で観察して診断する．

（a）急性糸球体腎炎 acute glomerulonephritis（管内増殖性糸球体腎炎）

　ほとんどが A 群 β 溶血性連鎖球菌によるもので，小児に好発し，上気道感染後 1〜3 週間して急に血尿，高血圧，浮腫，蛋白尿をきたす．感染によって生じた抗体と菌が血中で免疫複合体を形成して糸球体基底膜に沈着し，補体を介して白血球を活性化し，糸球体の障害をきたす．腫大した糸球体には，好中球浸潤と内皮細胞およびメサンギウム細胞の増加がみられ，蛍光抗体法で基底膜に沿った IgG と C3 の顆粒状沈着が，電子顕微鏡で上皮下に**瘤 hump** といわれる粗大沈着物がそれぞれ観察される．多くは 1〜3 ヵ月以内に対症療法のみで治癒する．

（b）急速進行性糸球体腎炎 rapidly progressive glomerulonephritis（半月体形成性糸球体腎炎）

　血尿，乏尿で発症し，数週〜数ヵ月の経過で腎不全に至る，予後不良の糸球体腎炎の総称で，半月体の形成が特徴的である．原因は不明な点が多いが，壊死や基底膜の断裂を示す糸球体毛細血管から，フィブリンなどの血漿成分が漏出してボウマン囊に沈着し，遊走してきた組織球を介して上皮の増殖を促し，半月体が形成されると考えられている．ステロイド，免疫抑制薬が使われるが，血漿交換や透析療法まで行うことも多い．なお，糸球体と肺胞の基底膜の共通抗原に対して抗体が生じ，半月体形成性糸球体腎炎と肺出血をきたす疾患をグッドパスチャー（Goodpasture）症候群という．

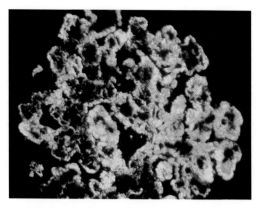

図Ⅲ·5·5　SLE における免疫複合体腎炎
糸球体における IgG の顆粒状沈着（蛍光抗体法）．
［元千葉大学教授 石倉 浩先生より供与］

（c）膜性糸球体腎炎 membranous glomerulonephritis

　成人のネフローゼ症候群の原因として最も多い．免疫複合体が基底膜と上皮の間に顆粒状に沈着し，基底膜がその間に突出してきて取り囲み，最終的に膜状に肥厚する．肝炎ウイルスなどの感染症，金製剤などの薬剤に伴う症例もあるが，大部分は原因不明である．ステロイド反応性がよいことが多く，予後は比較的よい．

（d）IgA 腎症 IgA nephropathy

　慢性に経過する糸球体腎炎として最も頻度が高く，小児から成人までみられる．検診などで血尿，蛋白尿で偶然発見されることが多く，初期は無症状であるが，徐々に進行し，最終的には約1/3 が腎不全に陥る．原因は不明で，IgA がメサンギウムに沈着するのが特徴的である．

（e）微小変化群型ネフローゼ症候群 minimal change nephrotic syndrome

　小児のネフローゼ症候群の中で最も多い．突然に高度の蛋白尿，低アルブミン血症，乏尿をきたす．光学顕微鏡，蛍光抗体法ではほとんど異常を認めず，電子顕微鏡で上皮細胞足突起の広範な融合が観察されるが，本症のみに特徴的な所見ではない．ステロイド反応性はよいが，再燃しやすい．

2）全身性疾患に伴う糸球体腎炎

（a）ループス腎炎 lupus nephritis

　自己免疫疾患（膠原病）の一つである全身性エリテマトーデス（SLE）の約 9 割に発生するといわれ，臨床的には蛋白尿を呈することが多い．従来 SLE の死因となっていたが，透析療法の普及により今日では死亡の原因となることは少ない．免疫複合体が糸球体のさまざまな部位に沈着することが原因とされ，蛍光抗体法所見もそれを反映する（図Ⅲ·5·5）．組織像は多彩で，中でも特徴的とされるワイヤー・ループ病変 wire loop lesion とヘマトキシリン体 hematoxylin body のうち，現在後者をみることはまれである．

　自己免疫疾患ではこのほかに，結節性多発性動脈炎，全身性強皮症でも腎病変を合併する．

（b）糖尿病性腎症　diabetic nephropathy

糖尿病歴10年以上の患者に生じ，血糖のコントロールが不良な例に多い．蛋白尿からネフローゼ症候群へと進行し，最終的に慢性腎不全に至る．1型糖尿病よりも2型糖尿病で生じやすい．近年慢性腎不全で透析導入となる原因として，減少傾向にある慢性糸球体腎炎を大きく上回り第1位となっている．全身性の炭水化物代謝異常による微小循環障害が糸球体毛細血管に及んで発症する．組織学的には結節性病変，びまん性病変，滲出性病変に分けられるが，このうち結節性病変が特徴的でキンメルスティール・ウィルソン(Kimmelstiel-Wilson)結節とも呼ばれる．また糸球体の輸入・輸出の両細動脈に硝子化がみられることも特徴である．

なお，糖尿病では感染に対する抵抗力が弱まるため腎盂腎炎を起こしやすく，重症例では乳頭壊死を招く．

（c）アミロイド腎症　amyloid nephropathy

全身性アミロイドーシスに伴ってネフローゼ症候群あるいは腎不全が起こるもので，いずれのタイプのアミロイドーシスにも合併するが，多くは AL(原発性)型で，AA(続発性)型は関節リウマチの治療成績向上に伴い減少した．また透析療法の普及に伴い，β_2-ミクログロブリン(Aβ_2M)型も増加している．アミロイドは糸球体のメサンギウムをはじめ，血管壁，尿細管周囲，間質に沈着する．

（d）シェーンライン・ヘノッホ紫斑病　Schönlein-Henoch purpura

主に小児にみられる全身性血管炎症候群の一つで，腎障害のほかに，下肢皮膚の紫斑，関節痛，腹痛・消化管出血などの消化器症状を生じる．IgA を含む免疫複合体が当該臓器の血管に沈着し，血管炎を惹起することで発症する．

> 腎障害が半数以上の症例にみられ，おおむね予後はよいが，ネフローゼ症候群，腎不全へ進行する例もある．組織は IgA 腎症と同様，IgA 沈着を伴うメサンギウム増殖性糸球体腎炎の像を呈する．

（e）溶血性尿毒症症候群　hemolytic uremic syndrome

ベロ毒素を産生する腸管出血性大腸菌 O-157 をはじめとする食中毒に伴うものが多いが，下痢を伴わない細菌，ウイルス感染でも起きる．

> 食中毒に伴うものは乳幼児から小児に好発し，血液を混じた下痢に続いて急性腎不全に陥る．約 1/3 の例では痙攣などの神経症状を併発し，ときに死に至るが通常予後はよい．細菌毒素により内皮細胞の障害を生じ，糸球体その他に微小血栓の形成を生じて，血小板減少が起こるとともに，末梢循環の障害で血管内溶血が起こる．本症は現在，血栓性血小板減少性紫斑病と同じ病態で，腎障害が前面に出たものであると考えられている．

g　感　染　症

腎盂腎炎 pyelonephritis とは，腎盂粘膜とともに腎実質にも炎症が生じた状態をいう．

急性腎盂腎炎：大腸菌をはじめとする細菌が，尿路を逆行性に上がって生じることが多く，糖尿病患者，妊婦，膀胱尿管逆流症および先天性尿路疾患患者などに好発し，また女性は外陰部の解剖学的構造から男性に比べて多い．発熱，腎部痛を主訴とし，尿中には多数の好中球が出現し，尿の塗抹・培養で起炎菌が検出される．腎臓は腫大し，腎盂粘膜は炎症性で，髄質の尿細管には

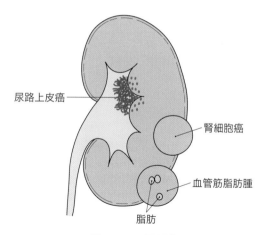

図Ⅲ·5·6　腎腫瘍
尿路上皮癌は腎盂粘膜に発生し，ときに腎実質
に浸潤する．一方，腎細胞癌と血管筋脂肪腫はと
もに腎実質に発生するが，後者に含まれる脂肪
を CT，MRI などで検出することにより，術前に
鑑別できることが多い．

好中球が充満し，腎皮質に数 mm 大の小膿瘍を生じる．

　慢性腎盂腎炎：通常腎臓は萎縮し，腎盂粘膜の乳頭・腎杯からなる凹凸が平坦化し，腎盂が拡
大する．リンパ球を中心とする慢性炎症細胞浸潤を伴う線維化が散在性に生じ，尿細管は拡張し
て，あたかも甲状腺の濾胞様を呈する．

　黄色肉芽腫性腎盂腎炎：発熱，側腹部圧痛，体重減少とともに，腎実質に数 mm～数 cm 大の
結節を生じるもので，組織では中心部の膿瘍周囲に多数の泡沫細胞が増殖したものである．多く
は尿路結石などによる尿の通過障害が基礎疾患にある．大腸菌を主とする細菌による慢性腎感染
症といわれている．画像上腎細胞癌との鑑別が問題となることがある．

ｈ　腫　　瘍

1）良性腫瘍

　腎皮質から発生する良性上皮性腫瘍にはオンコサイトーマ oncocytoma，乳頭状腺腫 papillary
adenoma，後腎性腺腫 metanephric adenoma の三つがあり，また髄質から発生する良性腫瘍とし
ては髄質線維腫 medullary fibroma がある．

　血管筋脂肪腫 angiomyolipoma：血管，平滑筋，脂肪からなる腫瘍で，腎実質・腎被膜に生じる．

　　オンコサイトーマは嫌色素性腎細胞癌と同じ腫瘍範疇のそれぞれ良性，悪性であることが近年明らかと
　なり，両者の鑑別が難しい症例もある．また乳頭状腺腫は，低異型度乳頭状腎細胞癌類似の腫瘍で，従来
　は大きさが 5 mm 以下とされていたが，2016 年の WHO 分類では 15 mm 以下で腫瘍周囲の被膜の形成がな
　いものと定義が変更された．
　　血管筋脂肪腫には単発性と多発性があり，後者は結節性硬化症に合併することが多い．脂肪成分が CT，
　MRI で検出されるため画像で診断できることが多い（図Ⅲ·5·6）．通常は良性の経過をとるため経過観察と
　されるが，腫瘍内出血をきたしやすく，腫瘍が大きく出血の危険があるものや，脂肪成分が少なく画像上
　腎細胞癌との鑑別が困難なものは手術の対象となる．なお，腫瘍細胞が上皮様を呈し，さらに核異型が高
　度なものはときに転移をきたすため，悪性に分類される．

表Ⅲ・5・1　腎上皮性腫瘍の分類

悪性	淡明細胞型腎細胞癌
	低悪性度多房嚢胞性腎腫瘍
	乳頭状腎細胞癌
	嫌色素性腎細胞癌
	集合管癌(ベリニ管癌)
	腎髄質癌
	MiT ファミリー転座型腎細胞癌
	粘液管状紡錘細胞癌
	遺伝性平滑筋腫症腎細胞癌関連腎細胞癌
	コハク酸脱水素酵素欠損性腎細胞癌
	管状嚢胞腎細胞癌
	後天性嚢胞腎随伴腎細胞癌
	淡明細胞乳頭状腎細胞癌
	腎細胞癌，分類不能型
良性	オンコサイトーマ
	乳頭状腺腫
	後腎性腺腫

2）悪性腫瘍

（a）腎細胞癌 renal cell carcinoma（グラヴィッツ Grawitz 腫瘍）

　尿細管上皮由来の癌で，血尿，腹痛，腹部腫瘤を三大症状とするが，近年，健康診断などの腹部エコーで偶然発見されることが多い．2016 年の WHO 分類では表Ⅲ・5・1 のように新たな組織型の追加と名称の変更がなされた．組織型の決定には種々の抗体を用いた免疫組織化学染色がほぼ必須となり，遺伝子解析まで必要な場合もある．大部分は境界明瞭な，皮質に主座をおく結節としてみられ，腎盂粘膜に露出して尿中に腫瘍細胞が出現することはまれである．割面は組織型にもよるが，最も頻度の高い**淡明細胞型**では黄金色を呈する．出血，壊死，嚢胞形成を伴うことも多い．全体としての 5 年生存率は約 70% といわれるが，腎静脈侵襲，リンパ節転移，遠隔転移があるものは予後不良で，これらの有無により病期分類がなされる．転移は肺，骨に好発するが，通常の癌では起きないような臓器・部位にも転移しうる．また組織型のうち，低異型度の乳頭状腎細胞癌は予後良好であるのに対し，紡錘細胞癌(肉腫様癌)および集合管癌(ベリニ Bellini 管癌)は予後不良である．

　フォン・ヒッペル・リンドウ(von Hippel-Lindau)病，バート・ホッグ・デュベ(Birt-Hogg-Dube)症候群，結節性硬化症，カウデン(Cowden)症候群などの家族性腫瘍症候群にも，高率に腎細胞癌が生じる．

（b）ウィルムス(Wilms)腫瘍（腎芽腫 nephroblastoma）

　小児の悪性腎腫瘍として代表的なもので，乳幼児期に好発し，母親に腹部腫瘤として気づかれることが多い．通常腎を凌ぐほど大きく，境界明瞭で軟らかく，割面は灰白色で，出血，壊死，嚢胞などを伴う．組織は胎生期の腎組織を模倣し，未分化な肉腫様成分，尿細管や糸球体に似た

上皮成分，平滑筋，横紋筋，軟骨などの非上皮成分が混在してみられる．肺，肝臓に転移をきたしやすいが，外科手術，抗悪性腫瘍薬，放射線治療の組み合わせにより，90％近くが治癒する．

このほかに腎淡明細胞肉腫 clear cell sarcoma of the kidney，腎ラブドイド腫瘍 rhabdoid tumor of the kidney，先天性間葉芽腎腫 congenital mesoblastic nephroma，上述の成人型腎細胞癌も小児腎に発生する．

2　下部尿路(腎盂，尿管，膀胱，尿道)

各ネフロンは腎盂と呼ばれる腎中央内側の広い腔に開口して尿を排出する．腎盂は尿管という薄く細長い管に移行し，左右それぞれが膀胱に注ぐ．膀胱からは1本の尿道が伸び外表に向かうが，男性では途中前立腺内部を貫通する．腎盂から尿道までは尿路上皮と呼ばれる特殊な上皮でおおわれている．

a　先天異常

重複腎盂，重複尿管は一つの腎臓に腎盂や尿管が複数ある疾患で，先天性尿路疾患としては多いが，通常は無症状に終わる(図III・5・2B)．

膀胱外反症 exstrophy：膀胱前壁と同部直上の腹壁が欠如しているため，膀胱が腹壁外へ逸脱し，粘膜面が露出している状態をいう．尿道上裂，停留睾丸，二分脊椎などの合併もみられる．

尿膜管 urachus：尿膜管は，胎児期に膀胱頂部と臍を連絡し，通常は出生とともに閉鎖するが，出生後も瘻孔や憩室として遺残することがある．ときに膿瘍や高分化腺癌をはじめとする腫瘍の発生母地となる(図III・5・2C)．

b　水腎症 hydronephrosis

尿路結石，前立腺肥大，炎症，腫瘍などを原因とする尿路の通過障害により，腎盂が拡張した状態をいい，腎実質は萎縮し，紙様に菲薄化することもある(図III・5・7)．狭窄部位により片側性または両側性となる．感染を合併すると内容が膿性となり，膿腎症となる．

c　尿路結石 urolithiasis

男性に好発し，成分的には尿酸塩石，リン酸塩石など，数種類ある．多くは腎盂で形成され，一部は下行して尿管や膀胱に移動する．粘膜にびらん・潰瘍を生じて血尿をきたす．尿管に嵌頓すると，腎疝痛と呼ばれる激痛をきたす．尿路を閉塞し，尿のうっ滞をきたすと，水腎症あるいは尿路感染症の原因となる．修復過程で生じた線維化は尿管壁の肥厚をきたし，ときに浸潤性尿路腫瘍と鑑別困難な画像所見を呈する．

d　炎症

急性膀胱炎 acute cystitis：頻尿，排尿痛，膿尿を主訴とし，腎盂腎炎の合併がなければ発熱をきたすことはまれである．多くは尿道からの上行性感染で，尿道が短く，また外尿道口が糞便で汚染されやすい女性に多い．また前立腺肥大，結石，腫瘍などで膀胱内残尿を生じる条件下でも好発する．うっ血，浮腫を伴った膀胱粘膜に好中球主体の炎症細胞が浸潤し，尿中白血球が増加する．急性膀胱炎がさらに上行性に波及し，急性尿管炎，急性腎盂(腎)炎をきたすことがある．

慢性膀胱炎 chronic cystitis：急性膀胱炎の慢性化，あるいは慢性の膀胱障害で生じ，粘膜は線維化をきたして肥厚・硬化し，リンパ球を主とする炎症細胞が浸潤する．リンパ濾胞の形成が

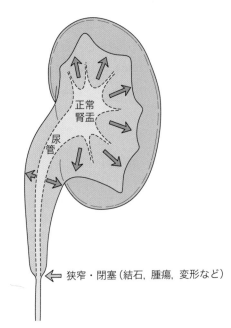

正常
腎盂

尿
管

← 狭窄・閉塞（結石，腫瘍，変形など）

図Ⅲ・5・7　水腎症
腎盂が拡張した状態で，うっ滞した尿は
感染を併発しやすく，その場合は膿腎症
と呼ぶ．

顕著なもの（濾胞性膀胱炎），上皮細胞が粘膜表層に小胞巣・小嚢胞を形成するもの（増殖性膀胱炎）は，粘膜面の不整を生じるため，膀胱腫瘍との鑑別が問題となることがある．

　間質性膀胱炎 interstitial cystitis：中高年の女性に好発する，頻尿，膀胱部痛を主訴とする疾患で，慢性例では粘膜の潰瘍・瘢痕化を伴って膀胱容量が減少する．神経症あるいは不定愁訴として正しく診断されてない場合も少なくない．組織所見は肥満細胞の出現を含めて非特異的で，症状に，膀胱内水圧試験による裂隙形成や出血などの膀胱鏡所見を合わせて，臨床的に診断される．なお，上皮内癌（CIS）でも似た症状を呈する場合があり，注意が必要である．

　尿道カルンクル urethral caruncle：女性の外尿道開口部近傍に発生する，有痛性の炎症性ポリープで，腫瘍ではない．

e　腫　　瘍

　尿路上皮癌 urothelial carcinoma が最も多い．腫瘍表面の形状から**乳頭状**と**非乳頭状**に大別され，後者の方が浸潤傾向が強い（図Ⅲ・5・8）．核の異型度［従来は異型の軽い方から Grade 1，2，3（G1，G2，G3）としてきたが，現在は低異型度（従来の G1 と G2 の一部），高異型度（従来の G3 と G2 の一部）の二つに分類するようになった］，浸潤の深さ（粘膜を越えて筋層以深に浸潤するものは予後が悪い），リンパ管・血管侵襲などが予後を左右する．アニリン色素を取り扱う染色工業従事者に発生した**職業癌**として歴史的に有名である．膀胱，尿管，腎盂のそれぞれの尿路上皮癌の発生比率は約 100：10：1 で，膀胱原発が最も多い．無症候性血尿を主訴とすることが多く，尿細胞診がスクリーニング的に行われるが，異型の弱い尿路上皮癌の検出は尿細胞診では難

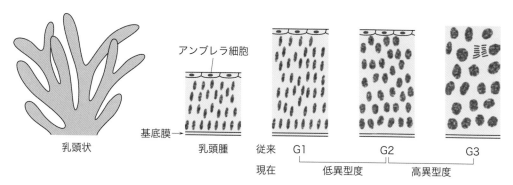

アンブレラ細胞

基底膜→

乳頭状　　　　　　　乳頭腫　従来　G1　　　　G2　　　　　　G3

現在　　　　低異型度　　　　高異型度

図Ⅲ·5·8　尿路上皮癌

乳頭腫は異型の乏しい尿路上皮が乳頭状に増殖し，通常小さい病変である．癌は構造異型と細胞異型によって低異型度と高異型度の二つに分類する．高異型度では表面のアンブレラ細胞がなく，分裂像も多く，細胞相互の接着性が悪く，ほつれて尿中に出現することが多くなる．
非乳頭状尿路上皮癌は膀胱鏡では病変粘膜がビロード状にみえ，高異型度で，そのうち基底膜を破っていないものを上皮内癌を CIS(carcinoma *in situ*)と呼ぶ．乳頭状，非乳頭状ともに基底膜を破ると浸潤癌となる．

しいことを銘記すべきである．近年では内視鏡の小型・高性能化により，尿管，腎盂からでも生検が可能となった．また，尿路上皮癌は異所性，異時性に多発することが多く，その要因として尿路上皮でおおわれている尿路全体が同じ尿にさらされているフィールド効果が示唆されている．

　このほかに，尿路には扁平上皮癌，腺癌，小細胞癌も発生するが，多くは尿路上皮癌との混合型で，尿路上皮癌単独の場合に比べて予後が悪い．腎盂粘膜に発生する尿路上皮癌の一部は腎実質主体に浸潤性増殖し，画像診断上腎細胞癌との鑑別が問題になることがある．

　尿路上皮性乳頭腫 urothelial papilloma：尿路上皮由来の良性腫瘍であるが，尿路上皮癌に比べてまれで，転移しないが再発をきたすなど，低異型度の尿路上皮癌に似た性格を有し，両者の厳密な病理組織学的鑑別はときに難しい(図Ⅲ·5·8)．

　解剖位置的に特徴的なものとして，膀胱頂部に存在する胎生期の尿膜管の遺残から癌が発生することがある．腺癌が多いが，尿路上皮癌，扁平上皮癌，神経内分泌癌もみられる．

　膀胱は骨盤内で大腸・直腸，子宮，前立腺と隣接しているため，それらから発生する癌が浸潤することがしばしばあり，膀胱粘膜に露出すると血尿をきたす．

　肉腫としては小児膀胱に発生するブドウ状胎児型横紋筋肉腫 botryoid embryonal rhabdomyosarcoma などがあるが，まれである．

6　生殖器系

1　男性性器

　男性生殖器は精巣，精巣上体，前立腺，精嚢で構成され，導管（精管，射精管）で連結されている（図Ⅲ・6・1）．前立腺内を尿道が貫通する．精巣内には精細管が存在し，その間に男性ホルモン（アンドロゲン）を産生するライディッヒ（Leydig）細胞がみられる．精細管内に存在する精祖細胞から精母細胞を経て精子が形成される．セルトリ（Sertoli）細胞は精子形成を支持する．精子は導管を経て前立腺部尿道に放出される．前立腺は膀胱直下に存在する栗の実様の器官で，精子の運動性と受精能に関与する分泌液を産生する．

a　停留精巣

　胎児期に精巣が後腹膜腔内から下降して鼠径管を経て陰嚢に移動する過程に異常が生じるために，鼠径部，骨盤内にとどまることがある．1歳児では1%の頻度でみられ，10%の例は両側性で，その一部が他の先天性疾患に合併したり，染色体異常を有する．精子産生能の障害により不妊の原因となるため，生後に見つかった場合には整復術が行われる．停留精巣の場合には精細管内胚細胞腫瘍 germ cell neoplasia *in situ* が生じることがあり，精巣腫瘍のリスクが正常の状態と比較して3～5倍とされている．

b　精巣腫瘍

　精巣腫瘍の多くは胚細胞腫瘍で，若年に多い傾向がある．セミノーマ，胎芽性癌，テラトーマ，卵黄嚢腫瘍，絨毛癌が知られている．これらは単独で存在することもあるが，複数の成分が混在する混合型胚細胞腫瘍が胚細胞腫瘍全体の約40%を占める．このほか，精巣には精索間質腫瘍，

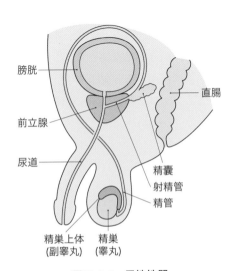

膀胱

直腸

前立腺

尿道

精嚢
射精管
精管

精巣上体
（副睾丸）　精巣
　　　　　（睾丸）

図Ⅲ・6・1　男性性器

リンパ腫が発生する．中高年ではリンパ腫の頻度が高く，その多くがびまん性大細胞型 B 細胞リンパ腫である．

1）セミノーマ seminoma

　腫瘍性の胚細胞から構成される最も未分化な腫瘍で，胚細胞腫瘍の中で最も頻度が高く，全体の 50％を占める．組織学的には卵巣の未分化胚細胞腫と同様である．核小体が明瞭な大型核と淡明な細胞質を有する円形ないし多稜形の細胞から構成され，リンパ球浸潤を伴うために二相性を示す．30 歳代で好発する．リンパ節転移を起こしやすいが，進行した症例でも化学療法により患者の予後は良好である．

> 　精母細胞性腫瘍 spermatocytic tumor は，以前は精母細胞性セミノーマと呼ばれていたまれな腫瘍で，中高年で発生する，緩徐に発育し，転移することがなく予後良好である，他の胚細胞腫瘍や精細管内胚細胞腫瘍と併存することがない，などの点でセミノーマと異なる．

2）胎芽性癌 embryonal carcinoma

　高度の異型を示す腫瘍細胞が管状，乳頭状，あるいは充実性胞巣を形成して増殖する．セミノーマよりも悪性度が高い．20〜30 歳代で好発する．純粋型はまれで，テラトーマや卵黄嚢腫瘍と合併することが多い．

3）テラトーマ teratoma

　外胚葉，中胚葉，内胚葉のうち二つ以上に由来する組織を模倣する腫瘍で，組織像は卵巣のテラトーマと同様である．しかし，卵巣のテラトーマのように成熟テラトーマと未熟テラトーマに二分されておらず，思春期後テラトーマ，思春期前テラトーマに区別される．前者は他の胚細胞腫瘍と同様に，精細管内胚細胞腫瘍や第 12 染色体短腕の過剰コピーがみられる．また，転移することがあり，しばしば他の胚細胞腫瘍が併存する．これに対して，後者は転移がなく，良性の経過を示す．

4）卵黄嚢腫瘍 yolk sac tumor

　内胚葉洞分化を示す悪性胚細胞腫瘍で，胎生期の二次卵黄嚢や原始腸管を種々の程度に模倣する．乳幼児期の精巣腫瘍の中で最も頻度が高い．成人では胎芽性癌と併存していることが多い．

5）絨毛癌 choriocarcinoma

　細胞性栄養膜細胞と合胞体性栄養膜細胞を模倣する腫瘍細胞で構成される．他の胚細胞腫瘍と混在していることが多い．

6）性索間質腫瘍 sex cord stromal tumor

　セルトリ(Seltoli)細胞腫，ライディッヒ(Leydig)細胞腫，線維腫，顆粒膜細胞腫が発生することがある．

c 前 立 腺

1）良性前立腺過形成 benign prostatic hyperplasia（BPH）

　アンドロゲンの過剰刺激によって尿道周囲の移行帯(いわゆる内腺)において腺管成分と間質成分が結節を形成しながら増生して生じる(図III・6・2B)．臨床的には前立腺肥大症と呼ばれることが多い．加齢とともに頻度が高くなり，70 歳以上では 90％で認められる．高度の場合には尿路閉塞を引き起こすが，癌化することはない．

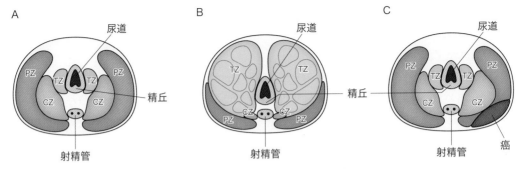

図III・6・2　前立腺過形成と前立腺癌

A：正常前立腺．中央に尿道があり，その周囲に移行帯がある．その他の大部分を辺縁帯が占める．
B：良性前立腺過形成．腺管成分と間質成分が多数の結節を形成するために移行帯が拡大している．
　　そのため尿道が圧迫されて狭窄し，辺縁帯は相対的に減少している．
C：前立腺癌．辺縁帯に好発するため，尿道の圧迫狭窄はきたしにくい．
TZ：移行帯，CZ：中心帯，PZ：辺縁帯

2）前立腺癌 prostatic cancer

　欧米では男性の癌の中で最も頻度が高い．腺房から発生する腺癌（腺房腺癌）が大部分を占め，前立腺の先端部や外側を含む辺縁帯（外腺）に好発する（図III・6・2C）．核小体が明瞭な核と，淡明ないし淡好酸性の細胞質を有する異型細胞から構成される．腫瘍細胞は前立腺特異抗原 prostate specific antigen（PSA）を産生するため，これを血中マーカーとして早期発見のための検診が行われる．PSA が上昇している場合は生検が施行される．構築パターンに基づく**グリーソン（Gleason）スコア**が悪性度の指標となるため，治療方針を決定する際に考慮される．前立腺癌の前駆病変として前立腺上皮内腫瘍 prostatic intraepithelial neoplasia（PIN）が知られている．前立腺導管内癌 intraductal carcinoma of the prostate（IDC-P）は悪性度が高い腺房腺癌と併存していることが多いため，PIN とは区別されている．前立腺にはまれに尿路上皮癌，小細胞癌などが発生することもある．

2　女性性器

　外陰部は皮膚と重層扁平上皮粘膜でおおわれている．膣は子宮と外陰をつなぐ管状の器官で，粘膜面は重層扁平上皮でおおわれている．
　子宮は洋梨を扁平にしたような形の器官で，丸みをおびた上 2/3 を体部，下 1/3 の細い管状の部分を頸部と呼ぶ．頸部の頸管内膜 endocervix は粘液産生円柱上皮でおおわれており，外子宮口付近で膣から連続する重層扁平上皮と接する［扁平上皮-円柱上皮境界 squamocolumnar junction（SCJ）］．体部の壁は平滑筋で構成され，内腔側には内膜腺と間質で構成される体部内膜 endometrium が存在する．内膜は女性ホルモン（エストロゲン，プロゲステロン）の影響を受けて肥厚し（増殖期），分泌性変化（分泌期）を示した後に，出血とともに体部壁から剥離して月経が生じる．妊娠が成立すると，内膜間質は脱落膜変化を示し，内膜腺上皮は豊富で淡明な細胞質と腫大した不整形の核によって特徴づけられるアリアス・ステラ（Arias-Stella）反応を示す．
　卵管は子宮から左右に伸びる管状の器官で受精卵，精子の通行路となる．両端のラッパ状に拡張した部

分は卵管采と呼ばれる. 卵巣は左右一対で楕円形, 間質結合組織と卵胞, 黄体, 白体を含んでおり, 卵細胞の成熟, 女性ホルモン産生の場となる.

a 外陰, 腟

1) 性行為感染症 sexually transmitted disease(STD)

外陰部・腟では性行為によってさまざまな感染症が生じる. **尖圭コンジローマ condyloma acuminatum はヒトパピローマウイルス human papilloma virus(HPV)** 6, 11 型によって生じる重層扁平上皮の良性乳頭状増殖で, 子宮頸部, 肛門に発生することもある. 上皮表層ではウイルス粒子の複製に伴う核腫大と核形不整, 核周囲空胞の形成によって, コイロサイトーシス koilocytosis と呼ばれる変化を示す. そのほか, 単純ヘルペスウイルスⅡ型により陰部ヘルペス, スピロヘータ *Treponema pallidum* により梅毒 syphilis, クラミジア *Chlamydia trachomatis* により鼠径リンパ肉芽腫 lymphogranuloma venereum, 軟性下疳菌 *Haemophilus ducreyi* により軟性下疳 chancroid が発生する.

2) 悪性腫瘍

外陰部悪性腫瘍の大部分は扁平上皮癌で占められている. 扁平上皮癌にはハイリスク HPV によって発生するものと, 硬化性萎縮性苔癬などの慢性炎症を背景に発生するものがあり, 前駆病変は前者では扁平上皮内病変 squamous intraepithelial lesion(SIL), 後者では分化型外陰部上皮内腫瘍 differentiated vulvar intraepithelial neoplasia(dVIN)と呼ばれる. 乳房外パジェット病 extramammary Paget disease は腺癌の亜型で, アポクリン上皮の性格を有する腫瘍細胞(パジェット細胞)の表皮内進展を特徴とし, 臨床的には瘙痒を伴う湿疹様の外観を呈する.

b 子宮頸部

1) 頸管ポリープ endocervical polyp

多くは円柱上皮でおおわれた粘膜ポリープ(頸管ポリープ endocervical polyp)である. 子宮体部側から起こる場合には, 内膜と頸部粘膜の形態が混在することがある.

2) 子宮頸癌と前駆病変

子宮頸癌の約 75% が扁平上皮癌で, 16 型や 18 型などのハイリスク HPV が発生に関与する. 扁平上皮癌の前駆病変は**子宮頸部上皮内腫瘍 cervical intraepithelial neoplasia(CIN)**と呼ばれていたが, 現在は**扁平上皮内病変 squamous intraepithelial lesion(SIL)**という用語が用いられる. ハイリスク HPV 感染(コンジローマ)は多くが一過性で消退するが, 罹患者の一部では持続し, 腫瘍化すると CIN 1, CIN 2, CIN 3 を経て間質内に浸潤する扁平上皮癌となる(図Ⅲ・6・3). ハイリスク HPV 感染と CIN 1 が軽度 SIL(low-grade SIL;LSIL), CIN 2 と CIN 3 が高度 SIL (high-grade SIL;HSIL)に相当する. これらの病変は扁平上皮・円柱上皮境界 squamo-columner junction(SCJ)に好発する. LSIL がすべて浸潤癌に進展するわけではなく, 持続したり消退することがある. したがって, LSIL の頻度は 20 代前半に上昇して徐々に低下する. これに対して HSIL は 30 歳頃に頻度が高くなり, 約 10 年遅れて扁平上皮癌が増加する. CIN 2, CIN 3 ともに浸潤癌に進行するリスクが高いが, 一般的には CIN 3 になった段階で治療が考慮され, 子宮全摘出術や子宮頸部の一部を取り除く円錐切除術 conization などが行われる. 適切な治療が行われた

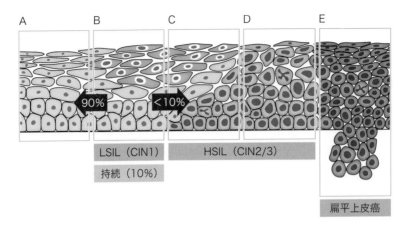

図Ⅲ・6・3　子宮頸部扁平上皮化生・異形成

A：正常重層扁平上皮

B：軽度 SIL(CIN 1)．一過性の HPV 感染で，約 90％は消退し，10％が持続
し，数％が高度 SIL(CIN 2 ないし CIN 3)に進展する．中層および表層の
細胞の核の中でウイルス粒子が複製されると核が大きくなり，周囲では
空胞が形成される(コイロサイトーシス)．

C：高度 SIL(CIN 2)．基底細胞が HPV によって腫瘍化し，上皮内で増殖し
ているが，上皮の下層 1/2〜2/3 の範囲にとどまっている．

D：高度 SIL(CIN 3)．上皮のほぼ全層が腫瘍化した細胞で置換されている．

E：扁平上皮癌．腫瘍細胞が浸潤能を獲得して基底膜を破り，上皮下の間質
に侵入している．

場合の HSIL の生存率はほぼ 100％である．

　扁平上皮癌は角化細胞への分化を示す腫瘍で，浸潤性増殖を示す．角化型と非角化型に大別さ
れる．腫瘍の広がりの程度，すなわち進行期に応じて子宮全摘術や放射線・化学療法などがさ
まざまな組み合わせで行われる．細胞診による検診が普及した結果，子宮頸癌は世界的に減少傾
向にある．近年，検診精度を高くするため，30 歳以降の女性では細胞診とともに HPV テストが
行われるようになっている．

　腺癌は近年増加傾向にあり，現在は子宮頸癌全体の 25％程度を占める．多くは通常型内頸部腺
癌だが，粘液性癌，類内膜癌，明細胞癌，中腎癌も発生する．粘液性癌には胃型，腸型，印環細
胞型が含まれる．胃型粘液性癌はわが国で頻度が高く，化学療法抵抗性で悪性度が高いために予
後不良であることが知られている．分化度がきわめて高いため診断が困難である最小偏倚腺癌
(いわゆる悪性腺腫)は胃型粘液性癌の一亜型として位置づけられている．通常型内頸部腺癌や腸
型粘液性癌はハイリスク HPV が関与しており，とくに 18 型が検出される頻度が高いが，胃型粘
液性癌，類内膜癌，明細胞癌，中腎癌は非 HPV 関連腺癌であると考えられている．

c　子宮体部

1) 内膜ポリープ endometrial polyp

　内膜腺と間質の増生から構成される良性隆起性病変で，最近では間質細胞の遺伝子異常によっ
て生じると考えられている．びらんや潰瘍の形成により出血をきたすことがある．通常は径 3 cm

以下であるが，乳癌患者で抗エストロゲン療法を受けている患者ではときに大型のポリープが発生することがある．

2）子宮腺筋症 adenomyosis

子宮筋層内に子宮内膜が存在する状態で，平滑筋の増殖を伴う．高度の場合は筋層が肥厚し，子宮体部全体が球状に腫大する．既存の内膜が連続的に筋層内に陥入することによって生じるために，子宮内膜症 endometriosis とは区別されているが，腺筋症と子宮内膜増殖症が合併することがある．

3）子宮内膜増殖症 endometrial hyperplasia

女性ホルモンであるエストロゲンの刺激による内膜腺の増殖性病変を子宮内膜増殖症という．細胞異型の有無により，**子宮内膜増殖症**と**子宮内膜異型増殖症**に分類される．子宮内膜異型増殖症は類内膜上皮内腫瘍 endometrioid intraepithelial neoplasia（EIN）とも呼ばれる病変で，類内膜癌と共存していたり，癌に移行するリスクが高いため，癌に準じて治療が行われる．患者が若年で挙児を希望する場合は，プロゲステロン製剤を用いた保存的療法が選択されることもある．

4）子宮内膜癌 endometrial carcinoma

子宮内膜癌は持続するエストロゲン刺激によって生じる子宮内膜増殖症を母地として発生するもの（1型）と，エストロゲンとは無関係で高齢の女性の萎縮内膜から発生するもの（2型）に大別される．1型の大部分は子宮内膜腺に類似した形態を示す類内膜癌 endometrioid carcinoma である．好発年齢は閉経前後だが，30歳代から頻度が増加する．危険因子として，肥満，多嚢胞性卵巣症候群［スタイン・レーベンタール（Stein-Leventhal）症候群］，顆粒膜細胞腫などのエストロゲン産生卵巣腫瘍，エストロゲン補充療法などがあげられる．リンチ（Lynch）症候群，カウデン（Cowden）症候群では類内膜癌が発生するリスクが高いことが知られている．2型腫瘍には漿液性癌，明細胞癌が含まれる．これらは子宮内膜上皮内癌 endometrial intraepithelial carcinoma（EIC）から発生する．子宮内膜癌全体では類内膜癌が最も多く，全体の約80％を占める．

5）平滑筋腫瘍 smooth muscle tumor

平滑筋腫は平滑筋由来の良性腫瘍で，小型で無症状の筋腫も含めれば，女性の半数程度に存在する．月経痛，不正出血などの症状が出現する例は30〜40歳代に多い．存在部位によって①粘膜下筋腫，②筋層内筋腫，③漿膜下筋腫に分けられる（図Ⅲ・6・4）．子宮腔から頸部に突出する場合は筋腫分娩と呼ばれる．肉眼的には境界明瞭な腫瘤を形成し，割面を観察すると平滑筋線維の錯綜による「唐草模様」が認められる．嚢胞化，液状変性，出血，石灰化がみられることもある．**平滑筋肉腫**は平滑筋への分化を示す悪性腫瘍で，後述する癌肉腫を除くと子宮体部に発生する肉腫の40〜50％を占める．中高年で好発する．

6）その他の悪性腫瘍

子宮体部に発生する悪性腫瘍としては，子宮内膜間質肉腫，腺肉腫のほか，癌腫と肉腫の性格を併せもった癌肉腫［悪性ミューラー管混合腫瘍 malignant müllerian mixed tumor（MMMT）］という腫瘍も発生する．

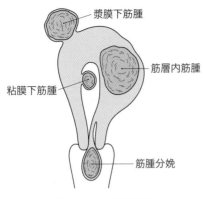

図Ⅲ・6・4　子宮筋腫
組織学的には良性平滑筋腫.

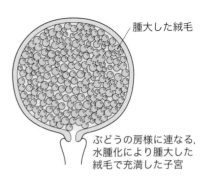

図Ⅲ・6・5　胞状奇胎

d 絨毛性疾患

　受精卵が子宮内膜に着床して胎盤が形成される. 胎盤は母体側の脱落膜と胎児側の絨毛から構成され, 母体血との栄養, 酸素交換の場となる. 絨毛間質は毛細血管を含んでおり, 表面を細胞性栄養膜細胞〔ラングハンス(Langhans)細胞〕, 合胞体性栄養膜細胞(トロホブラスト trophoblast)でおおわれている.

1) 胞状奇胎 hydatidiform mole

　胎盤絨毛が腫大する異常で, 栄養膜細胞の増殖を伴う. 典型例では肉眼的に絨毛がぶどうの房状の外観を呈し(図Ⅲ・6・5), 絨毛の短径が2 mmを超えるが, 最近は顕微鏡観察によって診断される早期の胞状奇胎が増えている. 30〜40歳の妊婦に好発し, 性器出血, 子宮の腫大などがみられる. 腫大した絨毛が子宮筋層に直接浸潤した状態を**侵入奇胎**という.

　全胞状奇胎はすべての絨毛が腫大するもので, 栄養膜細胞の増殖が強い. 90%は染色体を有しない卵子と2個の精子の受精により生じ, 胎芽を伴わない. 2〜3%の頻度で絨毛癌を合併する. これに対して, 部分胞状奇胎では腫大した絨毛と正常絨毛が混在する. 1個の卵子と2個ないし3個の精子の受精によって生じ, 胎芽が併存することがある. 絨毛癌の合併はほとんどない.

> **トロホブラスト腫瘍** trophoblastic tumor: まれに着床部トロホブラスト腫瘍, 類上皮トロホブラスト腫瘍が子宮に発生することがある. 前者は着床部, 後者は絨毛膜無毛部を構成する中間型栄養膜細胞を起源としている.

2) 絨毛癌 choriocarcinoma

　栄養膜細胞が悪性化して生じる腫瘍で, 妊娠に関連することが多い. 約半数は胞状奇胎の経過観察中に発生する. 細胞性栄養膜細胞と合胞体栄養膜細胞を模倣する腫瘍細胞で構成され, 固有の間質を伴わず, 高度の出血を伴う. 肺に転移することが多い. 胚細胞腫瘍として卵巣で発生する絨毛癌とは異なり, 化学療法によく反応し, 比較的予後は良好である. 腫瘍細胞は**ヒト絨毛性ゴナドトロピン** human chorionic gonadotropin(hCG)を産生する.

e 卵　　管

1）卵管炎 salpingitis

　卵管炎は不妊の原因となる．化膿性卵管炎はさまざまな病原体によって発生するが，淋菌が原因菌の約60％を占め，クラミジアで起こることもある．結核性卵管炎は先進国ではまれである．

2）卵管妊娠 tubal pregnancy

　子宮以外で受精卵が着床するために異所性妊娠が起こる．卵管に発生する例が約90％を占め，残りを卵巣，腹腔，卵管の子宮筋層内部分などが占める．卵管炎や子宮内膜症，手術による癒着がある場合に頻度が高い．卵管壁の破綻と出血により患者が急性腹症として救急搬送されることがある．

3）卵管癌 tubal cancer

　高異型度漿液性癌の頻度が最も高い．漿液性卵管上皮内癌 serous tubal intraepithelial carcinoma（STIC）が併存することもある．とくに，卵巣の高異型度漿液性癌の中には卵管采のSTICを起源とするものが含まれていると考えられている．

f 卵　　巣

1）子宮内膜症 endometriosis

　子宮内膜組織が子宮体部内膜以外の部位に存在している状態を指す．卵巣でみられることが多いが，仙骨子宮靱帯，直腸腟中隔，小骨盤内腹膜，手術後の瘢痕のほか，臍部，腟，外陰部，膀胱，消化管などで発生することがある．不妊，月経困難症，腹痛の原因となる．生殖年齢で好発し，全女性の10％でみられる．機序として，①月経に伴って剝離内膜が卵管を経由して逆流し，腹腔内に播種される（逆流説），②体腔上皮の化生によって生じる（化生説），③血行性・リンパ行性播種説，などが想定されているが，卵巣子宮内膜症は②が有力視されている．

　卵巣子宮内膜症はしばしば囊胞化し，内容物が黒褐色調であるため，**チョコレート囊胞**と呼ばれる．子宮内膜症の中にはモノクローナルな増殖で，*ARID1A* や *PIK3CA*，*PTEN* などの異常が生じているものがあり，これを母地として類内膜癌，明細胞癌，漿液粘液性境界悪性腫瘍などの上皮性腫瘍が発生することがある．

2）非腫瘍性囊胞 cyst

　頻度の高い囊胞として卵胞が拡張した卵胞囊胞，黄体囊胞，表層上皮封入囊胞がある．多囊胞性卵巣は排卵が起こらずに多数の卵胞囊胞が形成されるもので，無月経，不妊，肥満，多毛を伴う場合はスタイン・レーベンタール（Stein-Leventhal）症候群という．

3）卵巣腫瘍

　卵巣腫瘍は発生母地，組織発生の違いから，①上皮性腫瘍，②性索間質性腫瘍，③胚細胞腫瘍，④転移性腫瘍およびその他の腫瘍，予後および臨床的取り扱いの観点から，①良性，②境界悪性，③悪性に分けられる．

（a）上皮性腫瘍

　最も頻度の高い卵巣腫瘍で，腫瘍細胞が頸管腺上皮や腸上皮の形態や表現型を模倣する**粘液性腫瘍**，卵管上皮に類似した**漿液性腫瘍**，内膜腺上皮に類似した**類内膜腫瘍**，妊娠期のアリアス・ステラ反応を示す内膜腺上皮に類似した**明細胞腫瘍**などが含まれる．良性腫瘍の大部分は囊胞を

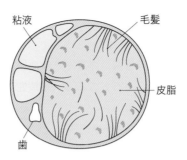

図Ⅲ・6・6　成熟性嚢胞性テラトーマ
嚢胞内には毛髪を含む皮脂や粘液
が含まれている.
歯，軟骨，神経，脂肪組織などさま
ざまな組織で構成される.

形成し，組織学的には細胞異型が認められない．境界悪性および悪性腫瘍では嚢胞とともに充実成分がさまざまな割合で混在し，前者では細胞異型が軽度から中等度で間質浸潤が認められないのに対して，後者では細胞異型が高度で，間質浸潤が認められる．

> 　細胞異型が高度であっても浸潤がない場合は，上皮内癌を伴う境界悪性腫瘍と診断される．明細胞癌，類内膜癌はほとんどが子宮内膜症に関連して発生する．粘液性癌は良性の粘液性嚢胞腺腫から境界悪性腫瘍を経て発生することが多いが，テラトーマを背景とすることもある．漿液性癌には臨床病理像が異なる低異型度漿液性癌と高異型度漿液性癌がある．前者は漿液性嚢胞腺腫や嚢胞腺線維腫，腺線維腫から漿液性境界悪性腫瘍を経て発生するのに対して，後者の中には卵管采のSTICを起源とするものが多いと考えられている．

（b）性索間質性腫瘍

セルトリ・ライディッヒ細胞腫，顆粒膜細胞腫，莢膜細胞腫，線維腫などが知られている．男性ホルモンや女性ホルモンを産生するため，さまざまな内分泌症状が出現する．顆粒膜細胞腫ではエストロゲン産生により内膜癌発生のリスクが高い．

（c）胚細胞腫瘍

腫瘍性の胚細胞から構成されるもので，分化の方向や程度により分類される．テラトーマ，卵黄嚢腫瘍，胎芽性癌，絨毛癌，未分化胚細胞腫が含まれる．同様の腫瘍は精巣や後腹膜，縦隔，脳内でも発生することがある．若年に多く，幼児から20歳代に好発する．**テラトーマの頻度が最も高い．**

（i）テラトーマ

3胚葉に由来する組織からなる腫瘍で，皮膚・皮下組織，骨・軟骨，歯牙，脳組織，気管支粘膜，腸粘膜などを含む（図Ⅲ・6・6）．組織の成熟度により**成熟テラトーマ**と**未熟テラトーマ**に分類される．成熟テラトーマは良性で，未熟テラトーマは腹膜播種を伴うことがあり，悪性腫瘍として取り扱われる．

（ⅱ）未分化胚細胞腫　dysgerminoma

テラトーマとは対照的に，胚細胞腫瘍の中でも文字通り最も未熟な腫瘍で，精巣のセミノーマと同様の組織像を示す(☞ 1 **b** 1)セミノーマ，239 頁).

（ⅲ）卵黄囊腫瘍

卵黄囊を模倣する構築を示す腫瘍だが，未成熟な消化管の構造，肝細胞に類似した構造を示すことがある．α-フェトプロテイン(AFP)を産生する．

（ⅳ）胎芽性癌

☞ 1 **b** 2)胎芽性癌(239 頁)を参照．

（ⅴ）絨毛癌

☞ 2 **d** 2)絨毛癌(244 頁)を参照．

（d）その他

卵巣にはさまざまな腫瘍が転移する．虫垂の粘液性腫瘍が転移した場合には卵巣原発の粘液性腫瘍に類似することがある．胃の印環細胞癌の転移は若年の女性でみられることが多く，クルーケンベルグ(Krukenberg)腫瘍として知られている．

7　乳　　腺

　乳腺は15〜20個の乳腺葉から構成されており，それぞれ独立して乳頭に開口する．各乳腺葉では乳管が樹枝状に分岐し，終末乳管から小葉（盲管状の細乳管）へと分かれる．乳癌を含む増殖性病変の大部分は終末乳管〜小葉単位［terminal duct-lobular unit（TDLU）］に発生する（図Ⅲ・7・1）.

1　良性腫瘍と関連病変

a　乳　腺　症

　乳腺の増殖性変化と退行性変化が共存する病変であり，上皮，間質いずれにも変化が起こる．組織学的変化には，乳管過形成，小葉過形成，腺症，硬化性腺症，囊胞，アポクリン化生などがある．好発年齢は乳癌と同じであり，一般に境界不明瞭な硬結・腫瘤として触れるため乳癌との鑑別が必要となる．

b　良性腫瘍

　乳管内乳頭腫（図Ⅲ・7・2A）：充実性から囊胞状の境界明瞭な腫瘍であり，線維血管性間質を伴い乳管上皮と筋上皮の二相性が基本構築である．組織像が類似する乳管内乳頭癌では二相性がみられない（筋上皮細胞がない）．中枢型（乳頭近傍の乳管に発生）では乳頭分泌物を伴うことが多く，ときに血性である．あらゆる型の上皮増殖性変化を並存しうる．

　線維腺腫（図Ⅲ・7・2B）：孤立性または多発性に発生する境界明瞭な腫瘍で，間質と乳管の増生が種々の割合でみられる．20〜30歳代に好発する．間質は粘液腫状から細胞成分の乏しい硝子様

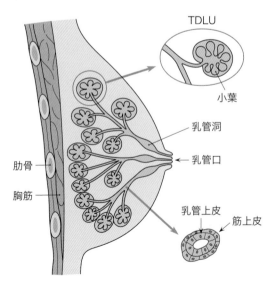

図Ⅲ・7・1　乳腺の解剖

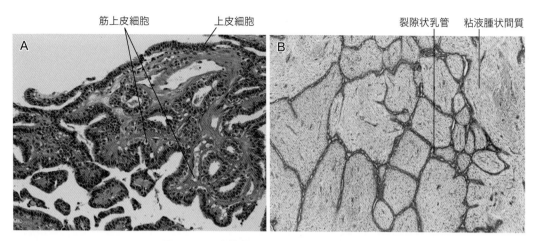

筋上皮細胞　　上皮細胞　　　　　　　　　　裂隙状乳管　粘液腫状間質

図Ⅲ・7・2　乳管内乳頭腫(A)と線維腺腫(B)

までさまざまである．きわめてまれに癌が発生することがあるが小葉癌が多い．乳腺症型では上皮の増殖性変化が高度であり，細胞診で癌と誤診されやすい．

c　境界病変

異型乳管過形成：低異型度の非浸潤性乳管癌特有の構造異型を完全には満たしていないもの，あるいは完全に満たしていても2mm以下または2乳管に及ばないもの．浸潤癌発生のリスクが4〜5倍になる．

d　葉状腫瘍

線維腺腫より発症頻度は低く，若年者には少ない．間質成分の増生が優位なもので，上皮が葉状の形態をとることが多い．良性，境界，悪性に分類されるが組織形態からは生物学的態度を正確に予測できない(良性でも約20%が再発する)．再発を繰り返すごとに悪性度が増す傾向にあり，悪性は血行性転移(肺が最多)の頻度が高く予後不良である．

2　悪性腫瘍(乳癌)

a　疫　　学

女性の癌罹患率の第1位(年間約9万人が罹患)で，女性の生涯罹患率は約11人に1人である(欧米では8人に1人)．年間約14,000人が死亡しており，女性の癌死亡数の第5位であるが，30〜50歳代では第1位である．年齢調整死亡率が2012年に初めて減少し，マンモグラフィ検診の普及や新規抗悪性腫瘍薬の登場などの効果と推定されている．

b　危険因子

高い女性ホルモン環境(早い初経年齢，遅い閉経年齢)が最もよく知られており，初潮前に卵巣摘除を施行された女性は乳癌になるリスクが1/100とほぼ男性と同じになる．他には妊娠・授乳歴なし(とくに30歳以上での初産)，閉経後の肥満，乳癌の既往(対側乳癌のリスクが3〜5倍)，家族歴(母，姉妹，娘)，ホルモン補充療法(5年以上)，良性乳腺疾患の既往などがある．

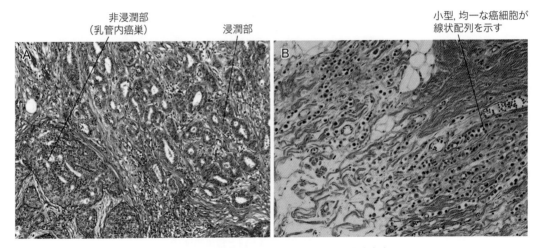

図Ⅲ・7・3　浸潤性乳管癌(A)と浸潤性小葉癌(B)

c　発症要因

　食生活の欧米化による肥満，出産しない女性の増加や晩婚化などが疑われているが，確定的ではない．遺伝性乳癌は全体の約7〜10％を占める．放射線との関連が原爆被爆者の追跡調査から判明しており，10歳未満で被爆した女児が最も乳癌発症のリスクが高い．

d　乳腺病理診断の特徴

　本来は悪性だが異型度が低いため良性と診断されやすい病変，本来は良性であるが悪性と診断されやすい病変，境界病変(良悪性の中間的な生物学的態度を示す)がある．悪性の判定基準が他臓器とは異なる場合があり，過剰ないし過小診断の可能性が他臓器より高い．手術中の迅速病理診断(切除断端，センチネルリンパ節転移)や治療方針決定に重要な評価項目(ホルモン受容体，*HER2*，異型度，浸潤径，リンパ管侵襲，癌細胞の増殖率)など病理医の果たすべき役割は大きい．

e　組　織　型

　非浸潤性乳管癌：癌細胞が乳管内に限局し，間質への浸潤がないもの．頻度は年々増加しており，約10〜20％を占める．篩状，面皰状，充実性，低乳頭状，乳頭状，平坦型の組織形態が単一あるいは複数の組み合わせで認められる．基本的にリンパ節転移がなく予後良好である．面皰型(コメド型)は非面皰型に比し，増殖活性や核異型度が高く，局所進展性が強い．また微小浸潤を合併しやすく，ホルモン受容体陽性率が低い．

　非浸潤性小葉癌：癌細胞が小葉内に限局し間質への浸潤がないもの．単独で見つかることはまれである．細胞間接着因子であるE-cadherin発現が消失する．

　浸潤性乳管癌(図Ⅲ・7・3A)：乳癌全体の約75％を占め，非浸潤部(乳管内成分)を伴っていることが多い．わが国では腺管形成型(浸潤癌胞巣が腺管形成を示す)，充実型(腺管形成が不明瞭な浸潤癌胞巣が周辺組織に対して圧排性ないし膨張性発育を示す)，硬性型(癌細胞が散在性にあるいは小塊状〜索状に増殖し，多少とも間質結合織の増生を伴う)，その他に分類される．転移は腋窩リンパ節や骨，肺，肝臓，脳に起こりやすい．術後3年までに転移や再発(乳房内・胸壁の皮膚や

リンパ節)することが比較的多いが，5〜10年経過後，起こることがある．とくに10年以上経過後の再発はホルモン受容体陽性乳癌に多い．

浸潤性小葉癌(図III・7・3B)：乳癌全体の5〜15%を占める．しばしば浸潤パターンが不連続性であり，両側発生率やホルモン受容体陽性率が高く，晩期に腹腔内臓器や胸腹膜へと転移する頻度が高い．E-cadherin発現が消失しており，免疫組織化学染色(以下，免疫染色)が鑑別に有用である．

粘液癌：豊富な粘液性間質を有する．全体が粘液性間質からなる純型と，浸潤性乳管癌との混合型がある．前者の予後は非常に良好である．まれに晩期再発(手術後10年以上経過時)がある．

パジェット(Paget)病：乳腺内癌巣(非浸潤性乳管癌が多い)が乳頭・乳輪表皮内へ乳管内進展を示し，豊富で明るい細胞質と核小体の目立つ大型核を特徴とするPaget細胞がみられる．高齢者に好発し，乳頭びらんを主訴とすることが多い．ホルモン受容体の陽性率は低く，HER2蛋白の過剰発現が大部分でみられる．

f　乳癌の予後・治療効果予測因子

リンパ節転移の有無，個数：腋窩リンパ節転移がない患者の10年生存率は約90%であるが，1〜3個では約76%，4〜9個では約50%，10個以上では約27%となる．

組織異型度：腺管形成の割合，核異型の程度，核分裂数それぞれを1〜3点に点数化し，合計した総点数で3分類する(Grade 1〜3)．Grade 3は悪性度が高い．

病理学的浸潤径：浸潤径が1mmまでを微小浸潤癌と呼び，2cmまで(pT1)を3分類する．2cmを越え5cmまでをpT2，5cmを越えるとpT3，胸壁または皮膚へ進展するとpT4とする(大きさは問わない)．一般に浸潤径と腋窩リンパ節転移の頻度は正の相関を示す．

ホルモン受容体 estrogen receptor(ER)，progesterone receptor(PgR)：免疫染色にて核に染まる癌細胞が1%以上存在する場合を陽性とすると，乳癌全体の約80%が陽性である．ER/PgR陽性細胞が50〜100%あるとホルモン治療の効果が高いとされている．

HER2：癌遺伝子であり，遺伝子増幅または蛋白過剰発現が浸潤癌の約20%にみられる．予後不良因子であったが，分子標的薬の開発により予後が改善している．

ER，*PgR*，*HER2*いずれも陰性の癌(トリプルネガティブ乳癌)は術後の早期再発(1〜3年)が多く，一般に予後不良である．トリプルネガティブ乳癌の約70〜80%が基底細胞様(基底細胞マーカーの発現を示す)であり，*BRCA1*(breast cancer susceptibility gene 1)遺伝子変異が多い．

Ki-67陽性細胞率：細胞周期関連分子の一つであるKi-67抗原(休止期を除くすべての細胞核に発現)を免疫染色で検出し，癌細胞全体に対する陽性細胞の比率をlabeling index(LI)として用いる．ホルモン受容体陽性かつ*HER2*陰性症例では，LIが高いと内分泌療法に加え抗悪性腫瘍薬の併用が考慮される．

> **遺伝性乳癌卵巣癌症候群** hereditary breast and ovarian cancer syndrome(HBOC)は遺伝性乳癌の約50%を占め，*BRCA1*と*BRCA2*遺伝子どちらかに病的変異がある．若年および両側に発生しやすい，片方の乳房に複数回乳癌を発症しやすい，男性で乳癌を発症しやすい，家系内に乳癌，卵巣癌，膵癌，前立腺癌になった人がいる，などの特徴を示す．

8　造血器系

1　造血系疾患

a　正常造血

　　骨髄は末梢血に流れる白血球，赤血球，血小板をつくる臓器である．骨髄にはこれらの細胞をつくる未熟な造血細胞があり，増殖と分化を繰り返し，成熟した細胞を産生し末梢血に運び出す．骨髄の間質は血管，線維芽細胞，樹状細胞，脂肪組織で構成される（図Ⅲ・8・1）．造血巣は年齢を追うに従い四肢の末梢骨より減少していく．四肢の末梢骨の造血巣は小児期では60〜70%を占め，成人期では40〜60%程度を占める．老年期になると造血細胞数が減少していく．そのため，成人では通常穿刺，生検は腸骨で行われる．造血巣がない状態は脂肪髄と呼ばれ，30%以下を低形成髄，40〜70%を正形成髄，70%以上を過形成髄，細胞成分のみの状態を細胞髄と呼ぶ．

　　骨髄は造血幹細胞よりでき，顆粒球系細胞は，骨髄芽球，前骨髄球，骨髄球，後骨髄球，桿状球，分葉球に分化し末梢血に流れ，白血球と呼ばれる．白血球には好中球，好酸球，好塩基球がある．造血幹細胞はまた，単芽球から単球を，NK細胞，リンパ芽球からリンパ球をつくる．赤血球系細胞は，前赤芽球，好塩基性赤芽球，多染性赤芽球，正染性赤芽球，網状赤血球，赤血球になり，末梢血に流れ酸素を運ぶ．巨核球は1個で約3,000個の血小板を産生する（図Ⅲ・8・2）．表Ⅲ・8・1に造血細胞の寿命を示すが，顆粒球系細胞は骨髄内において7〜14日で分化し，流血中では12時間以内の寿命である．

b　多能性造血幹細胞　pluripotential hematopoietic stem cell

　現在，骨髄移植が数多くなされている．多能性造血幹細胞は骨梁近くの支持細胞を含むニッチという守られた環境に分布し，他の細胞にも変わりうる細胞で自己再生・分化ができる．2倍体（48本）で大半は静止（G0）期の状態である．骨髄，末梢血，臍帯血にみられる．

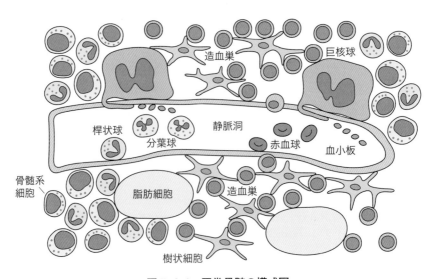

図Ⅲ・8・1　正常骨髄の模式図

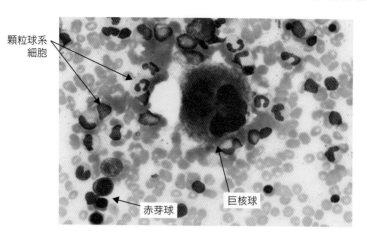

顆粒球系
細胞

赤芽球

巨核球

図Ⅲ·8·2　正常骨髄スメア

表Ⅲ·8·1　主な造血細胞の寿命

造血細胞	骨髄内	流血内
顆粒球	7〜14 日	12 時間内
赤芽球	4〜6 日	120 日
巨核球	10 日	7〜10 日(血小板として 1/3 は脾臓に貯蔵される)
リンパ球	7〜14 日	B 細胞は 3, 4 日 T 細胞は数ヵ月〜数年 メモリー細胞は 10 年?

c　赤血球の異常

　赤血球の正常値は男性 440〜560 万/μl, 女性は 380〜500 万/μl である. 赤血球は核もミトコンドリアもなく, その構成蛋白の 97%はヘモグロビン(Hb)で構成されている. Hb は各四つのヘムとグロビン蛋白により構成されている. ヘムはポルフィリンと Fe^{2+} でできており, 酸素と結合し全身臓器へ運ぶ. グロビン蛋白はα鎖, β鎖各 2 個がからみ合ってできたもので赤血球の色を表す.

1) 貧血 anemia

　末梢血中の Hb 濃度が減少した状態を表す. 通常 WHO 分類では男性は 13 g/dl 以下で, 女性は 11 g/dl 以下を貧血と呼ぶ.

　症状：Hb が少なくなると全身臓器への酸素の運搬がうまくいかず, 細胞の低酸素が起こり症状が出てくる. 全身倦怠感, 動悸, 息切れ, 頭痛が生じる. 皮膚の蒼白, 頻脈, 持続し重症化すると心拡大, 心不全が生じ, 浮腫もみられる.

　形態的分類：貧血を形態的に分類するため, 赤血球恒数を求め分類する(表Ⅲ·8·2). 小球性低色素性貧血, 正球性正色素性貧血, 大球性正色素性貧血の三つに分類され, 疾患の類推ができる(表Ⅲ·8·3).

　原因：骨髄での赤血球の産生低下と破壊, 失血が主な病態となる. 表Ⅲ·8·4 に各段階での貧血

表Ⅲ・8・2　赤血球恒数の計算法と正常値

指　数	計算法	正常値
MCV （平均赤血球容積）	$\dfrac{\text{Ht}(\%)}{\text{RBC}(10^4/\mu l)} \times 10$	81〜100 fl
MCH （平均赤血球ヘモグロビン）	$\dfrac{\text{Hb}(\text{g}/\text{d}l)}{\text{RBC}(10^4/\mu l)} \times 10$	29〜35 pg
MCHC （平均赤血球ヘモグロビン濃度）	$\dfrac{\text{Hb}(\text{g}/\text{d}l)}{\text{Ht}(\%)} \times 100$	30〜35%

Ht：ヘマトクリット，Hb：ヘモグロビン，RBC：赤血球数

表Ⅲ・8・3　赤血球恒数に基づく貧血の分類

分　類	疾　患
小球性低色素性 MCV＜80 fl，MCHC＜30%	・鉄欠乏性貧血（最も多い疾患） ・鉄芽球性貧血 ・サラセミア
正球性正色素性 MCV 8〜100 fl，MCHC 31〜35%	・溶血性貧血 ・再生不良性貧血 ・骨髄疾患（白血病など）
大球性正色素性 MCV＞101 fl，MCHC 31〜35%	・巨赤芽球性貧血（ビタミン B$_{12}$，葉酸欠乏） ・再生不良性貧血 ・肝障害，甲状腺機能低下症

表Ⅲ・8・4　赤芽球の成熟からみた貧血

多能性 幹細胞 ➡	BFU-E CFU-E ➡	前赤芽球 ➡	赤芽球 ➡	赤血球
再生不良 性貧血	赤芽球癆	巨赤芽球性貧血	鉄欠乏性，鉄 芽球性貧血	溶血性貧血
造血幹 細胞障害	赤芽球 産生障害	ビタミン B$_{12}$， 葉酸欠乏による DNA 障害	鉄欠乏，ヘム 合成酵素障害	RBC 膜異常， 合成障害，破 壊亢進

BFU-E：burst-forming unit-erythroid，CFU-E：colony forming unit-erythroid

になる原因を示した．

（a）再生不良性貧血　aplastic anemia

　本疾患は造血幹細胞自体の障害または，その成熟の場である間質の障害による汎血球減少症である．まれであるが，先天性として先天性心疾患などを伴うファンコニー（Fanconi）貧血がある．原因不明の一次性が多いが，二次性には，薬剤［抗悪性腫瘍薬，抗生物質（クロラムフェニコール

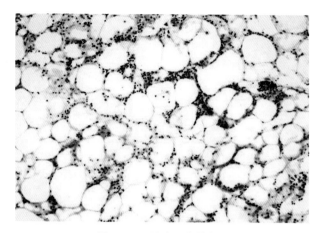

図Ⅲ·8·3 再生不良性貧血
10%以下の細胞成分であり，巨核球がみられない．

など)，甲状腺疾患治療薬]，放射線照射，ベンゼン(ペンキ剝がし，接着作業に使用された有機溶剤)，肝炎後が分類される．骨髄では，高度な低形成髄，脂肪髄の状態であり，巨核球がみられない，もしくはごく少数あることが特徴である(図Ⅲ·8·3)．末梢血の網状赤血球が高度に減少する．

治療は軽症では経過観察し，増悪，中等症例は免疫抑制薬を使用する．重症では40歳以下は骨髄移植を，40歳以降は免疫抑制薬を選択する．

（b）赤芽球癆 pure red cell aplasia

骨髄において赤芽球の前駆細胞(BFU-E，CFU-E)の分化障害により赤芽球が高度に減少した状態．乳児には先天性赤芽球癆症候群［ダイヤモンド・ブラックファン(Diamond-Blackfan)症候群］がみられる．全身性エリテマトーデス(SLE)などの免疫抑制状態でパルボウイルス B19 感染を引き起こすと，赤芽球に感染し分化障害により赤芽球癆になる．

胸腺腫患者の1〜2%に赤芽球癆を合併する．赤芽球癆患者の30〜50%に胸腺腫がみられる．

（c）巨赤芽球性貧血 megaloblastic anemia

DNA 合成障害に基づく核の成熟障害により赤芽球が分化できず，巨赤芽球化し高度な貧血をきたす．DNA の合成に関与しているビタミン B_{12} や葉酸の欠乏が主な原因となる．ビタミン B_{12} は胃壁細胞から分泌される内因子(IF)と結合して回腸末端部で吸収される．悪性貧血は，自己抗体である抗胃壁細胞抗体，抗 IF 抗体ができ，ビタミン B_{12} の吸収障害をきたし貧血になる．本疾患は，胃全摘6，7年後の状態，回腸切除後，クローン(Crohn)病などにも認められる(図Ⅲ·8·4)．

（d）鉄欠乏性貧血 iron deficiency anemia

最も頻度が高い貧血である．原因は，栄養障害，胃切除，消化管からの鉄の吸収障害，成長期・妊娠時の鉄必要量の増加，過多月経，悪性腫瘍に伴う慢性の失血がある．鉄は十二指腸〜上部空腸で吸収されトランスフェリンと結合し血中に運ばれる．血中のトランスフェリン濃度は総鉄結合能(TIBC；total iron binding capacity)で表す．TIBC は血清鉄と不飽和鉄結合能(UIBC；unsaturated iron binding capacity)の合計である(TIBC＝血清鉄＋UIBC)．

進行すると貧血とともに細胞代謝障害により舌炎，口角炎と嚥下障害［プランマー・ビンソン

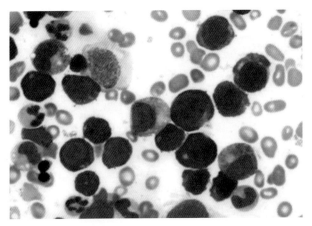

図Ⅲ・8・4　巨赤芽球性貧血
巨赤芽球の増生が目立つ.

(Plummer-Vinson)症候群と呼ぶ], さじ状爪spoon nail, 土や生コメを食べる異食症がみられる.

（e）溶血性貧血 hemolytic anemia

種々の原因による赤血球の破壊により貧血になる.

（ⅰ）先天性疾患

遺伝性球状赤血球症 hereditary spherocytosis：赤血球の骨格蛋白をコードする遺伝子異常があり, 膨化した赤血球になる. 常染色体顕性遺伝.

鎌状赤血球症 sickle cell anemia：グロビンのβ鎖のn末端より6番目のグルタミン酸がバリンに置換された状態(HbS). ホモ接合体では高度貧血になり, ヘテロでは症状は軽い. マラリアに感染する赤血球が最終的にこの形になり, マラリア抵抗性を形成したと推測されている. 常染色体顕性遺伝.

α, βサラセミア thalassemia：グロビンのポリペプチド鎖の合成障害をきたす遺伝的ヘモグロビン代謝障害である. 軽度から重症の致命的貧血まである. 常染色体顕性遺伝.

（ⅱ）後天性疾患

自己免疫性溶血性貧血 autoimmune hemolytic anemia：抗原抗体反応によるⅡ型アレルギー. 抗赤血球抗体(IgG)が付着, 脾臓で赤血球を破壊する.

血液型不適合による溶血：血液型不適合や輸血で起こる.

発作性夜間血色素尿症 paroxysmal nocturnal hemogloblinemia：赤血球膜上のGPI(グリコシルホスファチジルイノシトール)アンカー蛋白の欠損による. 補体に対する抵抗機能を失い, 補体(C3)が活性化されると急激な溶血を起こす.

赤血球破砕症候群 red cell fragmentation syndrome：播種性血管内凝固症候群(DIC)や人工弁による機械的障害で溶血を起こす.

2）反応性多血症 polycythemia

赤血球が増加する状態は表Ⅲ・8・5に示す反応性, 腫瘍性病変で認められる. 表Ⅲ・8・5に示す状態や疾患により低酸素状態になり, 反応性に赤血球増多症がみられる.

表Ⅲ・8・5　赤血球増多症をきたす疾患

	原因・疾患
相対的赤血球増加	血液濃縮(脱水, 熱傷, 嘔吐, 下痢)による
絶対的赤血球増加	二次的(血中 EPO は増加) 低酸素：高地居住, 呼吸器疾患(ピックウィック症候群, 肺気腫, ヘビースモーカー), ファロー四徴症などのチアノーゼ心疾患, EPO 産生(腎癌, ウィルムス腫瘍など) 糖質・硬質ステロイド 真性多血症(血中 EPO は低下, 正常)

EPO：エリスロポエチン

3）赤芽球の腫瘍性病変

（a）真性多血症 polycythemia vera

慢性骨髄性白血病 chronic myelogenous leukemia(CML)などが分類される骨髄増殖性腫瘍 myeloproliferative neoplasia の 1 亜型であり, Hb 男 18 g/dl, 女 16 g/dl 以上になる. CML と区別が難しいが, フィラデルフィア Philadelphia(Ph1)染色体は陰性である. 中高年に多い. 血液粘稠度が増すため, 循環不全を引き起こし, 頭痛, めまい, 赤ら顔, 梗塞をきたす. 腫瘍性であることより, エリスロポエチン(EPO)は正常あるいは低下した状態である. 骨髄では造血幹細胞レベルの異常で 3 系統が異型をもち, 高度に増殖する. 異常芽球の単調な増殖はない.

> EPO 受容体である *JAK2* 遺伝子の点変異 V617F もしくはエクソン 12 の変異が高頻度にみられ, チロシンキナーゼを活性化し受容体を介し造血を促す. 治療は, 瀉血, ハイドロキシウレア, JAK2(チロシンキナーゼ)阻害薬を用いる. 経過は比較的良好であり, 10 年で約 10%が急性白血病に移行する.

d　白血球の異常

1）非腫瘍性病変

（a）無顆粒球症 agranulocytosis

末梢血の白血球が 500/μl 以下の状態で, 薬剤性が多く, 抗生物質, 抗リウマチ薬, 抗甲状腺薬による. 症状として易感染性, 高熱, 咽頭, 扁桃に潰瘍をきたす. 赤血球, 血小板は異常なく, 骨髄でも顆粒球系細胞のみが高度な産生低下の状態になる.

（b）類白血病反応 leukemoid reaction

末梢血に著しい白血球の増多, 未熟な白血球が出現し, 慢性骨髄性白血病と類似の細胞像を示す. 重症感染症, 粟粒結核, 悪性腫瘍の骨髄転移, G-CSF 産生腫瘍, 糖質ステロイドが原因として考えられ, 白血球が 2 万～5 万/μl になる. 骨髄でも顆粒球系細胞が高度に増加している.

2）腫瘍性病変

境界型病変として骨髄異形成症候群があり, 明瞭な悪性病変には急性骨髄性白血病, リンパ球性白血病, 骨髄増殖性腫瘍がある.

（a）骨髄異形成症候群 myelodysplastic syndrome(MDS)

成人に多く持続的な貧血で来院する. 小児にもみられるが非常に少ない. 造血幹細胞の疾患で

表Ⅲ・8・6　急性白血病の WHO 分類(芽球が 20%以上)

1. 再現性がある染色体異常を伴う AML
   t(8；21)(q22；q22)AML……(M2)
   inv(16)(p13q32)，t(16；16)(p13；q22)を伴う AML……(M4 Eo)
   t(15；17)を伴う APL……(M3)
   11q23MLL 異常を伴う AML……(M4，5，単球とからむ)
2. 多系統の異形成を伴う AML．MDS に由来する/しない AML
3. 治療関連 AML，MDS．アルキル化薬/放射線治療後発生
4. 他に分類できない AML
   M0：MPO 陰性 AML．CD13/33 などが陽性
   M1：MPO 3%以上の AML．芽球が 90%以上
   M2：分化した AML．前骨髄球性細胞が 10%以上
   M4：AMMoL．骨髄単球性白血病
   M5：AMoL．単球性白血病
   M6：赤白血病．異常赤芽球(50%以上，PAS 染色陽性)＋骨髄芽球
   M7：巨核芽球性白血病．CD41，CD42b，PPO が陽性
ALL
   前駆 B 細胞性白血病/リンパ腫
   前駆 T 細胞性白血病/リンパ腫

前白血病状態(異常芽球が20%未満)を示し高率に白血化する．本疾患を悪性に分類すると血液疾患の中で最も多い疾患である．造血幹細胞レベルで3系統の細胞に異形成がみられる．骨髄では，正常，もしくは高い造血状態にあるが，アポトーシスが亢進し細胞の破壊が進む無効造血が特徴的所見である．治療抵抗性で慢性に経過し，不可逆性を示す．

　異常芽球がみられない不応性貧血(RA)，5%未満の不応性貧血，5〜9%，10〜19%の異常芽球を認める不応性貧血(RAEB1, 2)の4型がある．骨髄スメアにおいて，不規則な核縁，不均一なクロマチンをもつ赤芽球，多核巨大赤芽球，脱顆粒(顆粒が少ない)好中球，低分葉好中球［偽ペルガー・ヒュエ(Pelger-Hüet)核異常］，微小巨核球，異常分葉大型核をもつ巨核球が特徴的である．治療は赤血球輸血などの対症療法，エリスロポエチン，免疫抑制薬，抗悪性腫瘍薬を使用する．

(b) 急性白血病(表Ⅲ・8・6)

　高度造血機能不全による症状として，貧血による易疲労感，動悸，血小板減少による出血斑や止血不全，白血球減少による不明熱，肺炎，易感染性が主にみられる．末梢血に白血病細胞が出現し，白血球数が著増する．末梢血，骨髄に異常芽球が20%以上ある場合を急性白血病と呼ぶ．主に急性骨髄性白血病 acute myelogenous leukemia(AML)と急性リンパ球性白血病(ALL)があり，治療が異なることより分類が重要となる．染色体異常，細胞性状より M0〜M7 に分ける．また，アルキル化薬や放射線治療後関連や MDS などに由来する AML は別に分類される．

　本分類には，表Ⅲ・8・7 のマーカーが用いられる．これらの細胞マーカーはフローサイトメータや組織での免疫組織化学にて同定する．

　以下に特徴的白血病を示す．

表Ⅲ·8·7　特徴的な細胞表面マーカー

	マーカー
骨髄系細胞	CD33，CD34，ミエロペルオキシダーゼ(MPO)
単球	CD68，リゾチーム，非特異エステラーゼ
B細胞	CD10(リンパ濾胞性細胞)，TdT
	CD19，CD20，細胞表面 Ig，細胞質内 Ig
T細胞	CD3，CD4，CD8，CD25(抗 IL-2α 受容体)，TdT
NK細胞	TIA1，グランザイム B，パーフォリン，CD56

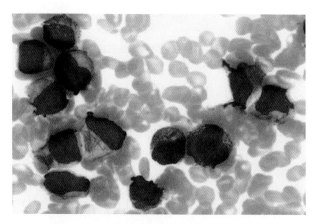

図Ⅲ·8·5　急性前骨髄球性白血病(AML M3)
白血病細胞はファゴット細胞と呼ばれ，胞体にアズール顆
粒やこん棒状アウエル小体を認める.

(i) 急性前骨髄球性白血病 acute promyelocytic leukemia(APL，AML M3)

　MPO が強陽性，アズール顆粒，アウエル(Auer)小体を有するやや大きめの前骨髄球[ファゴット(Faggot)細胞]の単調な増殖を示す(図Ⅲ·8·5). 出血傾向が強く，DIC，脳出血などの大出血を引き起こす. アウエル小体内にプラスミノーゲンアクチベーター plasminogen activater が豊富にあるため線溶亢進状態になり出血が起き，血小板が減少することで，DIC の状態になる.

> 　染色体異常 t(15；17)(q22；q11)がみられ，promyelocytic leukemia/retinoic acid receptor α(PML/RAR α)関連キメラ遺伝子を形成する. この染色体異常によりレチノイン酸(ビタミン A)受容体遺伝子の切断が起こり，ビタミン A 機能不全による骨髄球分化を起こし不全腫瘍化する. 治療に関しては DIC の予防をまず行い，第一選択薬としてビタミン A 誘導体 all trans retinoic acid(ATRA)大量療法にて前骨髄球を分化させる. この後に化学療法を併用する. 本治療により AML の中でも最も予後がよい群となった.

(ii) 赤白血病 erythroleukemia

　本疾患は急性骨髄性白血病(AML)の M6 として分類される. 異常赤芽球系細胞が増加する白血病として以下の二つに区分されている.

　赤白血病 erythroleukemia(erythroid/myeloid)：骨髄において赤芽球系細胞と骨髄芽球の増加

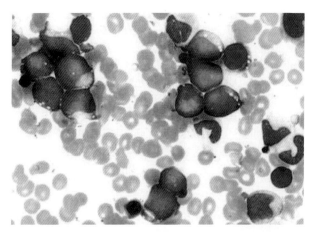

図Ⅲ・8・6　B 細胞急性リンパ球性白血病（B-ALL）
胞体に小空胞を伴う芽球が特徴的である．

を伴う混合型白血病である．

　純型赤芽球性白血病 pure erythroid leukemia：骨髄有核細胞の 80％以上を赤芽球系細胞が占める．

　ともに AML の中で最も予後不良な疾患である．

（ⅲ）急性リンパ球性白血病 acute lymphoblastic leukemia（ALL）

　芽球は MPO，エステラーゼは陰性である．リンパ球発現に関与する DNA 合成酵素の一つである TdT（terminal deoxynucleotidyl transferase），CD10，もしくは CD3 が陽性になる．成熟 B 細胞 ALL，B 前駆細胞 ALL，T 細胞 ALL がみられる（図Ⅲ・8・6）．小児の 70％は ALL であり，60 歳以降にもみられる．成熟 B，B 前駆細胞 ALL は 10 歳以下に，T 細胞 ALL は 10 歳以上に多くみられる．

> 　小児 ALL 例では，血液脳関門が未熟で脳髄膜浸潤や精巣浸潤がみられる．治療はビンクリスチン，L-アスパラギナーゼを中心とした化学療法で，脳髄膜浸潤や精巣浸潤，また，その予防のためメトトレキサート大量療法を行う．
>
> 　一般的に AML の方が ALL に比較し予後不良である．他のまれな型［AMoL（M5），M6，M7］や年齢が 60 歳以上の例は予後が悪い．小児 ALL は予後良好で，長期生存小児例は 80％以上にみられるが，成人例では 20～40％である．

（c）骨髄増殖性腫瘍 myeloproliferative neoplasia（MPN）

　造血幹細胞レベルで 3 系統の異常増殖がみられる．造血が亢進した状態であり過形成髄であるが，芽球の単調な増殖はみられない．

（ⅰ）慢性骨髄性白血病 chronic myelogenous leukemia（CML）

　無症状，微熱，体重減少が初期症状で，検診などで見つかることもある．巨脾をきたす．小児期はごくまれである．末梢血，骨髄で各段階の顆粒球系細胞が著増し，好酸球，好塩基球の増加もある．t（9；22）（q34；q11）がみられ，9q34 にある *ABL* 遺伝子と 22q11 にある *BCR* 遺伝子部位の転座が起こり，22 番染色体上で Ph1 染色体をつくる．その *BCR/ABL* キメラ遺伝子により

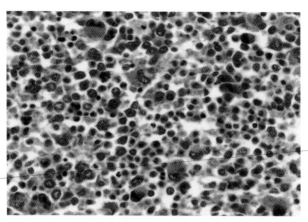

図Ⅲ・8・7　慢性骨髄性白血病(CML)
細胞髄の状態で，各段階の骨髄系細胞，多数の巨核球がみられる．

できた蛋白がチロシンキナーゼを活性化し造血幹細胞に造血を促す．RT-PCRにより*BCR/ABL*キメラ遺伝子の同定とPh1染色体が診断の決め手となる．

　骨髄では細胞髄の状態で3系統の各段階の細胞が増殖する(図Ⅲ・8・7)．巨核球は通常核径で豊富なクロマチンを示す．

　治療は，BCR/ABLチロシンキナーゼ阻害薬が第一選択薬で使用され，非常に効果的である．効果がない場合は，同種骨髄移植が勧められる．

（ⅱ）真性多血症 polycythemia vera(PV)

　既述(☞①**c**3)(a)真性多血症，257頁)．

（ⅲ）本態性血小板血症 essential thrombocythemia(ET)

　PVと同様に頭痛，血栓症による症状が出てくる．末梢血において45万/μl以上の血小板数が持続する．血小板が大きく，不整形を有する．病態においてPVと同様，*JAK2*遺伝子の点変異V617F，もしくはトロンボポエチン受容体をコードする*C-MPL*遺伝子変異がみられる．摘脾，手術後，悪性腫瘍時に血小板が高度に反応性に増加することがあり，鑑別が必要である．血栓症を引き起こす可能性があるため，アスピリンなどの抗血小板薬やハイドロキシウレアで治療する．10年で約3%の症例が骨髄線維症やAMLに移行する．

（ⅳ）原発性骨髄線維症 primary myelofibrosis(PMF)

　骨髄線維化が起こり，正常造血が著明に低下し汎血球減少症になる．髄外造血が顕著となり末梢血に幼弱白血球，赤芽球が出現する白赤芽球性貧血 leukoerythroblastic anemia をきたす．骨髄はドライタップで，骨梁間に及ぶ高度な線維化がみられる状態で，大きい異型核を有する巨核球が高度に増える．分化段階の顆粒球，赤芽球系細胞が高度に減少している．異型細胞の浸潤と髄外造血により肝脾腫が顕著になる．病態として*JAK2*遺伝子の点変異V617Fの高頻度の変異があり，治療として蛋白同化ホルモン，JAK阻害薬が使われる．

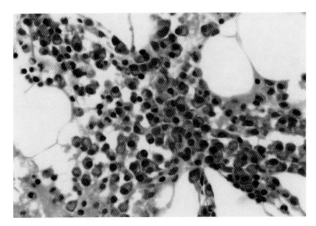

図Ⅲ·8·8　多発性骨髄腫(MM)
核偏在性で胞体が豊富な形質細胞の浸潤がある．ゴルジ
(Golgi)野に核周明庭がみられる．

（d）成熟リンパ球の腫瘍性病変
（i）慢性リンパ球性白血病　chronic lymphocytic leukemia(CLL)

　欧米に比較しわが国では頻度が非常に低い．大部分がB細胞腫瘍である．60歳以上の男性優位にみられ，顕著な肝脾腫が特徴的である．白血球の著増，とくに小型〜中型異型Bリンパ球が増加する．関節リウマチ，シェーグレン(Sjögren)症候群などを合併することがある．

（ii）多発性骨髄腫　multiple myeloma(MM)

　骨髄内で形質細胞が単クローン性に増殖する疾患で，近年増加している(図Ⅲ·8·8)．IgG，κ鎖の腫瘍が多い．60歳以上に多く，主に腰痛で来院する．貧血，尿蛋白を伴う腎障害がみられる．

　骨髄では加齢によりリンパ濾胞が増え，長寿命形質細胞が多く分布する．その形質細胞が単クローン性に増殖し腫瘍化する．形質細胞が10%以上に増加し単クローン性免疫グロブリンを産生する．血清総蛋白が増加し，A/G比が低下するとともに，γ-グロブリン域に単一のピークができる．陰性荷電の赤血球が陽性荷電のγ-グロブリンと結合し赤血球沈降速度が上昇する．

　尿所見において，重鎖に比し多く産生されたIg軽鎖が腎糸球体を通過し尿蛋白陽性になる．これをベンス・ジョーンズ(Bence-Jones)蛋白という．この蛋白は尿細管から吸収されず尿細管内で円柱を形成し，尿細管の変性をきたす．この状態が糸球体障害を併発し腎不全を引き起こす．約5%にALアミロイドーシスを合併する．

　腫瘍細胞からOAF(osteoclast activating factor)が産生され骨破壊が起こり，病的骨折をきたす．X線像上骨抜き打ち像を呈する．血清学的には高カルシウム血症をもたらす．鑑別として，反応性高γ-グロブリン血症をきたす慢性感染症，肝硬変症，IgG4関連硬化性病変などがあがる．多発性骨髄腫の前駆病変として，症状がなく10%未満の腫瘍性形質細胞を有することも多くあり，意義不明の単クローン性γ-グロブリン血症 monoclonal gammopathy of undetermined significance(MGUS)と呼ばれる．

　治療は，不要蛋白を消化するプロテアソーム阻害薬(アポトーシス促進因子の分解阻止薬)のボ

ルテゾミブやサリドマイド関連薬が使用され効果を得ている.

（ⅲ）ワルデンストレーム（Waldenström）マクログロブリン血症

骨髄で形質細胞の前段階の小リンパ球が腫瘍性に増殖し, IgM を単クローン性に産生する疾患である. IgM であることより過粘稠症候群が高度で頭痛, 出血, リンパ節腫大をきたす. 血清カルシウム値は正常で骨抜き打ち像は認めない. 治療は B 細胞リンパ腫に使用するリツキシマブ（抗 CD20 抗体）やボルテミゾブを中心に併用療法を行う.

（ⅳ）その他

血球貪食症候群 hemophagocytic syndrome（HPS）：小児から 30 歳くらいの若い世代にみられる. ウイルス感染［エプスタイン・バー（Epstein-Barr）ウイルス（EBV）など］や T/NK 細胞リンパ腫を基礎疾患にもち, 赤血球や他の血球成分を貪食したマクロファージが多くみられる. 発熱, 肝脾腫, 汎血球減少症, 肝障害, DIC をきたす. 血清 LDH, フェリチンが高値を示す. ウイルスに伴う HPS では, ステロイドパルス治療に反応性がある. 悪性リンパ腫に伴う HPS では化学療法を行うが, 予後不良例が多い.

骨髄には, 他のリンパ装置と同様に原発性びまん性大細胞 B リンパ腫, 血管内大細胞 B リンパ腫がみられ, 予後不良な疾患である. 特殊な疾患として T 細胞傷害性リンパ球が腫瘍化した T-LGL 白血病がある.

e 巨核球・血小板・凝固因子の異常

> 止血において内皮細胞の破壊が起こると, むき出しになったコラーゲンにフォン・ウィルブランド（von Willebrand）因子（vWF）が結合し, 血小板膜上の糖蛋白 glycoprotein（GP）Ib-V-Ⅸと結合し血小板が粘着する. 血小板の GP Ⅱb-Ⅲa 間にフィブリノーゲンが入り血小板を凝集する（一次止血）. これに加えて外・内凝固因子が活性化され, フィブリンが産生, 病変部位に沈着し完成した血栓を形成する（二次止血）.

1）反応性病変

先天性と後天性の血小板・凝固因子異常の疾患がある（表Ⅲ・8・8）.

表Ⅲ・8・8　出血性疾患の分類

先天性疾患	後天性疾患
血管障害	血管障害
血小板障害	・シェーンライン・ヘノッホ紫斑病
・血小板無力症	・ビタミン C 欠乏症（壊血病）
・ベルナール・スーリエ病	血小板障害
凝固異常症	・特発性血小板減少性紫斑病（ITP）
・フォン・ウィルブランド病	・血栓性血小板減少性紫斑病（TTP）
・血友病 A	・溶血性尿毒症症候群（HUS）
・血友病 B	・重症熱性血小板減少症候群（SFTS）
・その他	凝固異常症
線維素溶解亢進症	・ビタミン K 欠乏症（新生児, IVH 栄養）
	・肝障害（肝炎, 肝硬変, 閉塞）
	・播種性血管内凝固症候群（DIC）

（a）血小板・凝固因子の先天性疾患

血小板無力症 thrombasthenia：GPⅡb-Ⅲaの減少，機能障害による．

ベルナール・スーリエ(Bernard-Soulier)病：vWF受容体(GPⅠb-Ⅴ-Ⅸ)欠損・異常による．

フォン・ウィルブランド(von Willebrand)病：vWFの量的・質的異常による．

血友病A hemophilia A：第Ⅷ因子活性低下．伴性潜性遺伝．Ⅷ遺伝子はX染色体長腕上にみられるため，男性に発症し女性にはまれである．乳児期後半より血腫が繰り返し出現する．

血友病B hemophilia B：第Ⅸ因子活性低下．伴性潜性遺伝．頻度は血友病Aの1/5程度である．

（b）血小板・凝固因子の後天性疾患

（ⅰ）再生不良性貧血 aplastic anemia

既述(☞①c1)(a)再生不良性貧血，254頁)．巨核球の高度な産生不全があり，血小板減少をきたす．

（ⅱ）特発性血小板減少性紫斑病 idiopathic thrombocytopenic purpura(ITP)

幼児を含む小児期，成人期に多い．小児期は70%が急性型でウイルス感染が契機になる．成人期では70%が慢性型である．血小板表面にあるGPⅡb-Ⅲa，GPⅠb-Ⅸ-Ⅴに対する自己抗体(PAIgG)ができ，破壊される．血小板の異常のため出血時間は延長するが，外因子をみるprothrombin time(PT)，内因子をみるpartial thromboplastin time(PTT)，凝固時間は正常である．骨髄は正形成髄であり，巨核球が軽度に増加する．

（ⅲ）播種性血管内凝固症候群 disseminated intravascular coagulation(DIC)

熱傷，ショック，胎盤早期剝離，癌終末期などにより，高サイトカイン血症になり血管障害が生じる．それに伴い外因子の組織トロンボプラスチン(Ⅲ因子)が主に働き，凝固系が促進され線溶系も亢進し，凝固因子を使い果たした状態になる．

（ⅳ）血栓性血小板減少性紫斑病 thrombotic thrombocytopenic purpura(TTP)

妊娠，薬剤，悪性腫瘍，移植，大量化学療法などが原因で，大きな分子であるvWFを小さくするvWF切断酵素 cleaving metalloprotease(ADAMTS13)が欠損，低下するため，大きなままのvWFが付着し血栓を引き起こす．全身性細血管血栓症を引き起こし，循環障害，血小板減少がみられる．ADAMTS13の自己抗体が病因とされている．

症状として，血栓症による出血，精神神経症状(錯乱，せん妄)，腎障害(蛋白尿，血尿)，肝障害(黄疸)を引き起こす．血小板は減少し出血時間は延長，溶血により赤血球減少，間接ビリルビン上昇，LDH上昇がみられる．DICとは異なり，凝固因子に異常がなく，PT，PTT，血清フィブリノーゲン，FDPは正常範囲である．骨髄では，巨核球は過形成の状態．治療は血漿交換を行う．

溶血性尿毒症症候群 hemolytic uremic syndrome(HUS)：TTPと同様の症状を示す．HUSは主として小児に発症する．O-157や赤痢菌に感染した際，菌の出すベロ毒素が腎臓の毛細血管内皮細胞を破壊しTTPと同様の所見を起こす．軽症例が多いが，重症例は急性腎不全となる．

（ⅴ）重症熱性血小板減少症候群 severe fever with thrombocytopenia syndrome(SFTS)

SFTSウイルスを保有しているマダニに咬まれてから1～2週間程度の潜伏期を経て，発熱，筋

肉痛，神経症状（意識障害，痙攣，昏睡），リンパ節腫脹，出血症状，肝臓，腎障害を起こす．HPSと類似した症状と骨髄所見を示す．わが国で現在まで450例以上の報告例がある．15％の確率で死亡する．

2）腫瘍性病変

急性巨核芽球性白血病(M7)：MPO陰性，CD42b陽性巨核球系細胞からなるまれな白血病である．ダウン(Down)症に併発することがある．骨髄線維化を合併し，治療抵抗性で予後不良である．

2 リンパ節・リンパ装置の疾患

a リンパ球の分化と種類

骨髄系幹細胞から分化したリンパ幹細胞は，リンパ球前駆体となり，末梢組織で分化しBリンパ球，Tリンパ球，NK細胞などになる．B細胞は骨髄で免疫グロブリン遺伝子の再構成後に末梢血に流れ，リンパ装置において成熟分化する．Bリンパ球はリンパ濾胞のマントル細胞にとどまり，免疫応答の刺激がくるとその場で大型リンパ球になり胚中心を形成し再生，増殖，分化していく．

T細胞に分化を示すCD3陽性，CD4陰性，CD8陰性前駆細胞はT-cell receptor(TCR)遺伝子の再構成を起こし，胸腺に入りCD4陽性T細胞，CD8陽性T細胞に分化する．

分化の途中より末梢のリンパ装置（腸，皮膚など）に移動し胸腺外分化するT細胞もある．末梢性T細胞はCD8陽性キラーT細胞とCD4陽性T細胞(Th1，Th2，免疫調節のレギュラトリーT細胞(Treg)などに分かれて，それぞれの機能を果たしている．

1）胸腺 thymus

胸腺の原基は第3咽頭(鰓)嚢に由来し，扁平上皮に類似した胸腺上皮細胞，樹状細胞とリンパ球により構成される．髄質には角化を伴う上皮細胞集塊であるハッサル(Hassall)小体が散見される．胸腺は10歳代後半に30〜40 gに達し，その後退縮し脂肪組織化する．

2）リンパ節 lymph node

皮質には，Bリンパ球が豊富な一次リンパ濾胞，胚中心をもつ二次リンパ濾胞とその外枠にTリンパ球が豊富な傍濾胞域が広がる．傍濾胞域(傍皮質)には動・静脈が多くみられ，リンパ球などが出入りする．髄質は形質細胞とマクロファージが多く分布する．リンパ節には輸入リンパ管からリンパ液がリンパ洞に流入し，抗原などが主に傍濾胞域に移行する(図III・8・9)．

3）脾臓 spleen

重量は約100 g以下で最大のリンパ器官である．胎児期は造血を司る．機能は，リンパ球産生の場所であり，赤血球，血小板破壊の場所である．全血小板の1/3を備蓄する．白脾髄は脾動脈周囲にTリンパ球が多くみられる動脈周囲リンパ鞘(PALS)とBリンパ球が多くみられるリンパ濾胞により構成される．赤脾髄は大部分が静脈洞で構成され，多数の赤血球，マクロファージ，リンパ球がみられる．

4）胃腸 gastrointestinal tract

回腸末端部にあるパイエル(Peyer)板は乳児期より発達し腸内の免疫に関与する．小児期は下行結腸から直腸にかけてもリンパ装置が発達している．腸免疫に関わるIgAを産生する形質細胞をつくる．胃，大腸のリンパ装置は加齢により多くなる．

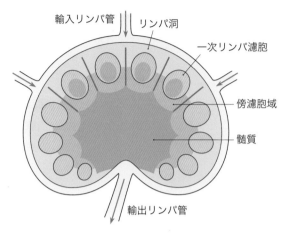

図Ⅲ・8・9　リンパ節の構造

b　反応性リンパ節疾患

1）非特異性リンパ節炎 nonspecific lymphadenitis

関節リウマチ，ウイルスなどでリンパ節が腫大した状態を示す．好中球の浸潤がなく，胚中心を含むリンパ濾胞過形成，傍濾胞過形成がみられる．

2）特異的リンパ節炎

（a）組織球性壊死性リンパ節炎（菊池病）Kikuchi disease

1972年に，菊池昌弘博士が小児，青年にできる特異な反応性リンパ節疾患を報告した．わが国においては比較的多い疾患で，平均25歳で，学童期から青年期（男女比1：1.6）に発生し3，4週間続く発熱を伴い，可動性，有痛性の頸部リンパ節腫脹が特徴的である．3,000/μl以下の白血球減少症でCD4陽性Tリンパ球が減少する．血清LDHが高くなり，自己抗体は認めない．組織学的には胚中心は認めず，病巣に壊死とアポトーシスが顕著にみられる．治療は，経過観察，発熱が持続すれば糖質ステロイドの内服がなされる．

（b）結核性リンパ節炎 tuberculous lymphadenitis

抗酸菌*Mycobacterium tuberculosis*による飛沫感染が主体である．小児から老人まで感染する．肺に病変があることが多いが，若年者では不明熱とリンパ節腫大で発症する．

組織像は乾酪壊死を伴う類上皮肉芽腫で組織球の反応とラングハンス（Langhans）型巨細胞が散見される．チール・ネルゼン染色で直接菌体をみるが，PCR法による結核菌の同定は感度が高い．現在は，T-スポット検査が最も信頼性がある．

（c）非結核性抗酸菌症 non-tuberculous mycobacteriosis（NTM）

HIV患者，免疫力が低下した老人にみられる．土壌，水内にもみられる菌で*Mycobacterium avium* complex（MAC）が約70％を占める（図Ⅲ・8・10）．健常人でも菌が認められるため，感染イコール結核症ではない．T-スポット検査では同定できない．無症状や非常にゆるやかな経過をたどることが多い．徐々に重症化していく．

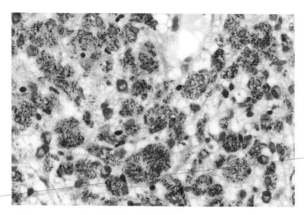

図Ⅲ·8·10　非結核性抗酸菌症(チール・ネルゼン染色)

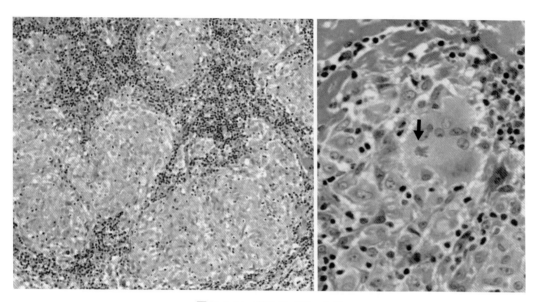

図Ⅲ·8·11　サルコイドーシス
非乾酪性肉芽腫を認める. 星状体(矢印)が巨細胞に出現

(d) サルコイドーシス sarcoidosis

　30〜40歳代に多く，男女比2·3. 原因として *Propionibacterium acnes*(アクネ菌；嫌気性菌)に対するアレルギー説が有力になっている. 全身性疾患で，発熱，肺炎様症状. 虹彩毛様体炎，頸部と両側肺門部リンパ節腫大，間質性肺炎が主症状で，皮膚，肝臓，心臓などに浸潤する. 末梢血のCD4/8比が上昇(Th1細胞増加)，遅延型反応低下(ツベルクリン反応陰性)，アンギオテンシン変換酵素 angiotensin converting enzyme(ACE)の高値がみられる.

　組織学的には，非乾酪性肉芽腫. 巨細胞が出現し，その中に星状体 asteroid，シャウマン(Schaumann)体を形成する(図Ⅲ·8·11).

（e）猫引っ掻き病 cat scratch disease

小児から若年成人に多い．成人女性に多い．猫などのペット飼育者に多い．皮膚症状，腋窩，肘部に大きなリンパ節腫大があり，膿汁分泌がみられる．組織学的には，中央に膿瘍 abscess を伴う柵状類上皮肉芽腫がみられる．グラム陰性桿菌の *Bartonella henselae* 感染が疑われている．

（f）キャッスルマン（Castleman）病

症状は発熱，体重減少があり，頸部，縦隔，腸間膜，腎門部に大きく腫大するリンパ節がみられ，CRP 亢進，高γ-グロブリン血症，高 IL-6 血症がみられる．組織像は胚中心の硝子化血管，リンパ濾胞の同心円状増殖構造と傍濾胞域の高度な形質細胞浸潤が特徴である．近年，本疾患と鑑別が難しい IgG4 関連硬化性疾患が多くみられるようになってきた．

（g）伝染性単核球症 infectious mononucleosis

急性エプスタイン・バー（Epstein-Barr；EB）ウイルス（EBV）感染症であり，10〜20 歳代に多い．潜伏期が約 1 ヵ月で，発熱，咽頭痛，リンパ節腫大，肝脾腫，肝機能障害を認める．EBV は扁桃の B 細胞に感染し増殖する．末梢血では，白血球が増え，異型核をもつ CD8 陽性 T 細胞が反応性に増加する．組織学的には EBV 感染の大型 B 細胞が多く散見される．

（h）皮膚病性リンパ節症 dermatopathic lymphadenopathy

皮膚炎，皮膚原発腫瘍のときに領域リンパ節が腫大する．組織学的に，表皮にあるランゲルハンス（Langerhans）細胞が傍濾胞域に集簇する所見が特徴的である．

（i）ヒト免疫不全ウイルス（HIV）関連リンパ症 HIV-related lymphadenopathy

HIV 患者は MAC 感染症とともにヒトヘルペスウイルス 8（HHV8）感染のリンパ節炎を認める．組織像はキャッスルマン病に類似する．

c　悪性リンパ腫 malignant lymphoma

大きく分けて，ホジキンリンパ腫 Hodgkin's lymphoma と非ホジキンリンパ腫 non-Hodgkin's lymphoma がある．後者は B，T，NK 細胞分化の各段階に相当する異型細胞の単クローン性増殖を認める．B 細胞リンパ腫は，CD20，CD79a が陽性で，表面，細胞質内 Ig が単クローン性を示す．T 細胞リンパ腫は CD3 陽性で CD4，もしくは CD8 陽性 T リンパ球の単クローナルな増殖を示す．NK 細胞リンパ腫は細胞傷害性蛋白のグランザイム B，パーフォリンが陽性で，加えて特異的接着分子 CD56 がみられる．腫瘍性増殖を明確に決定するには，*IG* 遺伝子再構成，*TCR* 遺伝子再構成の有無による．染色体検査も有用な方法である．

1）ホジキンリンパ腫 Hodgkin lymphoma

10〜20 歳代，50 歳以降の二峰性年齢分布を示す．ペル・エプスタイン Pel-Epstein 型発熱（持続する波状の発熱）があり，頸部リンパ節腫脹がみられる．結節硬化（NS）型は胸腺に高度な線維化を伴う腫瘤がみられる（表Ⅲ・8・9）．白血化はない．細胞性免疫の低下があり，液性免疫は正常である．組織学的に単核のホジキン Hodgkin（H）細胞，多核のリード・ステンベルグ［Reed-Sternberg（RS）］巨細胞が散見され（図Ⅲ・8・12），その周囲に多数の小リンパ球，好酸球，組織球がみられる．H 細胞，RS 巨細胞は CD15，CD30 が特異的に陽性である．ときに CD20 が陽性であることから，腫瘍細胞の起源は B 細胞説が強い．EBV の感染が混合細胞型（MC）の 90％以上にみられる．治療反応性が高い．

表Ⅲ·8·9　ホジキンリンパ腫の亜型

結節性リンパ球優勢型			
（B細胞リンパ腫の1亜型といわれている）			
古典型	リンパ球優勢型	EBV−	
	結節硬化型	EBV−	10〜20歳代
	混合細胞型	EBV+	
	リンパ球減少型	EBV+	予後不良

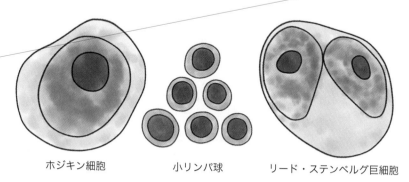

ホジキン細胞　　　　小リンパ球　　　　リード・ステンベルグ巨細胞

図Ⅲ·8·12　ホジキン細胞とリード・ステンベルグ巨細胞
核小体が大きいホジキン細胞とリード・ステンベルグ巨細胞は，診断時に重要な所見となる．

2）非ホジキンリンパ腫 non-Hodgkin lymphoma

（a）B細胞リンパ腫

　現在加齢因子が加わり増加傾向にある．各分化段階にあるB細胞が特徴をもって腫瘍化する（図Ⅲ·8·13）．抗CD20抗体（リツキシマブ）が治療に応用され劇的に予後の改善がみられた．

（ⅰ）バーキットリンパ腫 Burkitt lymphoma

　小児，若年成人（30〜45歳）に多いが，60歳以上にもみられる．流行地（アフリカ）型と非流行地（非アフリカ）型があり，流行地型はEBVが高率に関与しているが，わが国でも典型例はEBV感染がみられる．顎骨，扁桃，回腸末端部，卵巣などに巨大な腫瘤を形成する．組織学的にはびまん性に浸潤した腫瘍細胞の中に多数の組織球が散見される starry sky appearance（夜空に輝く星）像が特徴的である．染色体8q24上にある *C-MYC* 遺伝子が細胞増殖に働き腫瘍化する（図Ⅲ·8·14）．予後不良例が多かったが，強力な化学療法や骨髄移植が効果的で現在は治癒可能な疾患になった．

（ⅱ）濾胞性リンパ腫 follicular lymphoma

　胚中心にある中型・大型CD10陽性Bリンパ球が結節性の腫瘍性増殖を示す．t(14；18)(q32；q21)の染色体異常がみられ，その18q21に位置する *BCL2* 遺伝子，蛋白が過剰に生成され，濾胞内B細胞のアポトーシスを抑制し腫瘍化する．主にリンパ節にみられる．経過が長く再発するが，生命予後はよい．

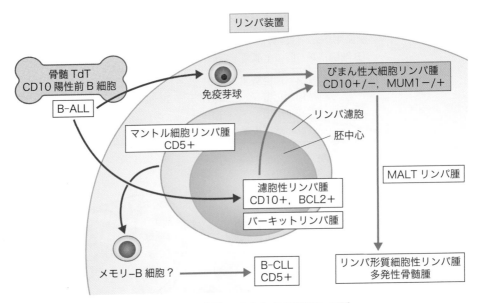

図Ⅲ・8・13　B 細胞の分化と B 細胞リンパ腫

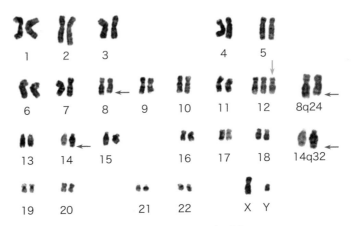

47,XY,t(8;14)(q24;q32),+12

図Ⅲ・8・14　バーキットリンパ腫の特徴的染色体異常

（ⅲ）粘膜関連リンパ組織（MALT）リンパ腫　mucosa-associated lymphoid tissue lymphoma

病変は粘膜を有する臓器のリンパ装置にみられ，リンパ濾胞の周囲の濾胞辺縁帯の小型〜中型異型 B 細胞が腫瘍性増殖を示す．上皮内にリンパ球の集簇がみられ lymphoepithelial lesion（LEL）と呼ぶ（図Ⅲ・8・15）．胃に最も多く，眼窩，唾液腺，肺，甲状腺，大腸にもみられる．胃では，*Helicobactor pylori* の慢性感染症が発症に関与する．胃 MALT リンパ腫の治療では，*H. pylori* 除菌が第一選択である．低悪性度群である．

（ⅳ）びまん性大細胞 B リンパ腫　diffuse large B cell lymphoma

悪性リンパ腫の中で最も頻度が高く，大型 B 細胞のびまん性増殖がみられる．リンパ節，節外

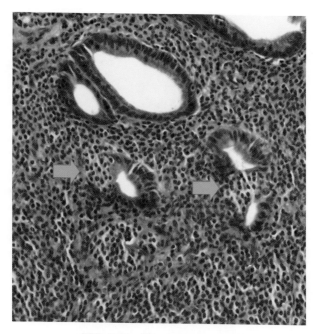

図Ⅲ·8·15　胃 MALT リンパ腫
粘膜固有層に小型〜中型リンパ球がびまん性に浸潤してい
る．上皮内に LEL を形成するのが特徴である(矢印)．

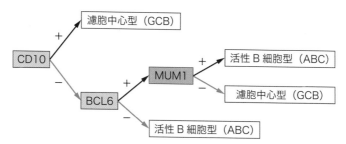

**図Ⅲ·8·16　CD10, BCL6, MUM1 によるびまん性大細胞 B リンパ
　　　　　　腫の分類**
CD10：濾胞中心細胞にある膜表面蛋白．BCL6：濾胞中心細胞にあ
る．核内転写抑制因子．MUM1(multiple myeloma 1)：転写因子に
対するインターフェロン調整因子(IRF4)で形質細胞にみられる．
[Hans CP, Weisenburger D et al：Confirmation of the molecular classifi-
cation of diffuse large B-cell lymphoma by immunohistochemistry using
a tissue microarray. Blood **103**(1)：275-282, 2004 を参考に筆者作成]

性に発生し，節外性リンパ腫の大部分がこの型に入る．リンパ濾胞由来と濾胞外(活性型)B 細胞
の腫瘍があり，後者は治療抵抗性である(図Ⅲ·8·16)．高度悪性度群に入る．
（b）T・T/NK 細胞性リンパ腫
（ⅰ）皮膚原発 T 細胞リンパ腫 cutaneous T-cell lymphoma(CTCL)
菌状息肉腫 mycosis fungoides：紅斑期，扁平浸潤期，腫瘤期と進行する T 細胞リンパ腫であ

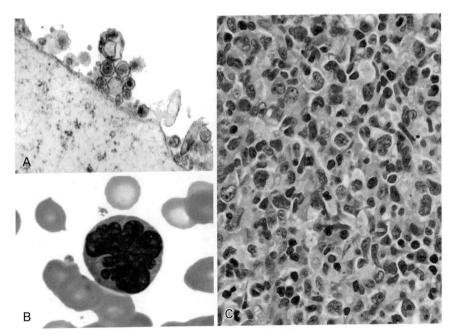

図Ⅲ・8・17　成人 T 細胞白血病/リンパ腫(ATL/L)培養株の細胞表面にみられる HTLV-1(A)，患者の末梢血(B)とリンパ節の組織像(C)
Bに花弁様リンパ球がみられる.

り，皮膚リンパ腫では最も多い型である．表皮内のポートリエ(Pautrier)微小膿瘍が特徴的で，表皮，真皮に異型リンパ球の浸潤がある．紅斑期から数年〜十数年の経過をたどり腫瘤期に移行する．腫瘤期になると内臓にも浸潤し 1，2 年で死亡する.

　セザリー(Sézary)症候群：まれな疾患で，全身に紅斑をきたし，白血化(セザリー細胞)し全身臓器に浸潤するため予後は不良である.

(ⅱ) 成人 T 細胞白血病/リンパ腫 adult T-cell leukemia/lymphoma(ATL/L)

　ヒト T 細胞白血病ウイルス(HTLV-1)感染により発生した末梢 T 細胞性腫瘍である．西日本，九州，沖縄に発生する．母子感染が主な感染経路であり，長い経過の後に発症する．平均発症年齢は 60 歳代である．3,000 人の感染者のうち 1，2 名程度が本疾患に移行する．末梢血で花弁様核のリンパ球が多数出現し，リンパ節腫大や皮膚病変を伴う(図Ⅲ・8・17)．そのほか，肝脾腫や消化管へ浸潤する．血清 LDH 高値，可溶性 IL-2 受容体の著高，副甲状腺ホルモン関連蛋白(PTHrP)による高カルシウム血症がみられる．組織学的には，核異型が高度な小型から大型のリンパ球のびまん性増殖がみられる．CD3，CD4，CD25(IL-2 受容体)，CCR4(ケモカイン受容体)陽性 T 細胞腫が主体である．*TCRCβ* の遺伝子再構成がみられる．細胞性，液性免疫が低下し高率に日和見感染症をきたす．非常に予後不良な疾患である.

　わが国やカリブ海域に多い．現在，関東地区で水平・垂直感染による HTLV-1 陽性患者が増加し社会問題となり，妊婦の HTLV-1 抗体検査が義務化された．断母乳栄養が大切である.

（iii）その他の T/NK 細胞リンパ腫

胚中心に分布する濾胞性ヘルパー T（TFH）細胞の腫瘍である血管免疫芽球性 T 細胞リンパ腫やホジキンリンパ腫で陽性を示す CD30 陽性大細胞リンパ腫があり，それぞれ特徴的な臨床像を呈する．

（iv）鼻型 NK 細胞リンパ腫 nasal type NK cell lymphoma

多くは 40 歳以降で発症するが，10，20 歳代でもまれにみられる．鼻部の腫脹，鼻壊疽が主症状で，皮疹を合併する．原発として皮膚や消化管にも発生する．EBV が腫瘍化に関与している．組織像は中型異型リンパ球の浸潤で，高度な壊死と血管破壊を伴う．腫瘍細胞は TIA1，グランザイム，パーフォリン，CD56 陽性で，*TCR* 遺伝子の再構成がない．治療は放射線療法，化学療法が効果的であるが，治療抵抗性例が多い．わが国，東南アジアに多い疾患である．

d　組織球・樹状細胞腫瘍性病変

1）組織球性肉腫 histiocytic sarcoma

単球から派生した組織球の腫瘍性病変で，脾臓，消化管，皮膚などで腫瘤を形成するまれな疾患である．組織学的には，細胞質が広く，大型の核を有する組織球様細胞の増殖である．組織球のマーカーである CD68，リゾチーム，CD1a などに陽性である．

2）ランゲルハンス（Langerhans）細胞腫瘍

ランゲルハンス細胞は骨髄由来の樹状細胞であり，真皮顆粒層内に分布する抗原提示細胞である．この細胞の腫瘍は小児，若年成人の頭骨，下垂体部，皮膚，肺にみられ，多数の好酸球とともに胞体が広く核がコーヒー豆様で，深い切れ込みがある大型細胞が腫瘤を形成する．S100 蛋白，ランゲリン langerin，CD1a が陽性である．予後良好群と不良群がある．

3）樹状細胞腫瘍 dendritic cell tumor

リンパ組織には，胚中心内に濾胞内樹状細胞（FDC），傍濾胞内に指状嵌入細胞（IDC）が認められる．樹状細胞が腫瘍化することから，細胞質が広く紡錘形を呈することが多い．

3　胸腺病変

a　非腫瘍性疾患

1）ディジョージ（DiGeorge）症候群

先天性胸腺無形成，低形成がみられ，T 細胞の機能低下があり免疫不全に陥る．

2）リンパ濾胞過形成 follicular hyperplasia

成人にみられる疾患で，胸腺内に通常みられない胚中心を伴うリンパ濾胞の過形成が認められる．本病変は重症筋無力症 myasthenia gravis（MG）と大きく関わり，65％の患者に MG の合併がみられる．

b　腫瘍性病変

小児，若年期において良性病変として成熟嚢胞テラトーマがみられる．悪性病変として 10〜20 歳代にホジキンリンパ腫，T リンパ芽球性リンパ腫/白血病，胚細胞腫がみられ，40 歳以降に胸腺腫がみられる．

1）ホジキンリンパ腫 Hodgkin lymphoma

前述を参照(☞ 2 c 1)ホジキンリンパ腫，268 頁)．結節硬化型がみられる．咳嗽，軽度呼吸困難があり，4，5 cm 以下の腫瘤形成がみられる．

2）T リンパ芽球性リンパ腫/白血病 T lymphoblastic lymphoma/leukemia

10 歳代(中・高校生)の男子に多い．T-ALL といわれる疾患内に入る．胸腺にある TdT 陽性 T リンパ芽球の腫瘍性増殖である．10 cm 以上の前縦隔腫瘤を形成し，高度な呼吸困難をきたす．治療抵抗性を示す疾患である．

3）胸腺腫 thymoma

扁平上皮類似の胸腺上皮細胞の腫瘍化したもので，サイトケラチン CK5/6 に陽性を示す．リンパ球の腫瘍ではない．上皮性腫瘍のため 40，50 歳代から発生する．低悪性度腫瘍で周囲組織に浸潤する．高悪性度腫瘍になると扁平上皮癌になる．多数のリンパ球が浸潤するため悪性リンパ腫との鑑別が大切である．

4　脾臓病変

小児期で脾摘を行うと免疫不全を引き起こす．無脾症も同様である．2 歳以下での脾摘では肺炎球菌，髄膜炎菌感染を併発しやすい．成人期での脾摘は大きな影響はない．二次的に脾腫をきたす疾患として，先天性や遷延性代謝障害，髄外造血や腫瘍性増殖疾患がみられる．主な疾患としては溶血性貧血，肝硬変症，ゴーシェ(Gaucher)病，ニーマン・ピック(Niemann-Pick)病(糖脂質代謝異常)，慢性骨髄性白血病，骨髄線維症，慢性リンパ球性白血病がみられる．後者 3 疾患は 1,000 g 以上の巨脾をきたす疾患である．

脾臓原発の腫瘍は少ないが，脾洞に形態が類似した過誤腫や血管腫がみられる．びまん性大細胞 B リンパ腫，濾胞辺縁帯 B リンパ腫がまれにみられる．症状が少なく，検診や CT 検査時に見つかる．

9 神 経 系

1　中枢神経系

　中枢神経系は脳と脊髄からなり，脳は大脳，間脳，中脳，橋，延髄，小脳に区分される(図Ⅲ・9・1A)．脳と脊髄は軟膜，クモ膜，硬膜の3層からなる**髄膜**に包まれ，クモ膜下腔は**脳脊髄液**で満たされている．割面の色調から灰白質と白質に区分され，灰白質は主に神経細胞の細胞体が局在し，白質は軸索が走行する領域である．左右大脳半球の深部に弧を描くように存在する側脳室と，大脳正中部に位置する第3脳室，小脳内に位置する第4脳室があり，それぞれが狭い通路を介して連続し，第4脳室はクモ膜下腔と交通している(図Ⅲ・9・1B)．それぞれの脳室内には脈絡叢が存在し，そこから脳脊髄液が1日あたり500〜600 ml 産生される．脳脊髄液はクモ膜顆粒を介して硬膜内静脈洞へ吸収されると長年考えられてきたが，近年では髄膜からの流出経路が注目されている．

　神経細胞 neuron はヒトの脳には約140億個あるといわれている．一つの神経細胞からは1本の**軸索突起** axon と複数の**樹状突起** dendrite が伸びており，軸索の周囲は**髄鞘** myelin で包まれている．神経細胞同士は**シナプス** synapse を介して情報伝達している．グリア細胞 glia は神経系を構成する神経細胞以外の細胞の総称で，ヒトでは神経細胞の約10倍の数があり，以下の4種類に分類される．**星細胞** astrocyte は神経細胞や神経突起の間にある星形の細胞で，神経細胞の栄養や代謝，組織の支持機能を司る．**乏突起膠細胞** oligodendroglia は髄鞘を形成し維持する機能をも

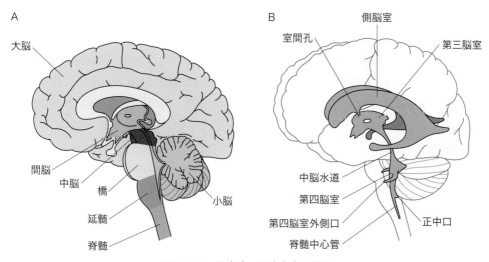

図Ⅲ・9・1　脳(A)，脳室(B)の構造
A：大脳，小脳，間脳，中脳，橋，延髄に区分され，延髄の下方が脊髄へとつながっている．
B：左右一対の側脳室，第3脳室，第4脳室とそれらと結ぶ連絡路からなる．

ち，神経細胞の周囲や白質に存在している．**小膠細胞** microglia は貪食能を発揮する細胞で脳の免疫機能と関係している．**脳室上衣細胞** ependymal cell は脳室壁をおおう細胞である．

a　先天異常

神経系の発生はまず外胚葉から神経板が誘導され，それが陥凹して閉鎖し，神経管を形成する．これが伸長，膨隆，屈曲を経て各部分がそれぞれ発達や分化をとげることで中枢神経系を形成する．この過程においてさまざまな障害が起こりうる．頭蓋骨や脳が形成されない**無脳症** anencephaly，後頭部から脳が嚢状に突出する**頭蓋破裂** cranium bifidum，腰背部の脊椎欠損部から髄膜と神経が嚢状に突出する**二分脊椎** spina bifida などがある．胎生期の虚血などが原因で両側の大脳半球が嚢胞化したものは**水無脳症** hydranencephaly と呼ばれる．

このような，受胎から新生児までの間に生じるさまざまな脳の病変によって，永続的な運動および姿勢の異常がみられるものを**脳性麻痺** cerebral palsy と定義している．

b　外　　傷

頭部に強い外力が加わると，頭蓋骨骨折，硬膜外および硬膜下血腫，脳挫傷などの頭部外傷が発生する．

1）硬膜外血腫 epidural hematoma

中硬膜動脈などの硬膜の動脈が頭蓋骨骨折時に損傷して，硬膜と頭蓋骨の間に出血し，血腫を形成するものである．受傷直後は意識が清明であるが，数分〜数時間後には血腫が徐々に大きくなって脳実質を圧迫し，頭蓋内圧亢進や脳ヘルニアを起こして意識障害が出現する．

2）硬膜下血腫 subdural hematoma

硬膜静脈洞と脳を連結している静脈や脳表面の血管が破綻すると，硬膜とクモ膜の間に血腫が形成される．**急性硬膜下血腫**は受傷直後に症状が発生するものである．**慢性硬膜下血腫**は比較的軽い頭部外傷の後，数週以降に頭蓋内圧亢進症状が発生するものである．慢性硬膜下血腫は最初に軽微な出血が起こったところに肉芽組織が形成され，出血や血漿の滲出が起こるため血腫ができ，血腫の周囲を被膜が包んでいる．

3）脳挫傷 cerebral contusion

頭部外傷時に脳が頭蓋骨の内面に衝突して，脳の表面に限局性の出血，組織挫滅，壊死などができるものである．外力が加わった付近の脳が損傷する**直撃損傷** coup injury と，外力とは反対側に現れる**対側損傷** contrecoup injury がある．脳の前頭極，側頭極，後頭極などが好発部位である．

c　循環障害

脳は大量のグルコースと酸素を消費する臓器であり，これらを供給するために血液循環は常に正常に保たれる必要がある．循環の途絶は脳の虚血性病変である脳梗塞をもたらし，血管の破綻は頭蓋内出血の原因となる．これらが発生すると急激な意識障害，運動感覚障害，言語障害などいわゆる脳卒中が発症する．全脳の循環途絶では脳死状態に陥る．

1）脳浮腫 brain edema

脳の毛細血管の透過性が亢進すると，血管から滲出した血漿成分が脳実質の細胞間隙に貯留し，**脳浮腫**が発生する．脳出血や脳腫瘍の周囲の白質に生じやすい．浮腫が発生すると脳の容積

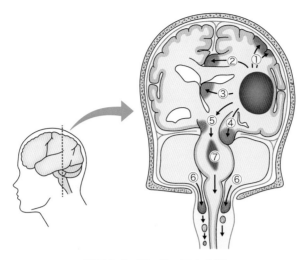

図Ⅲ・9・2　脳ヘルニアの分類
脳内に占拠性病変が形成されると，その圧力やひずみが脳
のさまざまな部位に影響を及ぼす．① 脳回の平坦化，②
帯状回ヘルニア，③ 正中偏位，④ 鉤ヘルニア，⑤ カーノ
ハン(Kenohan)圧痕，⑥ 小脳扁桃ヘルニア，⑦ 遠隔出血

が増して，頭蓋内圧が上昇する．頭蓋内圧の亢進が起こると，頭痛，嘔気，嘔吐などの症状が現
れる．局所の頭蓋内圧が亢進したときに脳組織が圧力の低い方向に押し出される現象を**脳ヘルニ
ア** brain herniation という．ヘルニアの発生部位によりさまざまな分類がある(図Ⅲ・9・2)．

　水頭症 hydrocephalus は脳脊髄液の循環障害などの原因で，脳脊髄液が脳室内に貯留した状態
である．先天性にも後天性にも発生する．脳脊髄液の循環経路に狭窄や閉塞が発生して脳室内に
貯留したものを**非交通性水頭症**と呼び，脳脊髄液の吸収が低下したために発生するものを**交通性
水頭症**と呼んでいる．

2) 脳梗塞 brain infarction

　脳動脈の閉塞のためその支配領域に発生する脳組織の壊死が**脳梗塞**である(図Ⅲ・9・3)．血管の
粥状硬化などのため形成される血栓や，他の部位から血栓が飛来して血管を塞ぐ塞栓が主な原因
である．閉塞した血管の種類や部位により梗塞病変の起こり方に違いがみられる．内頸動脈や椎
骨動脈の閉塞では，ウィリス(Willis)動脈輪(図Ⅲ・9・4B)からの側副血行によって末梢部の血流
がある程度維持され，梗塞を起こさないこともある．血管吻合の存在しない皮質の穿通枝やレン
ズ核線条体動脈が閉塞すれば必ず梗塞が発生する．梗塞部は蒼白で軟らかい病巣となり，やがて
浮腫と軟化により強く腫脹する．塞栓が溶解して血流が再開されると，梗塞部に出血が起こる．
これは**出血性梗塞** hemorrhagic infarct と呼ばれる．数日以上経過すると壊死組織は融解し，やが
て吸収され，梗塞巣の中心部が液体の貯留した嚢胞となる(脳軟化)．

3) クモ膜下出血 subarachnoid hemorrhage

　クモ膜下腔を走る脳動脈の分岐部に動脈瘤が発生し，それが破綻して**クモ膜下出血**(図Ⅲ・
9・4A)が発生する．動脈瘤は脳底部のウィリス動脈輪付近(図Ⅲ・9・4B)に好発する．動脈分岐部

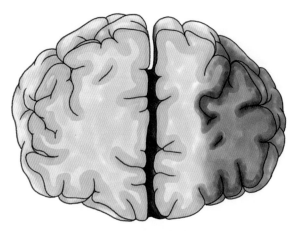

図Ⅲ・9・3　脳梗塞
左前頭葉(図右側)の中前頭回，下前頭回および眼窩回は
脳梗塞のため蒼白となり，皮質の点状出血と白質の壊
死，軟化を示している．

は先天的に筋層が薄いため，その部分から動脈壁が外側に向かって突出し，数 mm〜数 cm の動脈瘤になると考えられている．瘤の先端部が破裂しやすい．破裂すると激しい頭痛と意識障害が起こり，出血量が多い場合は急死する．出血した血液は破裂局所や脳底部のクモ膜下腔に貯留する．

4) 脳内出血 intracerebral hemorrhage

　脳実質内に出血が起こり，血腫を形成するものである．原因は高血圧のために脳内の小動脈の分岐部に**微小動脈瘤**ができて，それが破裂するものが多い．そのほかには血管変形，脳血管アミロイド症や血液疾患が原因となることもある．突然に発症し，頭痛，嘔気，嘔吐，痙攣，意識障害，片麻痺，感覚障害，失語症などが現れる．出血が進行すれば数時間〜数日以内に死に至る．

　高血圧性の脳内出血は大脳基底核領域に好発する(図Ⅲ・9・5)．視床と被殻が最も頻度が高く，大脳白質，小脳，橋などに発生することもある．血腫は周囲の脳実質を圧迫し，脳の変形や脳ヘルニアなどが発生する．出血が脳室壁を破って脳室内に血液が貯留すると予後が悪い．

d 感 染 症

　脳は頭蓋骨や髄膜で包まれており，病原体の感染を受けにくいが，いったん感染が起こると感染防御機構が貧弱なため重症化しやすい．細菌，真菌，原虫，ウイルスなどの感染症がみられる．

1) 細菌感染症

　細菌が血行性あるいは外傷や手術時に直接に頭蓋内に達すると，化膿性の炎症が発生する．炎症が髄膜に限局するものは**化膿性髄膜炎** purulent meningitis であり，脳実質内に化膿性炎が発生し，膿がたまるものが**脳膿瘍** brain abscess である．髄膜炎が起こるとクモ膜が混濁し，クモ膜下腔に好中球やフィブリンが滲出する(図Ⅲ・9・6)．起炎菌には大腸菌，インフルエンザ菌，髄膜炎菌，肺炎球菌などが多い．脳膿瘍では病巣中心部が融解して膿となり，周囲に血管に富む肉芽組織が形成される．血行性の脳膿瘍は多発することが多い．結核菌感染では脳底部を中心に血管

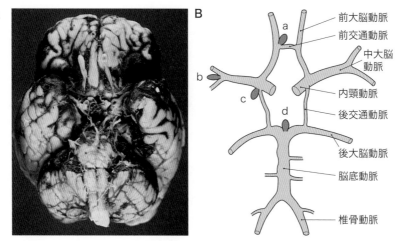

図Ⅲ・9・4　クモ膜下出血と脳動脈瘤の好発部位

A：脳底部に発生したクモ膜下出血のため，血液がウィリス動脈輪の周囲，側頭溝，側頭極，前頭葉眼窩面，小脳前部などのクモ膜下腔に貯留している．

B：脳動脈瘤はウィリス動脈輪の血管分岐部に好発する．a〜dは好発部位であり，以下のカッコ内にその発生頻度を示す．a：前大脳動脈・前交通動脈分岐部(30%)，b：中大脳動脈分岐部(20%)，c：内頸動脈・後交通動脈分岐部(33%)，d：脳底動脈先端部(4%)

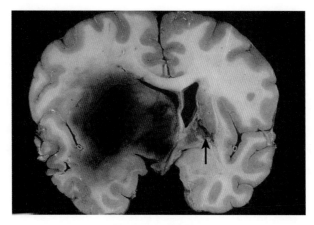

図Ⅲ・9・5　脳内出血

右被殻(図左側)に発生した脳内出血である．ホルマリン固定後のため血腫は黒くみえている．血腫で圧迫されて脳の正中構造は左側に偏位している．なお，左被殻(図右側)には陳旧性の脳梗塞のため嚢胞が形成されている(矢印)．

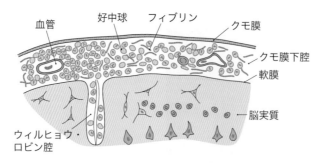

図Ⅲ・9・6　化膿性髄膜炎
クモ膜下腔を中心に多数の好中球が浸潤しており，フィブリンの析出も認められる．炎症性細胞浸潤は脳内の血管周囲腔［ウィルヒョウ・ロビン（Virchow-Robin）腔］にも達している．

の炎症と壊死を伴う強い髄膜炎がみられる．

2）真菌感染症

　免疫能の低下した患者では，真菌が脳に感染することがある．クリプトコッカス，カンジダ，アスペルギルスなどが血行性または頭頸部から直達性に脳に到達して髄膜脳炎を引き起こす．

3）トキソプラズマ症

　トキソプラズマ原虫が母親から胎児に感染する先天性トキソプラズマ症と，エイズ（AIDS）患者など免疫不全状態の成人に感染するものがある．後者では壊死の強い脳炎が発生し，その病巣中に多数の原虫が観察できる．

4）ウイルス感染症

　中枢神経系に感染するウイルスの種類は多い．重症の感染症が多く，治癒しても重篤な神経障害を残しやすい．ウイルスの種類によって病変の好発部位が異なる．

　単純ヘルペス脳炎 herpes simplex encephalitis は，側頭葉，前頭葉などの脳の底面に出血と壊死の強い病巣をつくり，神経細胞やグリアに好酸性の核内封入体がみられる．**サイトメガロウイルス脳炎** cytomegalovirus encephalitis は胎児感染した新生児やエイズ患者にみられる．**急性灰白脊髄炎** acute anterior poliomyelitis はポリオウイルスが経口的に感染し，脊髄の運動ニューロンを選択的に死滅させる．**日本脳炎** Japanese B encephalitis は日本脳炎ウイルスが蚊によって媒介される急性脳炎で，死亡率が高いがワクチンの普及により発症例は少なくなっている．

e　プリオン病　prion disease

　異常型の**プリオン蛋白**が脳内に蓄積して発症する疾患が，プリオン病である．脳に空胞が多数できてスポンジ状を呈することから，**海綿状脳症**とも呼ばれる．ヒトのプリオン病には，クロイツフェルト・ヤコブ（Creutzfeldt-Jakob）病，ゲルストマン・ストロイスラー・シャインカー（Gerstmann-Sträussler-Scheinker）症候群，致死性家族性不眠症，クールー，変異型クロイツフェルト・ヤコブ病がある．また，異常型のプリオン蛋白が脳外科手術などの医療行為を通じて脳内に入り，正常型のプリオン蛋白が異常型に変化することで発病するものを**医原性プリオン病**と呼び，患者の血液や組織を取り扱う際には感染予防の徹底が必要である．

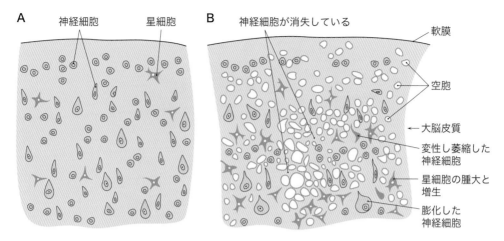

図Ⅲ・9・7　クロイツフェルト・ヤコブ病
大脳皮質には多数の空胞が形成され海綿状となっている．神経細胞の変性と脱落，星細胞の反応性増生も認められる．

1) クロイツフェルト・ヤコブ病 Creutzfeldt-Jakob disease

　中高年者に孤発性にみられる代表的なヒトのプリオン病である．比較的急速に進行する認知症状で発症し，1〜2年で死に至る．大脳皮質の神経細胞が消失し多数の空胞がみられる**海綿状変性**が特徴である（図Ⅲ・9・7）．発病者の脳組織を動物に接種すると長い潜伏期の後に動物が海綿状脳症を発症する．

　　変異型クロイツフェルト・ヤコブ病 variant Creutzfeldt-Jakob disease は，1996年にイギリスで発見された新しいプリオン病である．若年者に行動異常，失調，四肢異常感覚などが発現し，比較的ゆっくりと経過する．脳には「狂牛病」のプリオン蛋白と似た異常型プリオン蛋白が蓄積していることから，ウシからヒトへと病気が伝搬したと考えられている．

f　脱髄疾患

　神経細胞の軸索突起を包んでいる髄鞘が障害される病態を脱髄疾患という．髄鞘は乏突起膠細胞が形成し維持しているので，この細胞が病的になると脱髄 demyelination が発生するが，中毒や代謝障害が原因で髄鞘が崩壊することもある．

1) 多発性硬化症 multiple sclerosis

　大脳の白質に境界が明瞭で不規則な形をした脱髄病巣が多数形成される疾患である（図Ⅲ・9・8）．病巣は白質のどこにもできるが，脳室周囲，視神経，脳梁，中脳水道壁などが好発部位である．脱髄病巣の中では髄鞘が消失し，乏突起膠細胞が減少しているが，軸索突起は比較的保存されている．欧米に多い疾患で，思春期から中年期にかけて，視力障害，四肢の知覚・運動障害，運動失調など多彩な神経症状が発現し，症状の寛解と増悪を繰り返しながら長年にわたって経過する．原因は不明で，ウイルス説，自己免疫説などがある．

　　急性散在性脳脊髄炎 acute disseminated encephalomyelitis は，アレルギー性反応が脱髄病変をつくると考えられている疾患で，ウイルス感染やワクチン接種の1〜2週後に急に発熱，意識障害，痙攣などが発症する．白質の小静脈周囲に炎症性細胞の浸潤と脱髄巣が形成される．予後は比較的良好である．

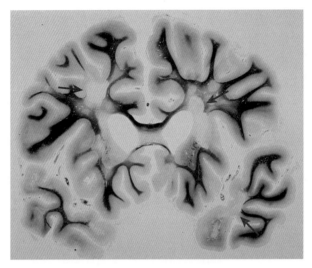

図Ⅲ・9・8　多発性硬化症
大脳白質の数ヵ所に髄鞘が染色されない脱髄斑（矢印）が形
成されている．これは大脳全割切片を髄鞘染色［クリュー
バー・バレラ（Klüver-Barrera）法］したものであり，正常に
髄鞘が保たれている白質は深青色に染色されている．

g　代謝異常，栄養障害，中毒症

　脂質を代謝する酵素の先天的異常により脂質が神経細胞に蓄積する**脂質代謝異常症** lipidosis
や，ムコ多糖類がたまる**ムコ多糖沈着症** mucopolysaccharidosis はまとめて神経細胞蓄積症と呼
ばれている．たとえば，GM2 ガングリオシドを分解する酵素が欠損するため，GM2 ガングリオ
シドが神経細胞に蓄積する**テイ・サックス病** Tay-Sachs disease などがその代表的な疾患である．

> 　髄鞘の代謝に関わる酵素の先天的異常のため，脳の髄鞘形成が不完全な疾患群を白質異栄養症 leukodys-
> trophy と呼んでいる．遺伝性で男児に発症する副腎白質ジストロフィーなどがある．

　ウィルソン病 Wilson disease は遺伝性の銅代謝異常症で，細胞内銅輸送膜蛋白の機能が障害さ
れ，肝から胆汁への銅排泄ができない．脳，角膜，腎臓，骨，関節などさまざまな臓器に銅の沈
着がみられる．若年期に発症し，肝機能障害とパーキンソン病様の神経症状がみられる．

> 　栄養障害のためビタミンなどが欠乏すると脳症が発生する．ウェルニッケ脳症 Wernicke encephalopathy
> はビタミン B$_1$ の欠乏により，意識障害，コルサコフ（Korsakov）症候群，眼筋麻痺，運動失調などが現れ
> る．乳頭体や脳室壁の近傍に出血，毛細血管増生，グリオーシスなどの病変がみられる．このほかに，ニ
> コチン酸欠乏で発症する**ペラグラ脳症**，ビタミン B$_{12}$ 欠乏による**亜急性脊髄連合変性症**などがある．肝機能
> 障害のため発生する脳症は**肝性脳症**と呼ばれる．
> 　有機水銀は脳に強い毒性をもっている．メチル水銀中毒である**水俣病**は工場廃液に含まれていた有機水
> 銀が水俣湾の魚介類に蓄積され，それを食べた人に中毒が発生したものである．後頭葉をはじめとする大
> 脳皮質や小脳の神経細胞に強い変性脱落がみられる．

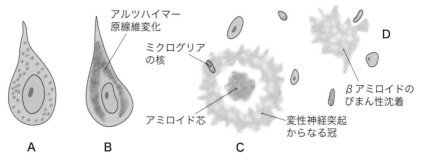

図Ⅲ・9・9　アルツハイマー病
神経細胞のアルツハイマー原線維変化と老人斑(典型的老人斑とびまん性老人斑)
を示す組織像，A：正常の神経細胞，B：アルツハイマー原線維変化を示す神経細胞，
C：典型的老人斑，D：びまん性老人斑．(A，B は HE 染色，C，D は β 蛋白の免疫組
織化学染色)

h　変性疾患

　ある機能系統のニューロンが徐々に萎縮して消失していく原因不明の疾患群である．経過は
ゆっくりと進行し，神経機能が失われていく．ニューロンやグリアに異常蛋白が沈着する．

1）アルツハイマー病 Alzheimer disease

　大脳皮質の神経細胞が侵され，注意力の低下，記銘力障害，見当識障害などの認知症症状が数
年の経過で徐々に進行する原因不明の疾患である．大脳はびまん性に萎縮し，脳重量が軽くなる．
大脳皮質の幅は狭くなり，脳溝や脳室が拡大する．大脳皮質の神経細胞には萎縮と脱落がみられ，
残存した神経細胞に**神経原線維変化** neurofibrillary tangle が認められる(図Ⅲ・9・9)．この変化は
細胞質に細線維の束が出現したもので，リン酸化された**タウ蛋白**が細線維の主成分である．また
大脳皮質には**老人斑** senile plaque と呼ばれる構造が出現する．老人斑の中心部にはアミロイドが
沈着し，周囲に変性した神経突起が集まっている．このアミロイドの主成分は β 蛋白である．神
経原線維変化と老人斑の出現の程度は臨床的な認知症の重症度と相関しているといわれている．

2）パーキンソン病 Parkinson disease

　パーキンソン病は中脳黒質などのメラニン色素含有神経細胞が特異的に変性消失する疾患で，
黒質線条体系の神経伝達物質であるドーパミンが減少し，仮面様顔貌，無動，筋固縮，振戦，小
刻み歩行などの錐体外路系症状が現れる．黒質や青斑核で神経細胞の変性と脱落があり，残った
神経細胞には**レビー小体** Lewy body と呼ばれる封入体が認められる．この小体には α-**シヌクレ
イン**という蛋白質が蓄積している．レビー小体は黒質，青斑核のほか視床下部，迷走神経背側核，
交感神経節などにも出現する．線条体で減少しているドーパミンを補充するために L-dopa を投
与する薬物療法が初期の症例には有効である．

3）筋萎縮性側索硬化症 amyotrophic lateral sclerosis

　運動ニューロンである中心前回の神経細胞と脊髄前角細胞が選択的に変性し，骨格筋に神経原
性萎縮が現れる疾患である．中高年に初発し，上下肢の筋力低下，筋萎縮が現れ，やがて構音障
害，嚥下障害，呼吸筋麻痺などの球麻痺症状が加わって進行性に経過し，数年で死亡する例が多

い．脊髄前角の大型神経細胞が変性脱落し，残存する神経細胞には**ブニナ小体** Bunina body がみられることがある．脊髄白質では両側の側索錐体路に有髄線維の減少がみられる．脊髄神経前根は後根より細く萎縮している．神経細胞にリン酸化 TDP-43 蛋白の蓄積がみられる．

> 　上記のほかの変性疾患として，ピック病，ハンチントン病，多系統萎縮症がある．
> 　前頭葉と側頭葉に病変をきたす疾患群は前頭側頭葉変性症として総括されている．このうち**ピック病** Pick disease は初老期に性格変化，言語障害，認知症などが現れる疾患で，前頭葉と側頭葉に限局する高度の萎縮が特徴である．大脳皮質の神経細胞の脱落があり，残った神経細胞にはピック小体という好銀性封入体が形成される．
> 　**ハンチントン病** Huntington disease は常染色体顕性遺伝の疾患で，原因遺伝子は 4 番染色体に座位する *HTT* である．この遺伝子の CAG リピートが異常に延長することが発症と関係している．舞踏様の不随意運動と認知症が現れ，脳の尾状核と被殻に強い萎縮が認められる．
> 　**多系統萎縮症** multiple system atrophy は脳幹と小脳の変性・萎縮をきたす疾患で小脳失調，不随意運動，自律神経失調などの症状が現れる．脳幹と小脳の多系統のニューロンが変性し，オリゴデンドログリアの細胞質に好銀性の強い封入体が出現する．この封入体にはリン酸化された α-シヌクレインが蓄積している．

ⅰ 腫　　瘍

　脳腫瘍には 100 種類以上の腫瘍型が含まれている．それぞれの腫瘍型によって悪性度が異なっているので，正確な病理診断に基づいて治療をすることが大切である．増殖速度が遅い腫瘍でも，発生部位によっては中枢神経機能を障害するため予後不良となる．腫瘍の発生局所の神経症状のほか，頭蓋内圧亢進症状が現れる．

1）グリオーマ glioma

　星細胞から発生する**びまん性星細胞腫，退形成性星細胞腫，膠芽腫**は頻度の高いグリオーマであり，びまん性に脳内に浸潤するため手術的な摘出が困難である．膠芽腫はきわめて悪性度が高い（図Ⅲ・9・10）．乏突起膠腫は中年成人の前頭葉が好発部位である．脳室上衣細胞から発生する腫瘍は上衣腫であり，第 4 脳室と脊髄に好発する．近年ではイソクエン酸脱水素酵素 isocitrate dehydrogenase（IDH）の変異の有無でグリオーマの分類が細分化されている．

2）神経細胞系腫瘍 neuronal tumors

　神経細胞から発生する腫瘍の頻度は低い．側脳室に発生する**中枢性神経細胞腫**，側頭葉に好発する**神経節膠腫**などがある．増殖の速度は遅いがしばしばてんかん症状を呈する．

3）髄芽腫 medulloblastoma

　小児の小脳に発生する増殖能の高い悪性腫瘍である．小脳虫部が好発部位であり，周囲へ浸潤するとともに，脳室系やクモ膜下腔に播種する頻度が高い．小型の未分化な腫瘍細胞からなる．腫瘍細胞が花冠状に配列したロゼット構造がみられる．

4）髄膜腫 meningioma

　クモ膜の表面をおおっているクモ膜細胞から発生する頻度の高い脳腫瘍であり，硬膜に付着した腫瘤を形成し，脳実質を圧迫する．限局した腫瘤をつくるので手術的に摘出することが容易である．組織学的には多数の亜型に分類される（図Ⅲ・9・11）．大部分は良性であるが，少数の悪性例が含まれている．

5）シュワン細胞腫 schwannoma（神経鞘腫 acoustic neurinoma）

　第 8 脳神経（聴神経）に好発する腫瘍で，難聴，耳鳴りなどの症状を呈する．シュワン細胞に似

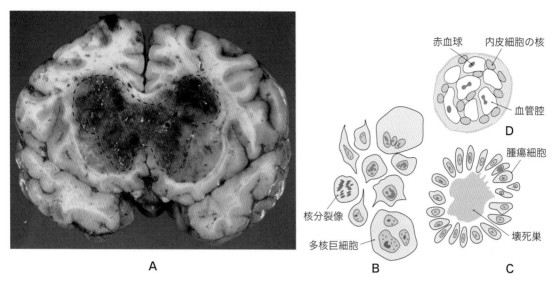

図Ⅲ・9・10　膠芽腫

A：大脳割面の肉眼像．左右の大脳半球白質，尾状核，被殻，側脳室などに出血と壊死を伴う腫瘍が占拠
　　している．蝶々が羽を広げたようにみえる(バタフライパターン)．
　　［中里洋一：腫瘍．現代病理学大系第23巻C，(小柳新策編)，中山書店，p152，1993より許諾を得て転載］
B：腫瘍細胞はさまざまな形態(多形性)を示している．多核巨細胞や核分裂像もみられる．C：壊死巣を
　　取り囲む柵状の配列．D：血管内皮細胞が増殖し腎臓の糸球体様の構造をつくっている．(B, C, Dは
　　HE染色による組織像)

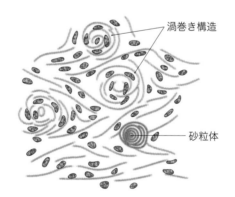

図Ⅲ・9・11　髄膜腫(HE染色)
紡錘形の腫瘍細胞が渦巻き状構造をつ
くっている．石灰沈着を示す小体は砂粒
体である．

た紡錘形の細胞が束をつくって増殖するが(☞図Ⅱ・7・15，105頁)，増殖の速度は遅い．三叉神経
や脊髄神経から発生するものもある．腫瘍細胞の核が柵状に配列する特徴がある．

6）下垂体腺腫 pituitary adenoma

　　下垂体前葉細胞から発生する腺腫であり，ホルモンを産生し分泌する能力をもっているため，
さまざまな内分泌症状を呈することがある．分泌するホルモンの種類によって成長ホルモン産生

腺腫，プロラクチン産生腺腫などと分類される．分泌能のないものは非機能性腺腫と呼ぶ．視神経を圧迫して視力障害で発症する例も少なくない．

> 上記のほか，松果体やトルコ鞍上部に発生する胚細胞腫，下垂体柄付近にみられる頭蓋咽頭腫，小脳に好発する血管芽腫などのほか，脈絡叢乳頭腫，悪性リンパ腫，転移性腫瘍などがある．転移性腫瘍の原発巣としては肺癌が最も多い．

2　末梢神経系

> 中枢神経系と筋肉，感覚器，内臓との間の情報伝達および処理を行うのが末梢神経系である．解剖学的には12対の脳神経と31対の脊髄神経が中枢神経系から伸びており，途中で神経節，神経網，交感神経幹などを形成しながら末梢の器官と神経連絡している．機能的には運動神経，感覚神経，自律神経が含まれており，また神経線維は髄鞘の有無により有髄神経線維と無髄神経線維に分類される．末梢神経系の髄鞘はシュワン細胞が形成し維持している．
> 　末梢神経の病変は軸索，髄鞘，シュワン細胞などに現れる．遺伝性疾患，代謝異常，感染，中毒，栄養障害などの原因によりさまざまな末梢神経変性症（ニューロパチー）が発生する．腫瘍ではシュワン細胞が腫瘍化するシュワン細胞腫と神経線維腫の頻度が高い．

a　ニューロパチー neuropathy

1）炎症性ニューロパチー

　ギラン・バレー症候群 Guillain-Barré syndrome は，炎症性ニューロパチーの代表的な疾患である．何らかの先行感染によって活性化された自己免疫機構が末梢性髄鞘を障害し，多発性の脱髄病巣をつくる疾患である．感冒（かぜ）や胃腸炎から1～3週間後に急に筋力低下と感覚障害が発症し，脳脊髄液検査では細胞数増多のない蛋白増加，いわゆる蛋白細胞解離が特徴的である．

2）代謝性・中毒性ニューロパチー

　さまざまな原因で末梢神経の軸索や髄鞘が障害されることが知られている．原因としては，糖尿病，尿毒症，アミロイドーシス，悪性腫瘍，ビタミン欠乏，アルコール中毒，抗結核薬，抗悪性腫瘍薬，鉛，有機水銀，ヒ素などがあげられる．

3）遺伝性ニューロパチー

　シャルコー・マリー・ツース病 Charcot-Marie-Tooth disease は，末梢性髄鞘を構成する蛋白質の遺伝子異常による遺伝性の末梢神経障害である．下肢遠位部の筋萎縮と感覚障害がみられる．末梢神経が肥厚し軸索の変性とシュワン細胞が玉ねぎの皮のごとく増生するオニオンバルブが形成される．

b　腫　瘍

　良性の末梢神経腫瘍には，シュワン細胞が増殖する**シュワン細胞腫**とシュワン細胞と線維芽細胞が増殖する神経線維腫がある．頻度は低いが，これらの悪性型として**悪性末梢神経鞘腫瘍**がある．**神経線維腫症**は末梢神経系に多発性の腫瘍が発生する遺伝性の疾患である（☞Ⅱ-7⑪ a （j）神経線維腫，106頁）．これにはニューロフィブロミン遺伝子の異常による神経線維腫症Ⅰ型と，シュワンノミン遺伝子の異常による神経線維腫症Ⅱ型がある．

10 感 覚 器 系

1 聴 器

　耳は外耳，中耳，内耳の三つの部位からなる．外耳は耳介と外耳道からなり，耳介は毛のはえた皮膚でおおわれ，内部には弾性軟骨がある．外耳道の内側 1/3 は側頭骨で囲まれ，壁には耳垢腺と呼ばれる特殊な汗腺をもつ．中耳と内耳は側頭骨内の小腔内に存在し，中耳は鼓膜，鼓室および耳管からなり，鼓室には耳小骨がある．内耳は聴覚を司る蝸牛管と平衡を司る前庭からなる．前庭では卵形嚢と球形嚢とが三半規管とともに平衡の維持にあたる．内耳からは前庭神経と蝸牛神経が出て，頭蓋腔へ入る（図Ⅲ・10・1）．

　外耳から入ってきた音のエネルギーは鼓膜を振動させ，鼓室の耳小骨連鎖（つち骨・きぬた骨・あぶみ骨の三つの骨が関節でつながる）で集約され，内耳リンパに伝達される（図Ⅲ・10・2）．外耳，中耳の障害による難聴を伝音性難聴といい，原因としては外耳道の障害あるいは中耳の感染（中耳炎）による障害などがある．また内耳の障害によるものを感音性難聴といい，内耳・蝸牛と脳をつなぐ神経，あるいは脳自身の障害により起こり，最も多くみられるのが老人性難聴である．これは有毛細胞数の減少，血管条の萎縮，らせん神経節における神経細胞の減少などが原因である．

　身体の平衡は内耳前庭系，眼運動系および深部知覚系からの情報が脳幹や小脳の中枢前庭系で統合され保たれている．三半規管は互いに 90°の角度をなし，回転加速度が刺激となって，前庭神経を興奮させる．卵形嚢と球形嚢はやはり 90°向きを異にし，直線加速度を感受する．上記のいずれかに障害があると，眩暈（めまい）が生じる（図Ⅲ・10・3）．

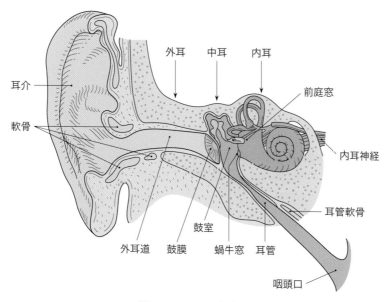

図Ⅲ・10・1　耳の解剖図

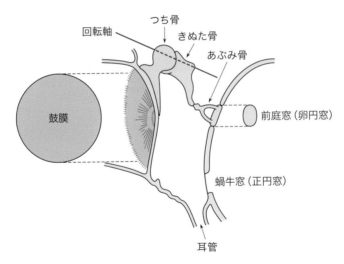

図Ⅲ・10・2　中耳の解剖

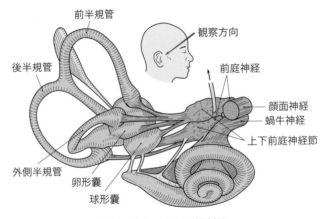

図Ⅲ・10・3　内耳の解剖図

a　外耳の疾患

1）先天性耳瘻孔 congenital aural fistula

　耳の付け根，多くは耳介や耳珠の前方にみられる潜性遺伝疾患といわれている．瘻孔は扁平上皮でおおわれ，壁には脂腺や汗腺が埋没して分泌を行うため，排出口の癒着により囊腫となる．

2）外耳(道)炎 otitis externa

　外耳(道)炎とは耳搔きなどで外耳道の皮膚が傷つき，そこから細菌などに感染し炎症を起こすことである．炎症が限局している場合は急性限局性外耳道炎(耳癤)とも呼ばれる．外耳道全体に及ぶ場合をびまん性外耳道炎と呼ぶ．起炎菌としては，黄色ブドウ球菌や緑膿菌が多い．

3）その他

　耳真菌症，外耳道異物，耳垢栓塞などがある．

b 中耳の疾患

1）鼓膜穿孔 traumatic perforation of eardrum

直接の創傷のほか，鼓室と外耳道の気圧の差，頭蓋骨外傷が原因となるものがある．難聴，耳鳴などをきたす．

2）耳管狭窄症 tubal stenosis

原因として，耳管口周囲組織の疾患（鼻咽頭炎，アデノイドなど）や耳管骨部の狭窄などがある．耳管が狭窄すると鼓室内が陰圧となり，そこに中耳粘膜からの滲出液が貯留して中耳炎を起こしやすい．

3）急性中耳炎 acute otitis media

溶血性連鎖球菌，肺炎球菌，黄色ブドウ球菌，インフルエンザ菌など細菌性感染によるものが多く，感染経路としては，耳管，外耳道および血行感染の三者があるが，耳管感染が最も多い．炎症性変化が進むにつれ，粘膜上皮に杯細胞が増加して粘液性の分泌物が生じ，さらに炎症が進むと分泌物は粘液膿性から純膿性に変わる．炎症性変化は骨壁にも及ぶことがある．

4）慢性中耳炎 chronic otitis media

慢性化膿性中耳炎：はじめから慢性の経過をとるものと，急性中耳炎から移行するものがある．鼓膜の穿孔を伴うことが多く，反復して化膿性炎症を起こす．進行すると病変が周囲に及んで慢性乳様突起炎，内耳周囲炎，錐体炎などを起こす．粘膜上皮に肥厚，結合組織の増加，腺組織増殖などを伴い中耳粘膜は著しく肥厚する．

慢性真珠腫性中耳炎：慢性中耳炎の特殊型で真珠腫 cholesteatoma を形成する．これは剥脱表皮が白色真珠の球のような塊をつくったもので，増大すると骨破壊をきたす．

5）耳硬化症 otosclerosis

耳小骨の中で一番深部にあるあぶみ骨に，原因不明の異常な骨化（周囲の骨との間）が起こる結果，両側性伝音性難聴が生じる疾患である．発症には遺伝的要因があり，白人の若い女性に好発するが，日本人にはまれである．

c 内耳の疾患

1）メニエール病 Ménière disease

発作性突発性眩暈（突然発症する眩暈発作），感音性難聴，耳鳴を三徴候として悪心・嘔吐をきたす難治性内耳疾患である．病態としては膜迷路の内リンパ水腫が最初に現れ，それが膜迷路全体の拡張を引き起こし，蝸牛と前庭の症状を引き起こすが，成因は不明である．

2）突発性難聴

原因不明の突然の感音性難聴をきたし，耳鳴，眩暈を伴うこともある．一側性が多いが両側性のこともある．

d 腫　瘍

良性腫瘍では，耳介の血管腫，リンパ管腫，粉瘤，類皮（皮様）嚢腫，脂肪腫，線維腫，外耳道の耳垢腺腫などがある．悪性腫瘍としては扁平上皮癌，悪性耳垢腺腫などがある．また聴神経に生ずる神経鞘腫 acoustic neurinoma があり，脳腫瘍の約10％を占める．腫瘍は最初内耳で発育し，後に頭蓋内の橋小脳間隙に浸潤する．初期症状として難聴と耳鳴をきたすことが多い．

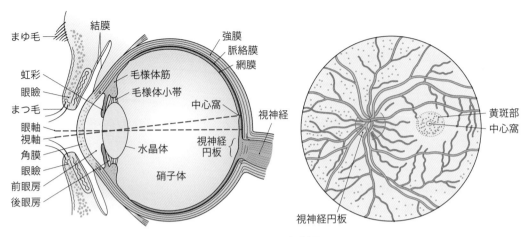

図Ⅲ·10·4　眼の解剖図

2　視　　器

　眼は眼球と副眼器(眼瞼，涙器など)に分けられ，眼球は眼球線維膜(角膜，強膜)，眼球血管膜(虹彩，毛様体，脈絡膜，これらを総称としてブドウ膜と呼ぶ)，網膜およびその中にある水晶体(レンズ)と硝子体とで構成される．視覚を司る(図Ⅲ·10·4)．

a　眼瞼の疾患

1) 麦粒腫 hordeolum

　まぶたにあるマイボーム(Meibomian)腺(内麦粒腫)や睫毛の根元の脂腺(外麦粒腫)に生じる急性化膿性炎症で主に黄色ブドウ球菌の感染による．自発痛や圧痛があり，白い膿点を形成して自潰する．

2) 霰粒腫 chalazion

　マイボーム腺の出口がつまり慢性的な炎症が生じる結果，類上皮細胞，異物巨細胞や脂肪滴を含む肉芽腫ができる疾患である．麦粒腫と異なり細菌感染を伴わない炎症性疾患である．

b　結膜・角膜の疾患

1) トラコーマ trachoma および封入体結膜炎

　いずれも *Chlamydia trachomatis* によるクラミジア感染性結膜炎である．トラコーマは初期には急性結膜炎の症状をとるが，次いで眼瞼結膜に濾胞ができ急性濾胞性結膜炎となる．やがて慢性増殖性炎となり，治癒の際に瘢痕を形成する傾向がある．また上皮を増殖させ，角膜の周囲に血管が浸入するパンヌスと呼ばれる病変を形成する．性感染症の一つとして注目されている．

2) 角膜びらん corneal erosion

　外傷，異物飛入，コンタクトレンズの長時間装用など，外的な要因により角膜上皮が欠損する．

3) 角膜ヘルペス herpes corneae

　単純ヘルペスまたは帯状ヘルペスウイルスの感染である．

4）流行性角結膜炎 epidemic keratoconjunctivitis

主にアデノウイルス 8 型の感染によって引き起こされるが，19 型，37 型によっても引き起こされる．1〜2 週間程度の潜伏期の後，発症する．結膜炎と角膜炎を起こすため，角結膜炎と呼ばれる．

5）咽頭結膜熱（プール熱）pharyngoconjunctival fever

アデノウイルス 3 型，7 型の感染によって引き起こされる．結膜炎，咽頭痛，発熱を三徴とし，小児に多く，夏期にプールで媒介されることが多い．

6）ドライアイ dry eye

さまざまな要因による涙液および角結膜上皮の慢性疾患であり，眼不快感や視機能異常を伴う．シェーグレン（Sjögren）症候群の患者に多くみられる．

7）翼状片 pterygium

鼻側の結膜から角膜に向かって，線維組織の異常増殖により生じた三角形の結膜組織の浸入を翼状片という．

c　虹彩・毛様体・脈絡膜の疾患

虹彩，毛様体と脈絡膜の総称をブドウ膜という．ブドウ膜炎とは，ブドウ膜の一部あるいはすべてが炎症を起こす疾患である．

1）ベーチェット病 Behçet disease

滲出傾向の強い急性炎症を反復する慢性再発性の全身疾患で，20〜40 歳代の女性に多い．主症状として，① 口腔粘膜のアフタ性潰瘍，② 皮膚の結節性紅斑様皮疹，③ 外陰部潰瘍，④ 眼症状（虹彩毛様体炎と網膜脈絡膜炎）を認める．副症状は，① 関節炎，② 副睾丸炎，③ 血栓性静脈炎，④ 消化器病変，⑤ 中枢神経病変などがみられる．

とくに眼症状としては，前房に線維素（フィブリノイド）変性と白血球の浸潤が生じ，化膿性炎症（前房蓄膿）がみられる．しだいに慢性虹彩炎の形に移行して虹彩後癒着，続発性緑内障，併発白内障などを起こし，高度の視力障害を生ずる．

2）サルコイドーシス sarcoidosis

乾酪壊死を伴わない結核結節に類似した類上皮細胞性肉芽腫が多発する原因不明の全身疾患であるが，眼病変として両側に慢性結節性ブドウ膜炎を生じる．

3）フォークト（Vogt）・小柳・原田病

急速に両側に網膜剥離が生じて見えにくくなる疾患である．眼だけでなく，髄膜炎，難聴が生じ，その後皮膚の白斑，白髪，脱毛などが生じる全身疾患である．原因は不明だが，メラニン色素細胞の多い組織に生じる自己免疫疾患であると考えられている．

4）交感性眼炎 sympathetic ophthalmitis

眼球の前部（ブドウ膜）の穿孔性創傷後（けがや手術による）の炎症を起こした数週間後に，反対側の健康な眼に Vogt・小柳・原田病が発症し，両眼失明の原因となる．

5）サイトメガロウイルス感染症，真菌感染症

サイトメガロウイルスには，わが国では成人の約 90％が潜伏感染しており，ほとんどすべての人がこのウイルスを体内にもっている．何らかの原因によりサイトメガロウイルス網膜炎が発症

すると，網膜は壊死に陥り，失明にまで至る．

d　緑内障 glaucoma

緑内障は眼内圧の上昇を特徴とする病態で，眼房水流出路［シュレム(Schlemm)管流出路］の障害による眼圧上昇に依存する視神経の障害である．

1）原発開放性隅角緑内障

眼球や隅角の状態は変わらないが，徐々に眼圧が上昇し，視神経萎縮を生ずる．眼圧が正常範囲で緑内障性の視機能障害をきたしたものを，正常眼圧緑内障という．

2）急性原発性閉塞隅角緑内障

前房隅角が閉塞し，虹彩が房水の流れを妨害して，眼内圧の急激な上昇をきたす．強い頭痛，悪心，嘔吐，眼痛，視力障害を訴え，結膜は充血し，瞳孔は散大する．放置すれば失明する．

3）続発性緑内障

種々の眼疾患の際に起こる緑内障で，虹彩炎，眼外傷，手術後，腫瘍などに続発することが多い．ステロイドの長期投与により起こるものもある．

e　白内障 cataract

組織内液と蛋白質貯留によって生じる水晶体の不透明混濁である．

1）先天性白内障

先天的な素因によって生まれつき水晶体が混濁する．成長とともに現れ，進行するものもあり，その場合は発達白内障ともいう．原因として常染色体顕性遺伝，染色体異常，子宮内感染(風疹，トキソプラズマ，サイトメガロウイルスなど)のほか，さまざまな全身疾患・症候群に伴って起こるものもある．

2）外傷性白内障

原因として非穿孔性/鈍的外傷によるものと穿孔性外傷によるものがある．前者の場合，外力が加わった部位での水晶体前嚢下の混濁が特徴的である．鈍的外傷により虹彩が水晶体に押し付けられ，虹彩色素沈着とその部位での圧痕様の水晶混濁や急性閉塞隅角緑内障で水晶混濁(緑内障斑)などを生じる．

3）併発白内障

他の病気が原因となって起こる白内障で，ブドウ膜炎，緑内障手術後，網膜色素変性症などの眼の疾患，テタニー，糖尿病などの全身疾患，または薬物による副作用によって引き起こされるものもある．

4）加齢白内障 age-related cataract

加齢に伴う症状の場合，視野の周辺部から発生し，中心に向かって進行していくことが多い．病変が生じるとその部分で光が散乱するようになるので，明るいところではものが見えにくくなったり，まぶしく感じたりするようになる．さらに症状が進行するとまぶしさが強くなり，眼の疲れや，眼底に痛みを感じるようになる．

f　網膜の疾患

1）網膜剝離 retinal detachment

網膜の視細胞層が色素上皮層を脈絡膜側に残して剝離したものである．症状は，視野に突然暗

幕がかかり見えない部分ができてくる．視野欠損が生じ，進行すれば失明に至る．

　続発性網膜剥離：原田病，脈絡膜腫瘍，糖尿病性網膜症などに続発する．

　特発性網膜剥離（裂孔原性網膜剥離）：網膜に裂孔形成があり，そこから剥離が起こる．

2）網膜症 retinopathy

　高血圧症，腎炎に伴うもの，糖尿病性のものなどがあり，血管性病変による．糖尿病性網膜症は点状出血と毛細血管の新生が特徴的で，組織学的には血管壁に基底膜物質の沈着を認める．高血糖により，網膜の血管が透過性の亢進や閉塞を起こすために生じ，わが国における成人失明の原因の第1位である．

3）網膜血管障害

　網膜中心動脈閉塞症や網膜中心静脈閉塞症などがあり，動脈硬化などが原因となる．

4）網膜色素変性症 retinitis pigmentosa

　原発性，進行性，遺伝性疾患で進行性夜盲や視野狭窄，視力低下をきたす．網膜の視細胞層および網膜色素上皮が変性していく．

5）加齢黄斑変性 senile disciform macular degeneration

　萎縮型と滲出型があり，後者は以前老人性円板状黄斑変性と呼ばれていたもので，高齢者の網膜の黄斑部に変性を起こす疾患である．網膜下や色素上皮下に脈絡膜新生血管が発生し，出血をきたす．

g　視神経の疾患

1）乳頭浮腫 papilledema

　脳腫瘍などで脳圧上昇により視神経乳頭の後方が圧迫され，網膜中心静脈の血圧上昇と毛細血管のうっ血をきたし，視神経乳頭に浮腫が出現したもの．

2）視神経炎 optic neuritis，乳頭炎 papillitis，視神経症 optic neuropathy

　視神経線維の炎症で脱髄を伴う．眼球後方の視神経に主として起こるものを球後視神経炎と呼び，視神経乳頭に変化の著明なものを乳頭炎と呼ぶ．多発性硬化症，スモン病，薬物中毒，虚血などが原因となる．

h　腫　　瘍

1）眼瞼の腫瘍

　悪性腫瘍では基底細胞癌が多く，ほかに悪性黒色腫，マイボーム腺から出る腺癌がある．良性の腫瘍状病変には母斑，乳頭腫，類皮嚢腫などがある．

2）眼窩の腫瘍

　小児では横紋筋肉腫，視神経膠腫など，成人では多形腺腫，髄膜腫，悪性リンパ腫，転移癌などが生じ，眼球の突出と運動障害，眼瞼の浮腫を生じてくる．

3）眼球内腫瘍

　網膜芽細胞腫 retinoblastoma：眼球に発生する代表的悪性腫瘍で，乳幼児に生じる．第13番染色体の13q12.1-2に位置している．*RB*は，細胞周期がS期へ移行するのを抑制しているほか，多くの癌の発症に関与している．とくに片方の対立遺伝子が損傷し機能していない状況でも，もう一方の正常な対立遺伝子からRb蛋白質をつくり出すことができる．しかし，残された正常遺

伝子にも損傷が起こると(ヘテロ接合性の消失 loss of heterozygosity),Rb 蛋白質の機能が初めて失われ,網膜芽細胞腫の発生につながる.

Knudson により提唱された 2 ヒット理論は遺伝学的に証明され,*RB* 遺伝子は癌抑制遺伝子と同定された最初の遺伝子である.つまり,両親のいずれかが網膜芽細胞腫の場合,両眼性は全例,片眼性は一部が遺伝発症する.患児の瞳孔に当てる光の具合で硝子体を通して見える腫瘍塊が白く光る.未分化な網膜視細胞から発生し,組織学的に腫瘍細胞が花冠状に並び,いわゆるロゼットを形成する.

成人では悪性黒色腫も発生する.

ｉ IgG4 関連眼疾患 IgG4-related ophthalmic disease

IgG4 関連疾患は,IgG4 陽性の形質細胞浸潤によりさまざまな臓器に腫大や腫瘤の形成をきたす原因不明の炎症性疾患である.わが国より発信された新しい概念として注目されている.両側対称性の涙腺および唾液腺の腫大を特徴とする,ミクリッツ(Mikulicz)病として知られてきた病態と同一であることも判明し,眼科領域でも注目されてきた.近年では,IgG4 関連疾患にみられる眼病変を IgG4 関連眼疾患として統一した診断基準が確立された.

11 運動器系

運動器には骨格を形づくる骨に加え，身体運動を可能にする関節と骨格筋およびそれらに付着する腱や靱帯が含まれる．

1 骨 bone

ヒトの身体には大きさや形状の異なる 206 個の骨が存在し，大腿骨や上腕骨などの長管骨，手足にみられる短管骨，頭蓋骨や骨盤などの扁平骨，それら以外の不規則骨に大別される．長管骨や短管骨ではその両端部を骨端，中央の直線状部を骨幹，それらの境界部を骨幹端と呼ぶ．骨の表層は膜状の線維性結合組織（**骨膜**）によっておおわれており，本体は外側に位置する層板状の**皮質骨**（あるいは**緻密骨**）と，その内側にあって網目状構造を示す骨梁であるところの**海綿骨**からなっていて，骨梁間には骨髄としての脂肪組織や造血組織が存在する．骨の主成分はコラーゲンを中心とする有機性基質とそれに沈着したリン酸カルシウムなどの無機塩類であり，伸縮性は乏しいものの高度の強度を有している．骨は胎児期から思春期にかけて，骨端および骨幹端に存在する軟骨組織での骨形成（軟骨内骨化）によって長軸方向に成長するとともに，骨膜における骨形成（膜内骨化）によって短軸方向へも成長する．また，生涯を通して緩徐に古い骨を破骨細胞が壊し（**骨吸収**），骨芽細胞が新たな骨をつくる（**骨形成**）という**リモデリング remodeling** と呼ばれる代謝循環を常に繰り返している．なお，カルシトニンや活性化ビタミン D，女性ホルモンなどは骨へのカルシウムの取り込みを促して骨形成的に作用する一方，副甲状腺ホルモン parathyroid hormone（PTH）や，ときに腫瘍から産生される副甲状腺ホルモン関連蛋白 PTH-related protein などは破骨細胞を刺激して骨吸収的に作用する．

a 形成異常

1）低形成 hypoplasia

骨形成不全症 osteogenesis imperfecta：*COL1A1* 遺伝子などの遺伝子異常のために，骨の主成分であるコラーゲンの量的あるいは質的異常による易骨折性に加え，骨の変形や成長障害などの骨の脆弱性に基づくさまざまな症状を示す先天性疾患である．運動器障害以外にも歯牙異常や難聴，青色強膜などを伴う．

軟骨無形成症 achondroplasia：*FGFR3* 遺伝子の変異により軟骨内骨化が障害されるため低身長を主症状とするまれな先天性疾患であり，腕や足の極端な短縮に加え脊柱管の狭窄や下肢の麻痺などを伴う．

ムコ多糖症 mucopolysaccharidosis：遺伝子変異により軟骨などの主成分であるムコ多糖体の代謝に関わる酵素が先天的に欠損あるいはその機能の低下がみられ，細胞内にムコ多糖体であるグリコサミノグリカンが異常に蓄積し，低身長や骨格異常のほかに特異な顔貌，知能障害，肝脾腫などのさまざまな症状を示す．

2）過形成

大理石骨病 osteopetrosis：遺伝子変異に基づく骨吸収障害によって生じるびまん性骨硬化性

病変であり，海綿骨が軟骨を含んで肥厚した異常な骨梁によって置換されており，小児期におい て大頭症や進行性の難聴，視力障害，肝脾腫，骨髄機能障害による重度の貧血などの症状を示す．

　骨腫 osteoma：成熟した層板骨組織の過剰増生からなる限局性の結節性病変で，真の腫瘍とい うよりも過形成的な病変であり，頭蓋骨や顔面骨，顎骨に好発する．

　外骨腫 exostosis：別名骨軟骨腫 osteochondroma とも呼ばれ，主に長管骨の骨幹端部の骨表 面に単発性あるいは多発性に生じる硝子軟骨組織(軟骨帽という)を被った骨の隆起性病変であ り，*EXT1* 遺伝子の変異が認められる例があることから，今日では過形成ではなく良性骨腫瘍と して扱われている．

b 外傷，物理的障害

1）骨折 fracture

　骨折とは外力によって骨の連続性が絶たれた状態であり，外傷に基づくもの(**外傷性骨折**)以外 に，長期にわたり繰り返される運動により骨の一定部位に疲労をきたして生じるもの(**疲労骨折**) や，腫瘍などの他の疾病のために骨が脆弱となり，通常では骨折を起こさない程度の外力によっ て生じるもの(**病的骨折**)がある．骨折部では局所の血管の破綻による出血と血行遮断に基づく 骨・骨髄の壊死に加え，浮腫や炎症が生じ，数日後には炎症性肉芽組織による修復がはじまる． 次いで**仮骨**と呼ばれる幼弱な骨組織が形成され，周囲の線維化を伴ってやがて成熟した骨とな り，固定により患部の安静を保てば通常2〜3ヵ月で治癒する．

2）偽関節 nonunion

　骨折後，局所に働いた外力や血行不全などによって骨折部の治癒が遷延あるいは停止すると骨 の正常な癒合が障害され，骨折部の間隙が線維性結合組織によって埋められ，やがて腔を有する 滑膜様構造を形成して異常な可動性を示すようになる．この状態が偽関節であり，通常骨折後 6ヵ月以上経過しても異常な可動性がみられる場合には偽関節とみなされている．

c 代謝性疾患

1）骨粗鬆症 osteoporosis

　閉経後の女性や高齢者などでは，骨吸収が骨形成をしばしば上回ることで骨量が減少して骨が 脆弱となる．そのため易骨折性となった状態が骨粗鬆症である．喫煙やアルコール多飲，運動不 足，やせた体型などはその危険因子とされている．骨の構造自体は保たれているが，骨梁は細く なり，単位体積あたりの骨量(骨密度)が減少している(図Ⅲ・11・1)．一般的な血液検査上の異常 はみられない．

2）骨軟化症（くる病）osteomalacia（rickets）

　ビタミンDの摂取不足や吸収不良，腎障害などにより骨へのカルシウム沈着が障害・低下する と，骨は脆弱となり骨折や変形をきたしやすい状態となる．なお，骨端部の成長軟骨(骨端線)が 消失する前の小児が罹患すると，漏斗胸やX脚などの骨格異常をきたし，くる病と呼ばれる．血 清アルカリフォスファターゼ値の上昇と血清リン値の低下がみられ，骨組織では石灰化を伴わな い類骨の割合が増加する．

3）原発性副甲状腺機能亢進症 primary hyperparathyroidism

　副甲状腺組織の腫瘍(主として腺腫)や過形成などにより**副甲状腺ホルモン(PTH)**が過剰に分

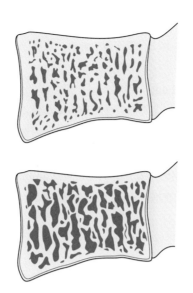

**図Ⅲ・11・1　正常（上）と骨粗鬆症（下）
における脊椎の断面**
骨粗鬆症では骨梁の減少と萎縮がみ
られる．

泌されることによって，骨の代謝回転が異常に亢進し，とくに骨吸収が促進された状態である．
血清 PTH 値およびカルシウム値の上昇（高カルシウム血症）が認められ，倦怠感や易疲労感，筋
力低下などの症状が生じる．なお，慢性腎不全や妊娠などの他の要因によって副甲状腺機能が亢
進する場合は，**二次性副甲状腺機能亢進症**と呼ばれる．

4）パジェット病　Paget's disease

　骨の代謝回転の増加と無秩序な再構築によって特徴づけられる原因不明のまれな疾患で，多く
は中高年者の男性に生じるが，日本人には少ない．複数の骨が侵される場合が多く，罹患骨の骨
折や疼痛，変形を生じ，ときに骨肉腫などの骨腫瘍の合併もみられる．血清アルカリフォスファ
ターゼ値の上昇が認められ，無秩序な骨吸収と新生が繰り返されることにより骨梁は不規則なモ
ザイク状のセメント線を示してしばしば肥厚する．

d　炎　　症

1）骨髄炎　osteomyelitis

　細菌感染に基づく骨の炎症であり，感染の経路には肺などの他の部位からの血行性感染に加
え，隣接感染組織からの波及や外傷に基づく直接感染がある．起炎菌としては黄色ブドウ球菌や
連鎖球菌，インフルエンザ桿菌などが多く，感染早期では発熱や局所の痛み，発赤，腫脹を伴う
急性骨髄炎をきたし，15 歳以下の小児の骨幹端部に好発する．局所に化膿性炎症や膿瘍が形成さ
れ，しだいに骨組織は破壊されて壊死に陥った腐骨となる．また，病巣周囲にはしばしば反応性
に骨形成を伴い，病巣を新生骨（骨柩という）が取り囲むようになる．感染と炎症が持続するとや
がて皮膚との間に生じた瘻孔を介して排膿するようになり，局所では炎症性肉芽組織の形成から

しだいに線維化に移行し，浸潤炎症細胞はリンパ球や形質細胞が中心となる．このような状態が**慢性骨髄炎**であり，難治性である上に関節拘縮や骨折，皮膚癌の発生などの合併症を伴うこともある．

2）骨の結核症 tuberculosis of bone

主に，結核症における肺病巣などから血行性に結核菌が骨に定着することによって起こる．骨の中では脊椎の侵される頻度が高いが，手足の短管骨などの他の骨にもみられる．近年は関節リウマチなどの他の疾患に対する免疫抑制薬の使用患者や免疫不全症患者での発症が少なくない．他臓器での結核症と同様に，乾酪壊死やラングハンス(Langhans)型多核巨細胞を伴う類上皮細胞性肉芽腫が認められる．とくに脊椎が病変によって破壊され変形を生じたものは**脊椎カリエス**として古典的に知られる．

e 腫 瘍

1）良性腫瘍

類骨骨腫 osteoid osteoma：10歳前後の小児の長管骨，とくに大腿骨や脛骨の骨幹端と骨幹の移行部に好発する骨形成性腫瘍で，夜間に増強する疼痛を主徴とする．通常皮質骨に限局した径1 cm以下の円形の病変(nidus)を形成し，同部は線維骨とそれを取り囲む腫大した骨芽細胞の増生からなり，その周囲には反応性の骨硬化層がみられる．

内軟骨腫 enchondroma：小児から成人までの幅広い年齢層において手足の短管骨に好発し，疼痛や病的骨折を生じて見つかることが多い．骨内に分葉状に増殖する硝子軟骨組織からなる単発性の腫瘍であるが，ときに多発性に生じる場合があり軟骨腫症［オリエ(Ollier)病］と呼ばれる．また，軟部の血管腫を合併した軟骨腫症はマフッチ(Maffucci)病として知られる．

線維性骨異形成 fibrous dysplasia：主に若年者の顎骨や頭蓋骨，肋骨，大腿骨などに単発性あるいは多発性に生じ，周囲に骨芽細胞を伴わず不規則かつ多様な形状を示す類骨組織を混じて，線維性組織の増生からなる病変であり，内分泌組織などでの細胞内のシグナル伝達に関わる分子G蛋白質の遺伝子 *GNAS1* に変異が認められる．

2）悪性腫瘍

骨巨細胞腫 giant cell tumor of bone：主に20〜40歳代の大腿骨遠位部や脛骨近位部の骨端部に好発する良悪性中間型の腫瘍であり，破骨細胞様多核巨細胞と単核の組織球様細胞のびまん性の増殖からなる．局所浸潤性・破壊性に発育し術後の再発率が高く，まれに肺転移も生じる．

骨肉腫 osteosarcoma：代表的な悪性骨腫瘍で，10歳代を中心とする若年者の長管骨の骨幹端部に好発する．持続する疼痛や局所の腫脹が生じ，血清アルカリフォスファターゼ値の上昇をしばしば認める．単純X線では不整な骨硬化像や溶骨像とともに，しばしば骨膜反応(骨新生像を伴う骨膜の変化)がみられる．組織学的には腫瘍性の幼若な骨組織（類骨や線維骨）を伴って骨芽細胞や線維芽細胞，軟骨芽細胞などに類似した異型腫瘍細胞が種々の割合で増殖する．手術に加えその前後での化学療法が一般的な治療法であるが，予後は不良なことが少なくない．

軟骨肉腫 chondrosarcoma：軟骨形成性の悪性骨腫瘍であり，中高年の骨盤や大腿骨，肋骨，上腕骨などに好発する．疼痛や局所の腫脹を主症状とし，単純X線では点状あるいはリング状の石灰化を伴う溶骨性病変として認められることが多い．豊富な軟骨基質を背景に種々の程度に異

型性を示す軟骨細胞様腫瘍細胞が分葉状に増生し，骨梁間を置換性あるいは浸透性に進展する像がみられる．多くは緩徐に発育する腫瘍であり，手術による切除が治療の中心であるが，ときに肺や肝などに転移を生じる．

　ユーイング肉腫 Ewing sarcoma：小児や若年者の長管骨や骨盤，胸壁，脊椎などに好発する高悪性度の腫瘍であり，未熟な小円形腫瘍細胞の密な増殖からなる．CD99の発現に加え，ロゼット（花冠）形成やCD56，シナプトフィジン synaptophysin などの神経内分泌マーカーの発現を伴って，神経内分泌細胞への分化がみられる例もある．染色体相互転座 t(11；22)に基づく*EWSR1-FLI1* などの融合遺伝子が存在する．

2　関　節 joint

> 複数の異なる骨が連結する部が関節であり，生体の骨格・体型を維持しつつ反復する多様な身体の動きを可能にしている．股関節や膝関節などでは，骨同士が間隙（**関節腔**）を隔てて周囲をおおう**滑膜**とそれを取り囲む結合組織からなる**関節包**および**靭帯**により連結しているが（滑膜性結合），脊椎では腔はなく代わりに線維軟骨組織からなる**椎間板**が存在する（線維軟骨性結合）．さらに，胸骨と肋骨の間のように硝子軟骨が介在するもの（軟骨性結合）や，頭蓋骨の骨縫合のように骨同士が密な線維性結合組織のみによって連結する不動性のもの（線維性結合）もある．

a　外傷，物理的障害
1）関節脱臼 dislocation

　関節を構成する骨の関節面が，正常の位置関係を失った状態を脱臼と呼び，局所に疼痛や腫脹とともに，関節運動障害や変形が生じる．これには関節に加わった外力により生理的範囲をこえる運動を強制されて生じるものと，関節リウマチのように靭帯や関節包に病的状態があるために生じるものとがある．

2）靭帯損傷 tendon injury

　スポーツや事故などで関節に急激で過度の外力が加わると，関節に存在する靭帯や腱，半月板などにも裂隙形成や断裂などの物理的損傷が生じることがあり，**靭帯損傷**，**半月板損傷**などと呼ばれる．

b　変性，代謝性疾患
1）変形性関節症 osteoarthritis

　加齢や体重増加などに伴って荷重が作用する関節軟骨が変性・摩耗するとともに滑膜の増生や線維化などを生じ，しだいに関節の可動性の低下や痛み，腫脹，変形をきたす疾患である．とくに高齢女性の股関節や膝関節が侵されやすい．関節軟骨の菲薄化や消失に伴って関節裂隙の狭小化や軟骨下骨の肥厚，骨棘などがみられるようになり，やがて関節の変形に至る（図Ⅲ・11・2）．

2）椎間板ヘルニア disc hernia

　椎間板組織が正常の位置から脱出した状態を指し，しばしば隣接する脊髄や神経根を圧迫して痛みや感覚障害などを伴う．中高年に多くみられるが，ときに20歳代にも生じる．下部腰椎レベル（L4/5，L5/S1），次いで下部頸椎レベル（C5/6，C6/7）に好発する．

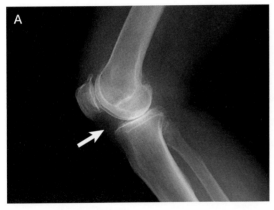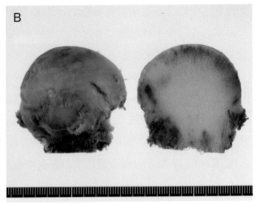

図Ⅲ・11・2　変形性関節症における膝関節の単純 X 線像(A)と大腿骨頭の肉眼像(B)
膝関節の関節裂隙の狭小化(矢印)がみられ，大腿骨頭では関節軟骨の消失がみられる．

3) 痛風 gout

　高尿酸血症に伴って，尿酸ナトリウム結晶が関節やその近傍に析出することにより発症する代謝性疾患．とくに中年以降の男性に多く，足趾(とくに母趾)の関節に好発する．しばしば飲酒を契機に，発赤や熱感を伴って関節に鋭く強い痛みが発作的に起こる．また，耳介などの皮下に結晶の析出・沈着と，それに対する異物反応からなる小結節(痛風結節)を生じることもある．

c 炎　　症

1) 化膿性関節炎 septic arthritis

　細菌感染に基づく関節の化膿性炎症で，原因菌としては黄色ブドウ球菌が多い．血行性感染や穿通性外傷，周囲組織の感染巣からの直接的波及による．関節腔内には種々の程度に膿性ないし線維素膿性の滲出物を入れ，滑膜や関節包に好中球浸潤がみられる．

2) 関節リウマチ rheumatoid arthritis

　自己免疫機序による関節の炎症性疾患であり，主に若年から中年女性の手指や手首，肘，膝などの複数の関節が進行性に障害されて痛みや腫脹を生じ，それらの症状が軽快や増悪を繰り返しながら慢性に経過する．進行すると関節の変形や脱臼，拘縮などを起こす．ときに心膜炎や間質性肺炎，強膜炎，多発神経炎，血管炎，リンパ節腫大，リウマチ結節(皮下の柵状肉芽腫)などの関節外症状を伴うことがある．血液検査では，C 反応性蛋白や赤沈値の亢進，リウマトイド因子，自己抗体(抗 CCP 抗体)などが認められる．滑膜組織は密なリンパ球・形質細胞浸潤，血管新生，線維化などにより肥厚し，そこから広がった肉芽組織(パンヌスという)が関節軟骨表面をしだいにおおって軟骨の吸収や菲薄化を生じる(☞Ⅲ-13 ④ リウマチ・膠原病，317 頁)．

d 腫　　瘍

1) 腱鞘巨細胞腫 tenosynovial giant cell tumor

　腱や関節に発生し，破骨細胞様多核巨細胞を伴って組織球様単核細胞の増生からなる腫瘍であり，主に四肢末梢において小型で限局した結節状の病変を形成するもの(限局型：良性)と，膝や股関節などに生じて周囲組織に対してびまん性浸潤性に発育するもの(びまん型)があるが，後者

はしばしばヘモジデリン(血鉄素)の沈着を伴って絨毛状となり，色素性絨毛結節性滑膜炎とも呼ばれる．

2）腱鞘線維腫 fibroma of tendon sheath

主に青壮年の四肢における腱や靱帯，関節に関連して生じる硬い小型の結節性病変で，細胞成分に乏しい膠原線維性組織の増生からなる良性腫瘍である．

3　骨　格　筋

骨格筋は骨格を動かす横紋筋組織であり，多核の合胞体細胞である筋線維(筋細胞)の集まり(筋線維束)により構成されている．それらの細胞質にはミトコンドリアや小胞体，アクチン蛋白の細線維を豊富に含んでおり，光学顕微鏡下で等間隔に分布する微細な横紋構造が観察される．筋線維には持続的な収縮が可能な赤筋(Ⅰ型筋)と，瞬発的に収縮可能な白筋(Ⅱ型筋)が存在し，それらの収縮運動は脊髄前角細胞などの運動ニューロンから伸びる神経線維によって支配されている．神経と筋肉の電気的興奮とその伝達様式は筋電図により計測することが可能であり，特定の神経・筋疾患の診断に応用される．

a　変性，萎縮

1）筋萎縮 muscle atrophy

骨折後の固定などで長期間筋肉の運動が抑制されると，筋肉は正常よりやせ細り萎縮する．これは無為萎縮(廃用性萎縮)の一例であり，運動を再開すると復元することが可能である．骨格筋を支配している運動神経が障害されると，その支配領域における筋線維が群をなして萎縮(群萎縮)する．この場合を神経原性筋萎縮と呼び，外傷による運動神経の障害や筋萎縮性側索硬化症，脊髄性筋萎縮症などでみられる．一方，筋肉自体に原因があって萎縮する場合は筋原性筋萎縮と呼ばれ，筋線維束には萎縮した筋と肥大した筋とが混在して大小不同を示し，しばしば筋線維の変性や再生像を伴う(図Ⅲ・11・3)．筋ジストロフィー症や先天性ミオパチー，ミトコンドリア病などでみられる．

2）重症筋無力症 myasthenia gravis

神経筋接合部における刺激伝達物質であるアセチルコリンの受容体に対する自己抗体によってアセチルコリンの作用が阻害されることにより，眼筋や顔面の表情筋，舌筋，上下肢などの運動が障害され，運動を繰り返すうちに易疲労感や脱力が生じ，休むと回復がみられる．成人女性に多く，胸腺のリンパ濾胞過形成や腫瘍(胸腺腫)と合併することがある．

b　代謝障害

1）糖原病 glycogen storage disease

糖原(グリコーゲン)の代謝に関わる酵素が遺伝子異常のために先天的に欠損あるいは機能が低下していることにより，横紋筋細胞内に糖原が過剰に蓄積し，筋痛や筋力低下，心筋障害などの症状が生じるまれな疾患．欠損する酵素の種類によって病型が異なり，中には筋以外にも肝臓や中枢神経系などの症状を伴うものがある(☞Ⅲ-13 ② 糖尿病，314頁)．

2）ミトコンドリア病 mitochondrial disease

ミトコンドリア脳筋症とも呼ばれ，ミトコンドリアDNAの欠失や変異などによりミトコンド

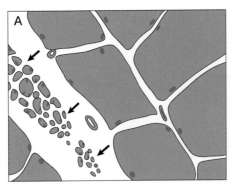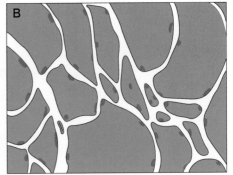

図Ⅲ・11・3　神経原性筋萎縮（A）と筋原性筋萎縮（B）
A: 群をなして見られる萎縮筋線維（矢印）
B: 萎縮筋線維が混在して大小不同を示す筋線維束

リアの好気的エネルギー産生が障害されるため，ミトコンドリアを豊富に含む脳や骨格筋，心筋などが侵され，筋力低下や麻痺，不整脈，痙攣，知能障害などの症状を示す．

c　炎　　症

1）多発性筋炎 polymyositis

　代表的な自己免疫疾患（膠原病）の一つであり，主に体幹部に近い筋肉の筋力低下や筋痛が症状であるが，ときに紅斑などの皮膚症状を示す場合があり**皮膚筋炎**とも称される．筋線維束間のリンパ球浸潤や線維化，筋線維の変性壊死がみられる．関節リウマチに似た関節炎や間質性肺炎の合併に加え，消化器癌などの悪性腫瘍を伴うことも少なくない．

2）骨化性筋炎 myositis ossificans

　主に打撲などの外傷を契機に筋肉内に骨化が生じるもので，若年男子の大腿部や上腕などに好発する．受傷に基づく炎症や出血後に幼若な間葉細胞の増殖とともに骨形成が誘導されて結節状となり，悪性腫瘍（肉腫）と間違われやすい．

d　腫　　瘍

　骨格筋への分化を示す良性腫瘍は**横紋筋腫 rhabdomyoma** であり，悪性腫瘍は**横紋筋肉腫 rhabdomyosarcoma** である（☞Ⅱ-7 Ⅺ非上皮性腫瘍，104頁）．

12 皮　　膚

　皮膚には，外的刺激(物理的・化学的・生物学的)から身体を守るための，重層扁平上皮，毛髪に加えて，知覚(触覚，痛覚，温度覚，圧覚)神経の末端が配置されている．また，汗腺による代謝産物の排出，体温調節などの重要な働きも担っている．皮膚は，組織学的には外表から順に表皮，真皮，皮下脂肪織の3層に分けられ，さらに表皮は角質層，顆粒層，有棘層，基底層に細分されている．また，表皮には免疫を司るランゲルハンス(Langerhans)細胞，メラニン色素を産生するメラノサイト，神経内分泌細胞であるメルケル(Merkel)細胞が存在する．真皮は線維性結合組織，皮下脂肪織は脂肪組織からなり，毛包，脂腺，汗腺(アポクリン腺，エクリン腺)からなる皮膚付属器が含まれている(図Ⅲ・12・1)．

1　炎症性疾患

　非腫瘍性疾患のうち，皮膚の沈着症(アミロイド，ムチン沈着など)を除くと，表皮から真皮表層，真皮，皮下脂肪織を病変の主座とする各四つ，五つ，二つのパターンに大きく分類できる(表Ⅲ・12・1)．細菌などによる生物学的感染症ではないが「皮膚炎」と呼ばれている．

a　表皮・真皮表層性皮膚炎

1) 海綿状皮膚炎

　海綿状変化(表皮有棘細胞間浮腫)のみられるもので，湿疹性変化の特徴といえる．**接触性皮膚炎** contact dermatitis は，年齢・性別を問わず発生し，臨床症状は発赤・腫瘍に加えて漿液性丘疹や水疱を形成する．組織学的に，表皮有棘細胞間に浮腫が生じ物理的に細胞間に隙間が空き，海綿状変化と呼ばれる状態を呈する．

2) 水疱性皮膚炎

　水疱性変化のみられるもので，水疱の原因は多岐にわたるが，ここでは組織学的に表皮内病変

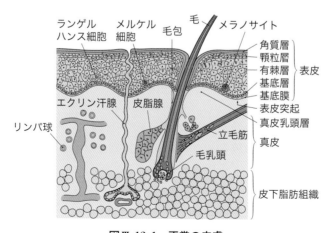

図Ⅲ・12・1　正常の皮膚

表Ⅲ·12·1　皮膚炎の分類と代表疾患

病変部位と炎症パターン		代表疾患
表皮〜真皮表層	海綿状	接触皮膚炎
	水疱性	表皮内：尋常性天疱瘡
		表皮下：類天疱瘡
	結合境界型	空胞状：多形紅斑
		苔癬状：扁平苔癬
	乾癬様	尋常性乾癬
真皮	細胞浸潤性	血管周囲性：（円盤状）エリテマトーデス
		結節・びまん性：サルコイドーシス
	線維性	全身性強皮症
	血管症性	結節性多発動脈炎
	付属器傷害性	毛包炎
皮下	胞郭性	結節性紅斑
	小葉性	術後脂肪織炎

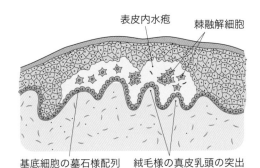

図Ⅲ·12·2　尋常性天疱瘡

と表皮下病変に分ける．臨床的に表皮内のものが表皮表層のみの薄い弛緩性水疱，表皮下のものが緊満性水疱を形成する．

（a）表皮内病変

尋常性天疱瘡 pemphigus vulgaris は，30〜60 歳代に多く，性差はない．臨床症状は大小の弛緩性水疱を形成する．組織学的に，表皮有棘細胞を結合しているデスモゾームに対する自己抗体（血液検査でデスモグレイン desmoglein 1,3 を測定できる）が細胞間の結合を破壊，棘融解という現象を引き起こし表皮内に水疱を形成する．水疱は基底細胞直上にみられることが多く，基底細胞は墓石様に並び，真皮乳頭層は絨毛様に突出する（図Ⅲ·12·2）．

（b）表皮下病変

水疱性類天疱瘡 bullous pemphigoid は高齢者に多く，性差はない．悪性腫瘍に合併してみられることがある．臨床症状は大小の緊慢性水疱を形成する．組織学的には，表皮の基底細胞と基底膜を接着するヘミデスモゾームに対する自己抗体（血液検査で BP-180，BP-230 を測定できる）が

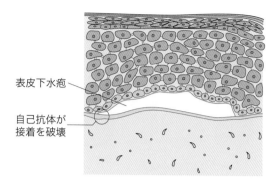

図Ⅲ・12・3　水疱性類天疱瘡

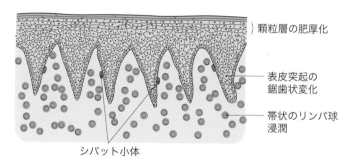

図Ⅲ・12・4　扁平苔癬

両者の接着を破壊し，表皮下水疱が形成される（図Ⅲ・12・3）.

3）結合境界型皮膚炎

　表皮から真皮移行境界領域が侵されるもので，2種に大別される.

（a）空胞状病変

　多形紅斑 erythema multiforme は多因性で種々の部位に発生し，男女比は 1：3 と女性に多い.
小紅斑ではじまり，遠心性に拡大する. 組織学的に，表皮・真皮境界部の空胞変性（液状変性とも
いう）と有棘細胞の個細胞壊死（シバット小体 Civatte body）がみられ，真皮上層には浮腫と比較
的軽度のリンパ球浸潤がみられる.

（b）苔癬状病変

　扁平苔癬 lichen planus は青成年に多く，性差はない. 四肢関節部，体幹，外陰に好発する. 臨
床症状は扁平に隆起し，表面はざらつきがあるとともに光沢がみられる. 組織学的に，表皮・真
皮境界が不明瞭となり，表皮突起が鋸歯状を呈する. シバット小体がみられ，真皮上層に帯状の
密なリンパ球浸潤がみられる（図Ⅲ・12・4）.

4）乾癬様皮膚炎

　表皮肥厚，表皮突起の規則的延長，真皮乳頭の挙上を示すものである. **尋常性乾癬** psoriasis
vulgaris は，すべての年代に発生し性差はない. 四肢体側，被髪部，体幹に多い. 境界明瞭で銀
白色雲母状で落屑を伴う紅斑がみられる. 組織学的に，錯角化とともに，好中球の遊走による微

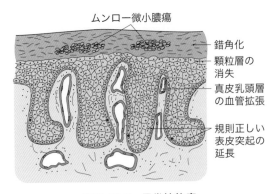

図Ⅲ・12・5　尋常性乾癬

小膿瘍の形成［ムンロー（Munro）の微小膿瘍］，顆粒層の消失，規則正しい表皮突起の延長，真皮乳頭層の拡張した毛細血管がみられる（図Ⅲ・12・5）．

b　真皮性皮膚炎

1）細胞浸潤性皮膚炎

　真皮に炎症性細胞が浸潤するもので，浸潤する主な細胞はリンパ球，組織球，好中球などである．

（a）血管周囲性炎症

　ループス・エリテマトーデス lupus erythematosus は，10〜50 歳代に多くみられ，20 歳代にピークがある．男女比が 1：10 と女性に多い．臨床症状は顔面の蝶型紅斑が有名である．組織学的に，表皮・真皮境界に空胞変性を示すと同時に，真皮の毛細血管周囲性にリンパ球浸潤をきたす．血管周囲にやや密な集簇を示し，島嶼状と呼ばれる．

（b）結節・びまん細胞浸潤性炎症

　サルコイドーシス sarcoidosis の皮膚症状は，結節型，局面型，びまん浸潤型，皮下型と多様である．組織学的に，真皮内に類上皮細胞肉芽腫を形成し，中央に乾酪壊死（結核の特徴）はみられず，リンパ球浸潤を伴うことがあるが軽度である．

2）線維性皮膚炎

　真皮全層から皮下脂肪織に膠原線維の増生を示すものである．**全身性強皮症** generalized scleroderma は，30〜50 歳代に多く，男女比は 1：7〜10 と女性に多い．臨床症状は四肢または顔面に浮腫状ではじまり硬化所見を示す．組織学的に，エクリン腺より下方まで肥厚した膠原線維束がみられ，毛包周囲のリング状の線維化と皮下脂肪織への細かい膠原線維の入り込みをみる．

3）血管症性皮膚炎

　血管炎および血管障害が起こっているもので，小型，中型，大型と血管の大きさにより，亜分類されている．**結節性多発動脈炎** polyarteritis nodosa の皮膚症状は，20〜25％に生じ，下腿の分枝状皮斑や結節を呈する．組織学的に，中型血管の血管壁への細胞浸潤，フィブリノイド物質の沈着などが認められる．

4）付属器傷害性皮膚炎

毛包脂腺組織，汗腺組織およびその周囲に炎症性細胞浸潤の主座がある状態である．**毛包炎** folliculitis は毛包内に炎症性細胞の浸潤した疾患であり，感染性と非感染性に分けられる．いずれの部位でもみられ，性差はない．臨床症状は膿疱で紅暈を伴う．

c　皮下脂肪織炎

皮下脂肪織を病変の主座とする炎症性疾患は**皮下脂肪織炎** panniculitis と呼ばれている．胞郭性と小葉性が存在し，両者は混在することが多く，優勢なものを採用し分類される．

1）胞郭性パターン

皮下脂肪織の胞郭を主体に炎症性細胞浸潤がみられるものである．**結節性紅斑** erythema nodosum は，中年〜若年女性に多く，両下肢に多くみられる．臨床症状は，局所性に熱感と圧痛を伴う浸潤性紅斑である．組織学的に，胞郭に炎症性細胞浸潤，線維化がみられる．

2）小葉性パターン

小葉に炎症所見の主体があるものである．典型的なものは，皮膚縫合後に離開したときに生じる脂肪組織の炎症，すなわち**術後脂肪織炎** post-operative acute panniculitis が相当する．

2　腫瘍性疾患

a　上皮性腫瘍

皮膚の上皮性腫瘍は表皮系，汗腺系，毛包系，脂腺系に分けて考えられている．ここでは頻度の高い，代表的な良性・悪性腫瘍を取り上げる．

1）脂漏性角化症 seborrheic keratosis

中高年の体幹・頭頸部に好発する頻度の高い表皮，毛包系良性腫瘍で，手掌，足底，粘膜にはみられない．肉眼的に多くは褐色〜黒色調の隆起病変としてみられる．組織像は多様性があり，一般に過角化を伴う表皮肥厚を示し，基底細胞様細胞と有棘細胞様細胞との増殖からなり，角質囊腫の形成を伴う．基底側にメラニン色素を伴うことが多い．

2）日光角化症 actinic keatosis, ボーエン病 Bowen's disease, 扁平上皮癌 squamous cell carcinoma

日光角化症は，高齢者の日光曝露を高度に受けた露光部（頭頸部，手背など）に発生する表皮系悪性腫瘍である．組織学的には，表皮の基底細胞由来の異型扁平上皮が表皮基底層にみられる．**ボーエン病**は非露光部にも生じ，有棘細胞の胞巣 nest 状増殖からはじまり，全層性に至る．日光角化症が進行して表皮全層を占める状態は，ボーエン病型と呼ばれる．いずれも基底膜を越えて真皮に浸潤することがある．その他，突然真皮浸潤した状態で診断されるものを含めて，**扁平上皮癌**（有棘細胞癌）と呼ぶ（図Ⅲ・12・6）．

3）基底細胞癌 basal cell carcinoma

高齢者の頭頸部に好発し，真皮への浸潤性増殖を示す．線維硬化型などの高リスク亜型以外では，転移は乏しく，生命予後は良好である．肉眼的には辺縁が隆起し，潰瘍形成もみられる．組織学的には，表皮と連続性に小型の基底細胞様細胞が大小の胞巣を形成する．胞巣の辺縁には核

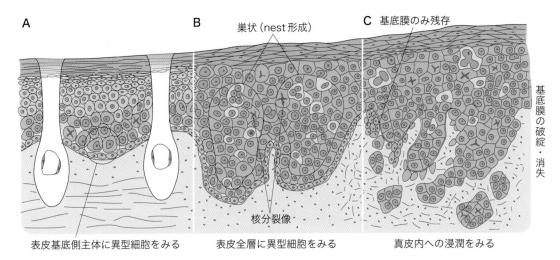

A

B 巣状（nest 形成）

C 基底膜のみ残存

基底膜の破綻・消失

表皮基底側主体に異型細胞をみる

核分裂像

表皮全層に異型細胞をみる

真皮内への浸潤をみる

図Ⅲ・12・6　日光角化症（A），ボーエン病（B），扁平上皮癌（C）

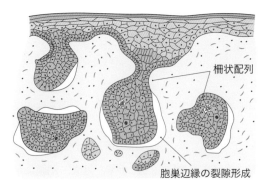

柵状配列

胞巣辺縁の裂隙形成

図Ⅲ・12・7　基底細胞癌

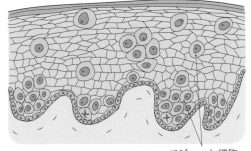

パジェット細胞

図Ⅲ・12・8　パジェット病
パジェット細胞は表皮内に散在し，一部集簇
する．

が縦方向に一列に並ぶ配列を示し，周囲との間にムチン沈着により裂隙が形成される（図Ⅲ・
12・7）．

4）パジェット病 Paget's disease

　乳頭・乳暈に生じる乳房パジェット病と外陰部に生じる乳房外パジェット病がある．前者は乳
癌として取り扱われる．後者は難治性の湿疹様病変としてみられ，表皮の基底側を中心に大型で，
明るい細胞質を有する異型細胞が孤在性（この有り様をパジェット現象という）あるいは小集塊状
にみられる（図Ⅲ・12・8）．

b　色素系（メラノサイト系）腫瘍

1）色素性母斑 melanocytic nevus

　いわゆる「ほくろ」のことで，先天性と後天性がある．色素性母斑のメラノサイトは母斑細胞
nevus cell とも呼ばれ，組織学的にはその存在部位によって境界母斑 junctional nevus（表皮と真

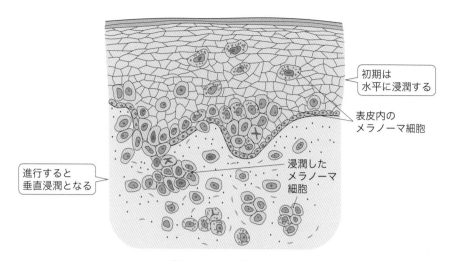

初期は
水平に浸潤する

表皮内の
メラノーマ細胞

浸潤した
メラノーマ
細胞

進行すると
垂直浸潤となる

図Ⅲ・12・9　悪性黒色腫
メラノーマ細胞はメラニンを有し，明瞭な核小体がみられる．

皮の境界部），真皮内母斑 intradermal nevus（真皮内に限局），両者が混在する複合母斑 compound nevus に分類される．真皮内の母斑細胞は表層では胞巣状でメラニン色素を有し，やや大きな円形であるが，深部ではメラニン色素を欠き，胞巣を形成せずに小型化する．これを成熟現象 maturation といい，色素性母斑にあって悪性黒色腫にはない現象であり，両者の鑑別に使用される．

2）悪性黒色腫 malignant melanoma

メラノサイト由来の悪性腫瘍で，予後不良である．皮膚のどの領域にも発生するが，日本人では足底や爪が好発部位である．特徴的な肉眼所見として ABCD ルールが有名で，Asymmetry（左右非対称），Border irregularity（辺縁不整），Color imbalance（まだら状の色調），Diameter greater than 6mm（長径 6mm 以上）を指す．欧米ではこのことは一般人に広く啓蒙されている．組織学的には，異型メラノサイトが表皮内に広がる水平浸潤期（melanoma in situ の状態）から真皮に浸潤する垂直浸潤期に移行する（図Ⅲ・12・9）．病変の厚さが重要な予後因子となる．近年，予後を好転させる分子標的薬と免疫チェックポイント阻害薬による治療が行われている．

c　造血器腫瘍

皮膚悪性リンパ腫が重要で，T 細胞系と B 細胞系がみられる．T 細胞系では**菌状息肉症** mycosls fungoides（MF）が代表的な疾患である．肉眼的には，平坦な紅斑期，扁平浸潤（局面）期を経て腫瘍期に至るが，慢性の経過をとる．組織学的には，早期には真皮上層に慢性炎症性細胞浸潤を背景に，帯状のリンパ球（T 細胞）浸潤がみられる．異型リンパ球は表皮内に侵入する傾向（表皮向性 epiermotropism）がみられる（図Ⅲ・12・10）．これは，ポートリエ（Pautrier）微小膿瘍と呼ばれ，MF の特徴的所見であり，診断の決め手である．

d　軟部腫瘍

皮膚には，線維組織球，脂肪，平滑筋，血管，神経由来の浅在性軟部腫瘍が発生する．代表的なものとして，それぞれ**皮膚線維腫** dermatofibroma，**脂肪腫** lipoma，**平滑筋腫** leiomyoma，小

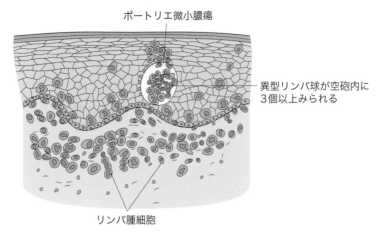

図Ⅲ・12・10 菌状息肉症
真皮には背景として慢性炎症性細胞の浸潤がある．

葉性毛細血管性血管腫 lobular capillary hemangioma（＝化膿性肉芽腫 pyogenic granuloma），神経線維腫 neurofibroma があげられる．

13　全身性疾患

1　高　血　圧

　血圧 blood pressure（BP）は，血液が血管壁，つまり動脈壁を押す圧力のことをいい，［血圧］＝［心拍出量］×［末梢血管抵抗］の式で表される．よって血圧が高くなる（高血圧 hypertension）原因は，血液量全体が多くなって心拍出量が増える場合と，血管内腔が狭くなり末梢血管抵抗が高くなる場合とがある．ポンプのように収縮と拡張を繰り返す心臓は，大量の血液を全身へ運んでおり，収縮期血圧を最高血圧，拡張期血圧を最低血圧として分けることができる．

a　高血圧の定義とわが国の現状

　2018（平成30）年の日本人の死因第1位は，悪性新生物（27.4％）であったが，続く第2位である心疾患（15.3％），第4位の脳血管疾患（7.9％）を「循環器系疾患」としてまとめると23.2％となり，悪性新生物に迫る数字となる．現在，わが国全体における「循環器系疾患」に関する発症登録は未整備のままであることから，真の数値はもっと高い可能性が容易に示唆される．

　実際，高血圧は，わが国で4,300万人という最も患者数の多い全身性疾患，生活習慣病であり，脳卒中（脳出血や脳梗塞），心筋梗塞などの心臓病，そして慢性腎臓病などを含む循環器系疾患に罹患しやすくなることが知られている．よって，個々人の健康の問題だけでなく，国全体の公衆衛生学的，そして社会経済学的な観点からも対策が急務である．

　日本高血圧学会から公表されている最新の血圧分類では，収縮期血圧が140 mmHg以上かつ/または拡張期血圧が90 mmHg以上の高い値が持続している状態を「高血圧」と定義している（表Ⅲ・13・1）．さらに，その高血圧をⅠ度・Ⅱ度・Ⅲ度の三段階に分けることで，治療のガイドラインとして用いられている．なお，正常血圧の基準は，収縮期血圧が120 mmHg未満，かつ拡張期

表Ⅲ・13・1　成人における血圧値の分類（診察室血圧，最新版）

分　類	収縮期（最高）血圧 (mmHg)		拡張期（最低）血圧 (mmHg)
正常血圧	＜120	かつ	＜80
正常高値血圧	120〜129	かつ/または	＜80
高値血圧	130〜139	かつ/または	80〜89
Ⅰ度高血圧	140〜159	かつ/または	90〜99
Ⅱ度高血圧	160〜179	かつ/または	100〜100
Ⅲ度高血圧	≧180	かつ/または	≧110
（孤立性）収縮期高血圧	≧140	かつ	＜90

［日本高血圧学会高血圧治療ガイドライン作成委員会（編）：高血圧治療ガイドライン2019，ライフサイエンス出版，p18，2019より許諾を得て改変して転載］

血圧が 80 mmHg 未満の状態と低く設定されており，収縮期血圧が 120〜139 mmHg，かつ/または拡張期血圧が 80〜89 mmHg の該当者は高血圧予備軍といわれている.

b　高血圧の種類

1）本態性高血圧 essential hypertension

本態性高血圧は，原因不明の高血圧であり，高血圧全体の 95％以上をも占める. 遺伝的因子，塩分過剰摂取，肥満，職業，精神的ストレスなど，さまざまな要因が複雑に関与していると考えられている. 実際，その多くは中年に発症し，数十年に及ぶ長い経過をたどる.

2）二次性（続発性）高血圧 secondary hypertension

一方，高血圧の原因が明らかなものを二次性（続発性）高血圧と呼ぶ. このうち腎実質性（糸球体腎炎や多発性囊胞腎など）と腎血管性（腎動脈狭窄など）を含む腎性高血圧の頻度が最も高い. これは，腎臓が体内の水分量，電解質，血圧などを調節する重要な臓器であることに関係する. 腎血管性高血圧は，粥状動脈硬化などにより腎動脈が狭窄するために引き起こされるものをいう. 腎臓に流入する血液量が減少すると傍糸球体装置からレニンが分泌され，レニン-アンギオテンシン系の作用により血圧が上昇する.

このほかには，内分泌性高血圧が重要である. とくに副腎腫瘍などで過剰分泌されるホルモンが原因となる原発性アルドステロン症（アルドステロン），クッシング（Cushing）症候群（コルチゾール），褐色細胞腫（カテコールアミン）が代表疾患としてあげられる.

c　本態性高血圧の原因

前述した通り，約 4,000 万人もの日本人が本態性高血圧に罹患しているが，その根本的な原因はわかっていない. しかし，遺伝的要因に環境要因が加わり発症すると考えられている.

前者の遺伝的要因を正確に説明することは困難である. 理由として，血縁者同士は類似した生活環境にいるため，遺伝的要因と環境要因を完全に区別できないことなどがあげられる. 遺伝子の変化についても，レニン-アンギオテンシン-アルドステロン系を含め指摘されているものがあるが，いまだ解明されていない.

後者の環境要因には，塩分過剰摂取，肥満，精神的ストレス，喫煙などがあるが，食塩の過剰摂取が最も重要である. 食塩の主成分であるナトリウムの血液中濃度が高くなると，それを薄めようとする働き（浸透圧）が生じるために水分が引き込まれて血液量が増加し，高血圧になると考えられている. わが国の食事に食塩量が多いことはよく知られており，日本人が高血圧になりやすい一因であると考えられている. また，最近では，肥満，とくに内臓肥満も高血圧に関与していることが明らかになってきている. 内臓肥満，高血圧，高血糖，脂質異常症などの症状が一度に複数出る状態をメタボリックシンドローム（内臓脂肪症候群）という.

d　高血圧における血管の変化

高血圧は大型・中型の血管（動脈）と，小型の血管（とくに細動脈）の両方に変化を及ぼす. 大型・中型動脈の変化として最も重要なのは粥状硬化（動脈硬化）である. 粥状硬化は脂質異常症（とくに高脂血症，高 LDL コレステロール血症）や 2 型糖尿病による影響が多いが，高血圧も強く影響する.

一方，小型血管には細動脈硬化 arteriosclerosis，硝子様細動脈硬化 hyaline arteriosclerosis

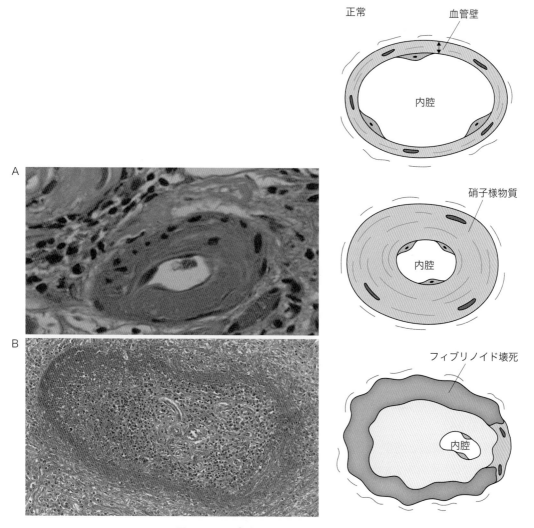

図Ⅲ・13・1　高血圧における動脈硬化
A：硝子様細動脈硬化，B：フィブリノイド壊死

（図Ⅲ・13・1A）が発生する．正常の細動脈では，血管壁は薄く内腔は十分広く保たれている．しかし，硝子様細動脈硬化の血管壁は，ピンク色の硝子様物質（血漿蛋白および細胞外基質）の沈着によって肥厚し，血管内腔が狭小化する．また，血管壁の平滑筋細胞が同心円状に増殖し内腔を狭める増殖性細動脈硬化を示すこともある．進行すると，細動脈壁に**フィブリノイド壊死**（図Ⅲ・13・1B）が高頻度に生じ，血管破綻と出血を起こしやすくなる．臨床的に悪性腎硬化症と呼ばれる状態である．

　高血圧などによる血管内腔の狭小化は末梢血管抵抗の上昇につながり，その結果さらなる高血圧の悪化を招くという悪循環に陥る．

e　高血圧による続発症

　上記の血管変化により，脳，心臓，血管，腎臓，四肢，眼底などを含む，さまざまな臓器に障

害が発生する．それぞれの障害は，高血圧そのものの血管変化によって生じる直接的な障害(高血圧性病変)と，高血圧により悪化する粥状硬化に起因する間接的な障害(粥状硬化性合併症)に分けられる．このうち**脳出血** cerebral hemorrhage はとくに高血圧との直接的な関連が強い．脳の血管，とくに大脳の基底核領域を栄養する動脈は，高血圧によって硝子様細動脈硬化やフィブリノイド壊死が起こりやすく，破れると脳内に出血する．腎臓の細動脈硬化による**腎硬化症** nephrosclerosis も腎不全を招く大きな原因になっている．

2 糖 尿 病

糖尿病 diabetes mellitus は，「インスリン作用不足による慢性的な**高血糖**を主徴とし，種々の特徴的な代謝異常を伴う疾患群である」と定義されており，高血糖の基準値としては，空腹時血糖値≧126 mg/dl，75 g ブドウ糖服用 2 時間後の血糖値≧200 mg/dl 以上，随時血糖≧200 mg/dl 以上，および HbA1c≧6.5%などが臨床的に使われている．

a 正常の糖代謝

正常の糖代謝において，食事中のデンプンやグリコーゲンは，アミラーゼで分解されて**グルコース** glucose(ブドウ糖)になり体内に吸収される．血中のグルコース濃度(血糖)が高くなると，膵ランゲルハンス(Langerhans)島の β 細胞から**インスリン** insulin が分泌される(図Ⅲ·13·2A)．インスリンが骨格筋細胞，心筋細胞，脂肪細胞などの**標的細胞受容体** receptor に結合すると細胞内の情報伝達が活性化され，グルコースは細胞内に取り込まれてエネルギー源となる(図Ⅲ·13·2A)．

b 糖尿病の成因と病型

糖尿病では，インスリンの作用がうまくいかないために，血中グルコース濃度が高い状態(高血糖)が長く続き，血管，眼，腎臓，神経などに重大な病的変化を及ぼす．インスリンの作用の異常には 2 通りある．一つはインスリンの絶対量が不足する場合である(図Ⅲ·13·2B)．もう一つは，インスリン量が十分あっても，インスリンを受け取る細胞がうまく反応できない場合であり，これを**インスリン抵抗性**と呼ぶ(図Ⅲ·13·2C)．インスリン抵抗性の原因としては，受容体の機能異常，受容体数の減少，細胞内情報伝達の異常などがある．

糖尿病は 1 型，2 型，遺伝子異常や他の明らかな原因(副腎皮質ホルモンの過剰投与など)があるもの，妊娠性，の四つに分けられており，とくに 1 型と 2 型糖尿病が重要である． 2017(平成29)年の厚生労働省による調査では，20 歳以上で糖尿病が強く疑われる人は 1,124 万人，糖尿病の可能性を否定できない人は 1,357 万人と推定されている．その合計は 2,481 万人であり，徐々に増え続けている．

1) 1型糖尿病 diabetes mellitus type 1, type 1 diabetes

1 型糖尿病ではランゲルハンス島の β 細胞が有意に減少しており，インスリンの絶対量が足りないために発症する(図Ⅲ·13·2B)． 1 型糖尿病は，遺伝的素因があるところに何らかの環境要因が加わり，自己免疫反応が起こって β 細胞が破壊され発症すると考えられている．白人に比べると，日本人を含むアジア人には少ない．治療にはインスリンが必須であり，**インスリン依存性**

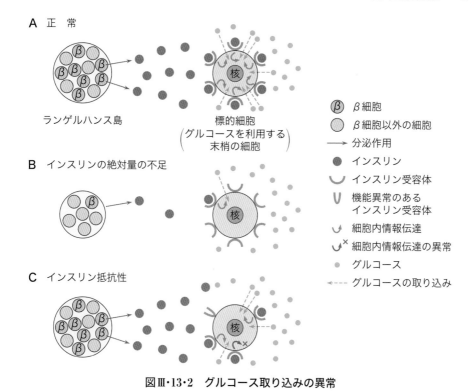

A　正常

ランゲルハンス島　　　　　標的細胞
（グルコースを利用する
末梢の細胞）

B　インスリンの絶対量の不足

C　インスリン抵抗性

ⓑ　β細胞
　　β細胞以外の細胞
→　分泌作用
●　インスリン
〰　インスリン受容体
〰　機能異常のある
　　インスリン受容体
⌒　細胞内情報伝達
⌒✕　細胞内情報伝達の異常
•　グルコース
----→　グルコースの取り込み

図Ⅲ・13・2　グルコース取り込みの異常

の糖尿病である．20歳以下で発症することが多く，体重は正常であることが多い．インスリンによる治療効果が乏しければ，重症となり予後不良である．

2）2型糖尿病　diabetes mellitus type 2, type 2 diabetes

　2型糖尿病は罹患者が非常に多く，一般的に「糖尿病」という場合にはこの2型糖尿病のことを指している．遺伝的素因をもっている人が罹患しやすい．**肥満**を誘発する生活習慣をもつ場合に発症することが多い．1型糖尿病より遺伝性が強く，血縁者に2型糖尿病がしばしばみられる．近年，生活習慣の欧米化に伴い，日本を含むアジアやアフリカでの罹患増加率が高い．通常は中高年から発症する．肥満はインスリン抵抗性を引き起こす最大の要因であり，**メタボリックシンドローム（内臓脂肪症候群）**metabolic syndromeにおいても重要な因子の一つになっている．病状は一般に軽度で，ゆっくりと進行していく．食事療法や運動療法が基本的な治療法であるが，血糖降下薬やインスリンなどの薬剤による加療が必要な場合も多々ある．

　2型糖尿病の病因は複雑であり今なお不明なままであるが，**インスリン抵抗性**（図Ⅲ・13・2C）と**β細胞機能不全**が重なって，引き起こされると考えられている．インスリン抵抗性があって高血糖になる条件がそろったとしても，β細胞が十分なインスリンを分泌することができれば，2型糖尿病の発症を抑制できる．日本人は欧米人より肥満の程度が軽くても2型糖尿病を発症しやすい．これは日本人のインスリン分泌能力がもともと欧米人より有意に低く，β細胞機能不全に陥りやすいことが原因といわれている．

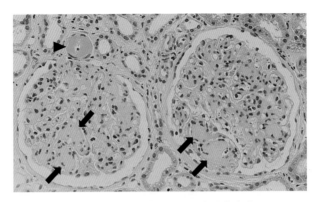

図Ⅲ・13・3　糖尿病による腎糸球体変化
矢印：キンメルスティール・ウィルソン結節
矢頭：硝子様細動脈硬化

c　糖尿病における病理学的変化

　1型，2型糖尿病ともに，血管が病理学的変化の主座である．これは高血糖が続くために血管の蛋白質にグルコースが結合し，化学構造が変化することに端を発するとも考えられている．小型血管が侵されると**糖尿病性網膜症，糖尿病性腎症，糖尿病性神経障害**を合併し（これを細小血管障害という），大型血管が侵されると動脈硬化（粥状硬化）が進行する（これを大血管障害という）．これらの合併症の影響もあり，糖尿病患者の平均死亡時年齢は，健常人の平均寿命より10歳以上短い．

1）糖尿病性網膜症　diabetic retinopathy

　網膜に，血管の一部が拡張してこぶ状になった毛細血管瘤や，新生血管ができる．重篤な場合には，硝子体に出血して失明する．

2）糖尿病性腎症　diabetic nephropathy

　腎臓の糸球体はいわば毛細血管の塊であるので，糖尿病で侵されやすい組織の一つである．基底膜の肥厚やメサンギウム基質の増加が引き起こされ，**糖尿病性糸球体硬化症**になり腎機能が低下する．とくに結節状のメサンギウム基質の増加（キンメルスティール・ウィルソン結節 Kimmelstiel-Wilson nodule）は，糖尿病に特異的な変化（図Ⅲ・13・3）と考えられている．蛋白尿や浮腫，高血圧が発症し，状態が悪化すれば腎不全になり人工透析治療が必要となる．日本人の透析の原因としては，糖尿病性腎症が最も頻度が高く，2017年では全体の約4割を占める．

3）糖尿病性神経障害　diabetic neuropathy

　末梢神経が侵され，知覚障害（触覚低下，痛覚低下）が生じる．また，排便や排尿の障害（自律神経障害）も糖尿病性神経障害に含まれる．

4）動脈硬化（粥状硬化）atherosclerosis

　大型〜中型動脈の動脈硬化/粥状硬化が促進されるため，**心筋梗塞，狭心症，脳梗塞，下肢閉塞性動脈硬化症**になりやすい．とくに心筋梗塞は，糖尿病でない人に比べて有意に発症しやすい．下肢閉塞性動脈硬化症は，大腿動脈などの下肢動脈が動脈硬化によって狭窄または閉塞し，下肢

の血行障害が引き起こされるものである．下肢にしびれ，疼痛，冷感が生し，進行すると足の指に壊疽が起こる．また，一定距離を歩くと下肢に痛みを生ずるため一時休まなければならなくなり，症状が改善したら再び歩きはじめることができる，いわゆる間欠性跛行が認められる．

5）その他

呼吸器系や尿路系などの感染症にかかりやすくなることが知られている．また最近の研究では，糖尿病患者は有意に膵癌などの悪性腫瘍/悪性新生物を発症しやすいこともわかっている．これは，癌の発生・進展に糖代謝異常が強く関連していることを示唆するものである．

3　メタボリックシンドローム（内臓脂肪症候群）

肥満，高脂血症，高血圧，2型糖尿病などの生活習慣病は不適切な食生活，運動不足，喫煙，飲酒，過度のストレスといった生活習慣を起因とする．メタボリックシンドローム metabolic syndrome は，生活習慣病と密接な関連のある疾患単位で，脂質代謝異常，高血圧，耐糖能異常を症候とし，動脈硬化症を背景とする心筋梗塞や脳梗塞などの心血管病を惹起する要因となる．内臓脂肪の蓄積を共通の基盤としていて，脂肪細胞が分泌するアディポサイトカイン（レプチン，アディポネクチンなど）と呼ばれる生理活性物質が生活習慣病の病態に関与し，動脈硬化症や血栓形成を促進する．早期発見と予防が重要で，2008年から国の方針に基づき，職場・地域健診での特定健診・保健指導が実施されている（表Ⅱ・13・2）．

4　リウマチ・膠原病

一般的にリウマチという場合は自己免疫疾患あるいは膠原病の関節リウマチを指す．一方で，リウマチ熱は A 群溶血性連鎖球菌の感染後に生じる全身性の非化膿性疾患であるが，関節，心臓，血管，神経などの結合組織を炎症の場とすることから，膠原病の一つと考えられている．その他の膠原病として，全身性エリテマトーデス（SLE），強皮症，血管炎などがあげられる．

表Ⅲ・13・2　メタボリックシンドロームの診断基準

必須項目	腹囲（ウエスト周囲径）	男性：85 cm 以上　　女性：90 cm 以上 内臓脂肪面積 100 cm^{2}以上に相当 CT スキャンなどで内臓脂肪量を測定することが望ましい
追加項目	脂質代謝異常	中性脂肪 150 mg/dl 以上かつ/または HDL コレステロール 40 mg/dl 未満
	高血圧	収縮期（最高）血圧 130 mmHg 以上かつ/または拡張期（最低）血圧 85 mmHg 以上
	耐糖能異常	空腹時血糖値 110 mg/dl 以上

必須項目＋追加項目三つのうちの二つ以上を満たすことが条件
［メタボリックシンドローム診断基準検討委員会：メタボリックシンドロームの定義と診断基準．日本内科学会雑誌94(4)：191，2005 より許諾を得て転載］

a　関節リウマチ rheumatoid arthritis（RA）

　関節リウマチは多発性関節炎を主徴とする全身性自己免疫疾患であり，関節滑膜の増殖性病変と骨破壊を伴う進行性炎症性疾患である．関節リウマチの臨床症状は，初期には朝の起床時における諸関節のこわばりに加え，対称性の症状として，関節の疼痛，腫脹，発赤などの急性の炎症症状を呈する．慢性化した病変では，関節の破壊に加え，瘢痕化，線維性強直がみられ，人工関節置換術を施されることもある．患者の約8割が女性であり，好発年齢は30〜50歳代である．まれであるが，小児にも発症し**若年性関節リウマチ**といわれる．関節外病変として，外的刺激や圧迫を受けやすい部位での皮下結節，腎病変，血管病変，末梢神経病変，肺病変，眼病変などを合併することがある．また，他の自己免疫疾患を合併することもある．血液検査では，炎症の指標となる CRP 値や赤沈値の亢進やリウマトイド因子（RF），抗シトルリン化ペプチド（CCP）抗体などが認められる．

1）関節病変

　関節病変は滑膜組織の増殖性変化と炎症性肉芽腫性変化が混在している．多層化した滑膜細胞の不規則な絨毛状増殖がみられ，滑膜表層部にはフィブリンの析出，IgG あるいは補体からなる免疫複合体の沈着が認められ，滑液中には多数の好中球が遊走し，免疫複合体の貪食像がみられる．滑膜下組織内に濾胞形成を伴うリンパ球，形質細胞，マクロファージなどの炎症性細胞浸潤が観察される．破骨細胞による骨・軟骨の吸収，破壊に加え，肉芽腫が進展し**リウマトイドパンヌス**（図Ⅲ·13·4）を形成する．また，関節腔内に**リウマトイド結節**（図Ⅲ·13·5）の形成もみられる．なお，このようなリウマトイド結節は肺，脾臓，心臓などの関節外病変にもみられる．

> 　関節リウマチの発症機序は明らかになっていない部分もあり，現在でもその病態の解明が急務である．関節リウマチの発症と宿主の遺伝的要因の一つである HLA（主要組織適合性抗原）のタイプが相関することが知られている．特定の HLA を有した抗原提示細胞が何らかの抗原を T 細胞に提示することが，発症の最初のステップであると考えられている．原因抗原は特定されていないが，ウイルス感染（EB ウイルス，HTLV-1 ウイルス），細菌感染などの感染症と関節リウマチの発症との関係も指摘されている．T 細胞の活性化とともに B 細胞の活性化，形質細胞による自己抗体の産生，免疫複合体を介した病態の悪化に加え，滑膜細胞，マクロファージあるいは樹状細胞からのプロテアーゼの産生，種々のサイトカイン産生（IL-1，TNF-α，IL-6 など）も関節リウマチの病態機序に重要な役割を果たしている．また，さまざまな免疫担当細胞とともに，関節リウマチの進展に中心的な働きをしているのが破骨細胞であり，軟骨および骨破壊を伴う複雑な病態機序に関与している．近年，破骨細胞は滑膜組織および免疫担当細胞と密接な相互作用により制御されていることが判明し，「**骨免疫学：オステオイムノロジー**」という学問領域も発展している．

2）関節外病変

　リウマチの関節外病変として，全身にさまざまな病変が認められる．皮膚病変では刺激を受けやすい部位で**リウマトイド結節**や**リウマチ性環状紅斑**がみられる．腎病変では SLE に類似した糸球体腎炎が観察される．リウマチ性心病変では，心外膜に炎症性病変を起こす．肺病変としては，間質性肺炎に加えて血管病変およびリウマトイド結節を生じることがある．関節リウマチ患者の中には，シェーグレン（Sjögren）症候群様の口腔および眼症状を呈する場合がある．

b　リウマチ熱

　リウマチ熱は **A 群溶血性連鎖球菌**の上気道の感染後 3〜4 週間で生じることが多い．発熱，全

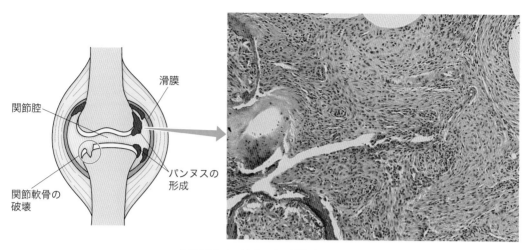

図Ⅲ・13・4　リウマトイドパンヌス

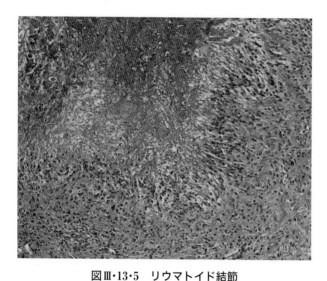

図Ⅲ・13・5　リウマトイド結節
中央部にフィブリノイド壊死巣，その周囲に棚状あるいは
放射状に配列する組織球，単球に由来する類上皮細胞の集
簇（しゅう）がみられ，さらに，周囲に炎症性細胞浸潤を伴う肉芽組織
が取り囲んでいる．

身倦怠感，貧血，関節の腫脹と疼痛，心病変を伴う炎症性疾患といえる．発症に男女差はなく，
5〜15歳の若年者の罹患率が高い．この疾患は細菌感染が直接発症の原因になっているのではな
く，感染をきっかけとしたアレルギー的な機序あるいは自己免疫反応的な機序によって，誘導さ
れるものと考えられている．

　リウマチ熱の主な病変は心臓に現れる．**リウマチ性心筋炎**は間質のフィブリノイド変性と心筋
変性が特徴的で，間質の小血管周囲に肉芽腫［**アショフ（Aschoff）体**］を形成する．さらに，心
筋炎が心内膜に及ぶと**リウマチ性心内膜炎**になる．弁膜に病変が広がることもあり，弁膜の動き

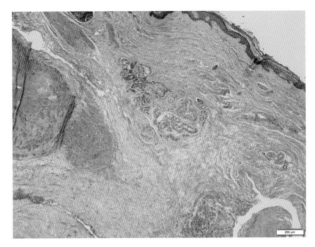

図Ⅲ・13・6　強皮症（HE 染色）
萎縮した皮膚付属器周囲に膠原線維の増生が認められる.

に障害をきたし（弁膜症），循環不全となる．また，心筋の炎症が連続的に心外膜に及ぶと**リウマ
チ性心外膜炎**になり，線維素性の滲出が強くなり，心嚢膜と癒着し，絨毛状心外膜炎へと移行す
る．

c 全身性エリテマトーデス systemic lupus erythematosus（SLE）

　全身性エリテマトーデス（SLE）は，多臓器に病変を伴う難治性の自己免疫疾患で，皮膚の蝶型
紅斑，円状紅斑，光過敏症，口腔内潰瘍，関節炎，胸膜炎，心膜炎，腎障害，中枢神経障害など
多彩な臨床症状を呈し，20 ～ 30 歳代の女性に発症することが多い．二重鎖 DNA やリボ核蛋白
Sm に対する自己抗体が検出される．重篤な病態としては，ループス腎炎が知られ，腎臓の糸球
体に免疫複合体が沈着することによって糸球体係蹄壁が肥厚し，太い針金の輪のように見える
（**ワイヤールー プ病変**）．蛍光抗体法では，係蹄壁，メサンギウム内に IgG，IgM，C1q の沈着が
観察される．SLE の心血管系病変では，**リブマン・サックス（Libman-Sacks）心内膜炎**が知られ，
僧帽弁にフィブリノイド変性による疣贅が観察される．脾臓では，毛筆動脈周囲の線維増生によ
るオニオンスキン（onion-skin）病変が認められる．全身の小～中動脈には，**壊死性血管炎，閉塞
性動脈炎**が発症することがある．また，肝臓では慢性活動性肝炎に類似した組織像を呈する，ル
ポイド肝炎が発症することもある．

d 強皮症 scleroderma

　強皮症は，皮膚のみに硬化が現れる限局性強皮症と，皮膚病変に加え，種々の内臓病変を合併
する全身性強皮症に大別される．全身性強皮症は 30 ～ 50 歳代の女性に好発し，レイノー（Rayn-
aud）現象，皮膚硬化，肺線維症，腎病変，血管病変，心病変，関節炎，逆流性食道炎など，さま
ざまな症状を呈する．レイノー現象が初発症状となることが多く，浮腫期，硬化期，萎縮期へと
慢性の経過をたどる．病因は複雑で十分に解明されていないが，免疫異常，線維化，血管障害が
この疾患の発症に関与していることが知られている．自己抗体として，抗セントロメア抗体，抗
トポイソメラーゼ I（Scl-70）抗体，抗 UIRNP 抗体，抗 RNA ポリメラーゼ抗体などが検出される．

病理組織学的には，初期(浮腫期)には真皮中層から下層にかけての浮腫やリンパ球浸潤が見られ，硬化期では線維化が目立ち，萎縮期では表皮および皮膚付属器の萎縮が観察される(図Ⅲ·13·6)．

e　血　管　炎

　血管壁に生じる炎症性病変であり，臨床的に多彩な症状を呈する．何らかの免疫学的異常が病態の一因に関与しており，膠原病類縁疾患と考えられるものも含んでいる．大動脈とその主要分岐動脈が主に傷害される大型血管炎として，高安動脈炎，巨細胞性動脈炎，内臓動脈とその分岐の中型動脈が主に傷害される中型血管炎として，結節性多発動脈炎 polyarteritis nodosa(PN)，川崎病が知られている．PN は高熱，関節炎，腎障害など多彩な症状を呈し，病理組織学的にはフィブリノイド血管炎の像が観察される．毛細血管などの小血管が傷害される小型血管炎では，大きく ANCA 関連血管炎と免疫複合体性血管炎に分類される．ANCA 関連血管炎として顕微鏡的多発血管炎，多発血管炎性肉芽腫，好酸球性多発血管炎性肉芽腫が知られている．さらに，膠原病に伴う血管病変としては続発性血管炎があり，関節リウマチ，SLE，シェーグレン症候群，ベーチェット(Behçet)病などの症状として観察される．

第 IV 章
病 理 診 断

1　病理診断とは

　病理診断とは病理医が行う医行為であり，生体から採取された細胞や組織から疾患の質，良性悪性の判断，病変の広がりなどを診断し，主治医に報告する．主治医は病理診断の結果に基づいて，治療方針を決定し，予後を判断する．2008 年度から内科や外科と同様に診療科として標榜できるようになり，病理診断科として病院機能の重要な役割の一部を担っている．また，病理診断の中には病理解剖も含まれており，病理医は遺族の承諾と主治医の依頼により実施し，死因の解明や治療効果の判定を行う．

　病理診断を扱う学問領域を病理診断学といい，臨床医学の一分野である．形態学を中心とした基礎医学に広く依拠し，病因，病態の解明を行う医学，医療の発展および実行に必須となる基盤的な医学領域である．

　病理診断には病理解剖に加えて，細胞診断と病理組織診断がある(表IV・1・1)．扱う生体材料が細胞であるのか組織であるのかの違いがあり，その診断までの処理方法やその目的意義も異なるが，どちらも診断の基本は形態学に基づいている．

表IV・1・1　細胞診断と病理組織診断の相違

	細胞診断	病理組織診断
目的	スクリーニング，推定診断	確定診断
材料	液状検体(喀痰，尿，体腔液，胆汁，膵液，脳脊髄液) 擦過(婦人科材料，気管支，胆管，膵管) 穿刺(乳腺，甲状腺，耳下腺，リンパ節，骨・軟部腫瘍)	全身各組織(固形物) 生検や手術により採取される
身体的負担	比較的少ない	比較的大きい
固定	95％エタノール	10〜20％ホルマリン
標本作製	比較的容易	容易ではない
迅速性(診断日数)	1 日	数日〜1 週間
経済性(診療報酬点数)	婦人科：150 点，その他：190 点	860 点

［厚生労働省：令和 2 年度診療報酬改定について，2020 より作成］

2　細胞診断（細胞診）

単に細胞診と呼ばれることが多い．生体組織の一部を細胞として採取し，スライドガラスに塗布，染色して顕微鏡で観察する．子宮頸部癌のスクリーニングのための簡便な検査方法として開発されたが，他の臓器を含めてスクリーニングだけではなく，病変の質的診断を行う形態学的診断法の一つとして幅広く活用されている．通常は**細胞検査士**（検査技師が試験を受けてさらに取得する資格）が，まず細胞診標本を検鏡し，必要に応じて病理医とともに判断あるいは診断を下す．

　細胞診に必要な細胞は外来や病棟で主治医が採取することが多いが，近年では，外来や病棟で細胞検査士が細胞診用の細胞採取に関わることもある（出張細胞診）．これにより，より適切な細胞採取と処理を行うことが可能になる．細胞診は後述する病理組織診断に比べて簡便であるが，その特性をよく理解し，適応と限界を認識する必要がある．

a　細胞診の特徴

　長所：① 検体採取が比較的容易で，侵襲が少ない．
　　　　② 標本作成が比較的安価かつ容易で短時間で検査できる．
　　　　③ 胸水，腹水や尿中に浮遊した細胞の検査に有用である．
　短所：① 胸水，腹水，尿中に浮遊した細胞では変性により診断できないことがある．
　　　　② 細胞単位での観察であり，組織構築や病変の広がりは判断できない．
　　　　③ 組織診断に比べると得られる情報量が少なく，最終診断には向かない．

　このような点から，婦人科検診などの集団検診で得られる検体のスクリーニングに適しており，最終診断のためには，病理組織診断との併用が望ましい．

b　細胞診標本の作製方法

1）採取法

　剝離細胞診：組織から剝離，脱落した細胞を含む喀痰，胸水，腹水，尿，髄液などを採取して行う．尿細胞診には排尿された尿を用いる場合（自然尿）と，カテーテルなどで腎盂，尿管や膀胱から直接に採取される場合（カテ尿）がある．胸水や腹水は針穿刺により，採取された液状検体を用いる．気管支内視鏡の際に，気管支や肺胞を洗浄して行う洗浄細胞診も剝離細胞診に含まれる．

　擦過細胞診：外界に接している粘膜に対して，綿棒やブラシなどで粘膜を擦過して細胞を採取する．コルポスコピーや内視鏡を用いて擦過を行うこともある．子宮頸部，子宮腟部，子宮内膜，気管支や口腔粘膜が対象となる．

　穿刺吸引細胞診：病変部に針を刺して細胞を吸引する方法であり，スライドガラスに穿刺針の内容を吹き出して塗布する．乳腺，甲状腺，肝，膵，リンパ節などの腫瘍性病変の検索に主に用いられる．

　捺印細胞診：切除された組織の割面をスライドガラスに捺印し，剝離した細胞を観察する．切除されたリンパ節や腫瘍組織に対して行う．

2）固定および染色法

　基本は**アルコール固定による湿固定**と**パパニコロウ（Papanicolaou）染色**を用いる（☞図Ⅳ・1・1，328頁）．スライドガラスに細胞を塗布後，ただちに固定液に浸漬して固定する．途中，検

体を乾燥させると細胞が変性し，観察できなくなる．固定液は95％エタノールを用い，30分ほど固定する．遠心分離機により細胞を集めた後，固定することもある．PAS染色や免疫組織化学染色も必要に応じて行われる．パパニコロウ染色では，核はヘマトキシリンにより紫に染色される．細胞質は細胞の種類によって染め分けられる．角化した扁平上皮や扁平上皮の表層細胞はオレンジ色に染色され，角化のない扁平上皮，扁平上皮の深層細胞や腺細胞はライトグリーンに染まる．また，**ギムザ(Giemsa)染色**を行う場合には，スライドガラスに細胞を塗布後，ヘアドライヤー(冷風)などで迅速に乾燥させる乾燥固定法が用いられる．

近年普及しはじめている液状化検体細胞診 liquid-based cytology(LBC)は採取細胞をアルコール系の保存液内に回収し，専用の機器で塗抹標本を作製する方法である．ほぼ自動で行われ，標準化された標本作製が可能である．

いずれの固定法，染色法にせよ，正しい細胞診の判断には適切な検体処理が必須であり，専門的知識と技術，経験を兼ね備えた細胞検査士による標本作成が必要である．

c 細胞診の判断

細胞診は病理組織診断とは異なり，最終診断が目的ではない．細胞診の最も重要な役割は，標本内に悪性細胞が存在するかどうかについて，**陰性，疑陽性，陽性**を判断することと考えられる．この結果により，主治医は次に何を行うべきかを考慮する．疑陽性あるいは陽性の場合は，悪性腫瘍を考え病理組織診断による最終診断を行う．陽性の場合は，推定病変として組織型や分化度を記載するが，あくまで推定であり，最終診断ではない．

実際の細胞診の判断においては，パパニコロウ分類，ベセスダシステムなどが用いられているが，詳細は成書を参照されたい．

3 病理組織診断

病理組織診断では，生体から採取された組織の一部から標本を作製し，検鏡後，形態学的に診断を行う．診断目的で採取される組織もあれば，治療目的で外科的に切除された組織もあり，どちらもその対象となる．病理組織診断は病理医が行う医行為であり，最終病理診断は**病理専門医**によって行われる．大学病院や多くの大規模病院には病理診断を担当する**病院病理部**あるいは**病理診断科**が設置されており，病理専門医が活躍している．

診断に際しては，古典的なホルマリン固定パラフィン切片を用いたヘマトキシリン・エオジン染色を用いるのが基本であるが，必要に応じて多様な特殊な染色を用いることもある．免疫染色や電子顕微鏡あるいはFISH法などの新しい診断技術の導入も進んでいる．施設によっては，パラフィン切片からのPCR法による分子生物学的検索法を用いた**分子病理診断**も行われている．

a 病理組織診断の対象と目的

生体から得られた組織や異物はすべて病理組織診断の対象となる．後述する生検や手術による切除材料，排出物，胎盤なども病理組織診断に供される．**生検** biopsy とは病変部の組織の一部を採取することであり，病変が炎症であるのか腫瘍であるのか，腫瘍であれば良性あるいは悪性の判断を求められる．手術により摘出された組織を検索することにより，病変の広がりや十分に病

変が切除されているかを判定する．悪性腫瘍であれば，腫瘍の進行度，性質，術前に化学療法や放射線療法が行われていればその治療効果も判定する．

　一般的に病理組織診断において，主治医から求められる最も重要なことは，良性，悪性の判断を含む**確定診断**（あるいは**最終診断**）である．

b　病理組織標本の作製法

1）採取法

　生検によって，病変の一部がさまざまな方法で採取される．皮膚などのように病変を直接観察でき，組織の生検が可能な部位もあれば，内視鏡などを用いて採取されることもある．胸腔臓器や腹腔臓器のように，組織を直接採取できない臓器では，侵襲性のある方法が必要な場合もある．

　手術材料とは，治療目的のため外科的に切除された組織を指す．生検組織に比べて大きく，病変の肉眼観察が重要である．通常，すべての切除組織から標本を作製するわけではないため，適切な肉眼観察により適切な部位から標本を作製することが必要であり，これを誤れば正しい病理診断は不可能である．それゆえ，病理組織診断においては標本作成前の**肉眼診断**も非常に重要であり，十分な知識と経験が要求される．胎盤などの分娩に関わる排出組織も，胎内感染などが疑われる場合には手術材料に準じて検索される．

　実際の生検には臓器に応じて，種々の方法がある．**パンチ生検** punch biopsy は最も頻度の高い生検方法で，小型の鉗子を用いて組織の小片を採取する．例としてコルポスコピー下の子宮頸部生検，内視鏡を用いた消化管，気管支，肺や膀胱の生検などがあげられる．**針生検** needle biopsy は穿刺吸引細胞診とほぼ同様の手技である．肝，腎，肺（末梢肺は内視鏡が届かない），骨髄，乳腺などの病変が適応である．前立腺の針生検は直腸粘膜を介して行われる．**試験切除** excisional biopsy では皮下，乳腺，骨・軟部組織，リンパ節などの病変部から生検より大きい組織が切除により採取される．パンチ生検や針生検で到達が困難な部位に病変がある場合や，十分な組織が生検できなかった場合には，開腹，開胸して組織の一部を切除することもある．

　近年，内視鏡などの光学機器を用いた治療目的の組織切除も盛んに行われている．内視鏡下の endoscopic mucosal resection（**EMR**）や endoscopic submucosal dissection（**ESD**）あるいは video-assisted thoracic surgery（**VATS**）などであり，これらの手技により，手術材料ほどではないが，生検よりはるかに大きい消化管粘膜や肺組織が採取される．

2）固定および染色法

　10〜20％の**ホルマリン**による固定が行われる．ホルマリン原液の 15〜20％希釈液であり，ホルムアルデヒドの濃度ではない．適切な免疫染色や遺伝子診断のためには 10％**中性緩衝ホルマリン**の使用が望ましい．良好な組織切片を作成するためには，標本作成の最初の段階である固定が適切に行われる必要がある．組織採取後，ただちに十分量のホルマリン（組織容量の約30倍量）に浸漬し，固定する．誤って（あるいは知識がないため）生理食塩水に入れてしまうことがしばしば起こるが，生理食塩水中では組織の変性が促進されるため避けるべきである．固定後は組織が固くなり，固定瓶，固定容器から組織を取り出しにくくなることがあるので，広口の容器に入れて固定する．これらの容器には，患者のカルテ番号，氏名，採取組織，診療科名，主治医名などが記載されており，組織の取り違えを防いでいる．

　固定時間は生検組織では6〜12時間，手術材料で24〜48時間程度が適当である．長時間の固定は後述する免疫染色や遺伝子診断の妨げになる場合がある．ホルマリンの浸透は組織表面から1〜2cm程度の深さまでにしか及ばないため，大きな組織は固定前に1〜2cmの厚さにスライスすることが望ましい．なお，ホルマリンは毒物・劇物である．その使用・保管・廃棄は法令(安全衛生法)で定められており，厳重な取り扱いが必要である．

　固定後の組織は適切にトリミングされて，パラフィン切片が作成される．切片は染色後に透過光を用いた顕微鏡で観察するために，約5μmの厚みしかない．このように薄い切片を作成するためには組織に適当な硬さが必要であり，パラフィンが使用される．切り出し後の組織片は，パラフィン中に包埋され，ミクロトームと呼ばれる特殊な装置で5μmの切片に薄切される．組織を含む切片はスライドガラスに貼付され，染色が施される．最も頻繁に用いられる染色法は**ヘマトキシリン・エオジン染色(HE染色)**である(図Ⅳ・1・2)．核がヘマトキシリンにより紫に染色され，細胞質はエオジンで淡桃色に染色される．

　その他，必要に応じて多種多様な特殊染色が用いられる．たとえば，細菌を染色するグラム染色，真菌を染色するperiodic acid-Schiff(PAS)染色やグロコット(Grocott)染色，膠原線維を染色するアザン(Azan)染色や弾性線維を染色するエラスチカ・ワンギーソン[Elastica van Gieson(EVG)]染色などがあり，生体成分を特異的に染色することができる．

c　病理組織の判断と報告

　病理組織診断は細胞診とは異なり，組織切片を用いて診断を行う．病変部が細胞ではなく組織として採取されるため，個々の細胞の形態に加えて組織構築(細胞の配列，細胞から構成された組織の構造)の観察も可能である．また，病変部周囲の正常組織も同時に採取されていることが多く，正常組織との比較や周囲組織との位置関係など，より多くの情報を得ることが可能である．細胞診も含めて病理診断では，正常細胞・正常組織との比較において診断がなされる．したがって，正常細胞や正常組織の形態を十分に把握しておくことが重要であり，とくに腫瘍の良性・悪性の判断は，**形態学的尺度＝正常形態からどのくらいかけ離れているか**を判断基準としており，臨床検査項目(たとえば末梢血の白血球数)などのように，数値で示されるような定められた正常値は存在しない．したがって，病理診断には必ず良性・悪性の判断が困難なあいまいな領域がある．

　病理組織診断において必要な情報は，主治医が記載する病理診断の申込書にもれなく記載されていなければならない．性別，年齢，臨床診断，臨床経過はもちろん，組織の採取場所，採取方法，画像診断の結果や鑑別診断，治療の有無と内容などの情報はすべて病理診断に影響を及ぼす．

　また，腫瘍に対する実際の病理組織診断にあたっては，**癌取扱い規約**が各臓器別に定められており，標準的な切り出しの仕方，腫瘍の組織分類，観察すべき項目，報告書の作成の仕方などが詳細に記載されている．なお，腫瘍の組織分類については，WHO分類など世界標準の分類も参考にされる．

　図Ⅳ・1・1および図Ⅳ・1・2に実際の乳癌症例の細胞診と組織像を比較した．

d　術中迅速診断

　手術中に行う病理診断を**術中迅速診断**という．手術前に診断がついていない場合や病変の広がりにより術式を変更する場合，断端確認による追加切除の必要性の判断などが手術中に必要とさ

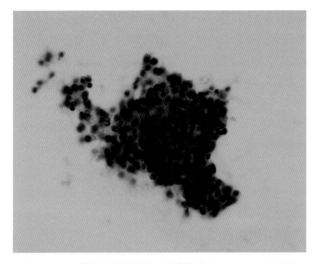

図IV・1・1　乳腺穿刺細胞診の細胞像（パパニコロウ染色）

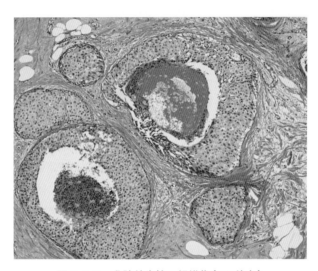

図IV・1・2　乳腺針生検の組織像（HE 染色）

れる際に行われる．精査のための組織材料が十分に採取されているかどうかの判断を求められることもある．通常のホルマリン固定パラフィン切片の作成には2〜3日必要であるが，術中迅速診断は組織を凍結して切片を作成するために，約20分程度で診断が可能である．しかしながら，**凍結切片**はホルマリン固定パラフィン切片と比較すると，標本の質が悪く，その診断には細心の注意が必要である．また，術中診断を依頼する外科医も，その診断の限界を知っておく必要がある．脂肪組織は凍結できず，骨組織は脱灰操作なしでは切片作成ができないため，術中迅速診断の適応ではない．

e　遠隔術中迅速診断

　最近の情報技術の目覚ましい進歩は，病理診断の分野にも応用されている．常勤病理医のいない病院では，非常勤病理医の出張により通常の病理診断を行っているところもある．しかしなが

ら，手術中に行われる術中迅速診断では即座に病理診断を行う必要があり，常勤病理医が不在の病院では原則行えない．このような状況においては，**遠隔診断**が有用であり，診断が必要な施設と病理医の常勤する施設を高度の通信技術で連結し，スライドガラスではなく，送信されたデジタル画像により病理診断を行う．送信側には凍結切片を作成できる設備と切片を作成する検査技師，送信機材が必要であり，受け手側には受信設備があればよい．

　最近では，送信・受信機材として**バーチャルスライド**を利用した**遠隔術中迅速診断**が行われるようになった．バーチャルスライドとは，標本を走査撮影し全体をデジタル画像化したものである．1枚のスライドガラスを走査して，光回線あるいはインターネット回線経由で画像送信するまでの所要時間は約10分程度であり，コンピュータのモニター上で画像を任意のサイズに拡大し観察することが可能である．遠隔術中迅速診断の問題点は通常の迅速診断と同様であるが，遠隔診断の場合はさらに，切片作成前に実際の組織を手に触れて観察することができないため，適切な組織の切り出しや薄切方向について，組織を提出する外科医とのより緊密なコミュニケーションが必要になる．

f　特殊な診断方法

　これまで組織切片を用いたさまざまな補助診断法が開発されてきた．酵素組織化学，免疫組織化学，FISH法に加えて，近年は遺伝子変異の検索などが組織切片から行えるようになり，**分子病理診断**と呼ばれている．

　酵素組織化学は，細胞が有する酵素活性を組織切片上で可視化し局在を観察する方法で，新鮮凍結切片を用いる．最近はあまり利用されることがないが，筋疾患の診断には必須である．ヒルシュスプルング（Hirschsprung）病の診断においては，腸管壁内のアセチルコリンエステラーゼ活性陽性神経線維の分布が診断に有用である．

　免疫組織化学染色（免疫染色）は，組織に発現している抗原を抗体を用いて認識し，組織切片上で局在を観察する方法である（図IV・1・3，図IV・1・4）．通常のホルマリン固定パラフィン切片を用いることが可能で，多数の抗体が市販されている．抗体によって認識される抗原にはウイルスなどの感染性微生物，組織や腫瘍細胞の由来や分化を推定するための抗原や細胞増殖に関わる抗原などがあり，診断に有用である．また近年では，腫瘍細胞が発現する受容体を免疫染色で評価し，治療法選択の判断に用いられる．とくに乳癌における**エストロゲン受容体**（ER）および**プロゲステロン受容体**（PgR）や**Her2受容体**（後述）の発現の免疫染色による検索は治療法の選択においては不可欠である．また，癌の免疫療法の一種である免疫チェックポイント阻害薬の使用に際しても，PD-L1の免疫染色が行われる．保険収載されている分子標的薬を使用するために，免疫染色や遺伝子診断が必要となる場合があり，これらの検査による診断を**コンパニオン診断**という．

　FISH（fluorescence *in situ* hybridization）法は，腫瘍細胞の**染色体転座**，**遺伝子増幅**，欠失などの遺伝子の異常を組織切片上で確認する方法である（図IV・1・5）．目的とする遺伝子配列を含むDNAを蛍光色素で標識し，腫瘍細胞の染色体DNAとハイブリダイズさせることで，遺伝子の異常を検出する．乳癌ではHer2受容体と呼ばれる腫瘍増殖と関連する遺伝子（*HER2*）の増幅がみられることがあり，Her2に対する免疫染色とともに，FISH法による診断を行う．Her2受容体陽性の症例に対しては，**抗Her2受容体抗体**による**抗体療法（分子標的療法）**も治療の選択肢になる．

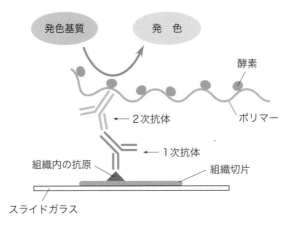

図Ⅳ·1·3　免疫染色の原理

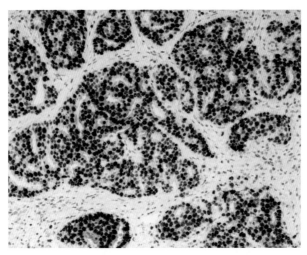

図Ⅳ·1·4　乳癌でのエストロゲン受容体免疫染色
ほぼすべての腫瘍細胞の核に陽性像を認める．

そのほかに軟部腫瘍や造血器腫瘍でよくみられる**融合遺伝子**の検出にも FISH 法が用いられる．
　ホルマリン固定・パラフィン切片あるいは LBC 検体からも DNA などの核酸を抽出することが
可能であり，PCR 法による増幅後にシークエンス解析を行うことがある．とくに，肺の腺癌では
特定の遺伝子変異と臨床病理的事項がよく相関するため，病理組織診断後に遺伝子変異の検索が
治療方針の決定に必要なことがある．たとえば，***EGFR* 変異**のある腺癌は *EGFR* 阻害薬の適応
であり，***ALK* 融合遺伝子**の検出は *ALK* 阻害薬の投与の必要条件である．癌では遺伝子の不安定
性［microsatellite instability（MSI）］が増加しており，MSI 検査もパラフィン切片から可能であ
り，ある種の癌では，免疫チェックポイント阻害薬の適応に MSI 検査が必須である（コンパニオ
ン診断）．近年，次世代シークエンスにより，ホルマリン固定パラフィン切片から一度に多数の癌
遺伝子の検出が可能になり，今後も種々の悪性腫瘍において，特定の遺伝子変異とそれを標的に

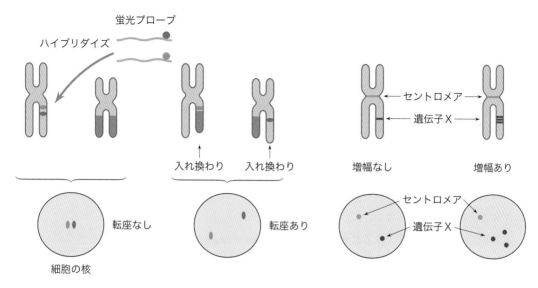

図Ⅳ·1·5　FISH 法による遺伝子転座の検出

した分子標的療法の開発が行われることが予想される．したがって，病理組織材料は形態学的診断だけでなく，遺伝子診断を含む分子病理診断にも活用されるように留意すべきである．

4　病 理 解 剖

　病理解剖(剖検)とは，病死した人について，原因の解明，生前の診断の検証，治療効果の判定のために行われる解剖であり，**死体解剖保存法**に基づいて，**遺族の承諾**を受けた主治医からの依頼で解剖を行う．遺族の承諾が必要のない刑事訴訟法に基づく司法解剖や，食品衛生法および検疫法による行政解剖とは異なる．

　病理解剖は厚生労働省から認可された**死体解剖資格**を有するもの(通常は病理医)が行う．病理解剖においては，まず承諾書の有無を確認し，解剖の範囲(全身解剖か局所解剖か，あるいは特定の臓器のみの解剖か)，遺体の返却時間を確認する．承諾書なしに病理解剖を行えば，死体損壊罪に問われることがある．その後，主治医から臨床経過，死因に対する考察や解剖に際しての希望事項を聴取する．この際，臨床検査や画像診断などの諸情報も聞いておき，解剖時に特殊な検索(電子顕微鏡や新鮮凍結切片の材料，あるいは細菌培養など，ホルマリン固定された組織では検索ができないもの)が必要になるかどうかを判断する．

　通常，主治医あるいは症例の説明ができる医師が病理解剖に立ち会い，解剖中にも病理医の質問に答えられる体制がとられる．病理医は口頭で解剖所見を述べ，所定の解剖記録には主治医が記録する．胸水，腹水などの体腔液は容量が測定され，取り出した臓器は重量測定，大きさの測定などを行った後，写真撮影による記録がなされる．適切に割を入れた割面も撮影される．以前はフィルムカメラによる撮影であったが，現在はほとんどの施設でデジタルカメラが用いられ，長期保存が容易になった．

　各臓器の肉眼所見を記述後，肉眼所見のまとめとしてわかる範囲で主病変，副病変，死因について判断し，主治医に報告する．主治医はこの報告で遺族に説明を行うが，これは最終報告ではない．臓器はホルマリン溶液に浸漬し，その後に組織切片が作成され顕微鏡による診断がなされる．この時点で肉眼所見と合わせて，最終病理診断報告書が完成し，正式に主治医に報告される．また，同時に病理医と主治医による **clinico-pathological conference(CPC)** が開催されて症例の検討が行われる．病理解剖後の CPC は症例の病態，死因，手術後の状態や治療効果などを知る最後の機会であり，医療機関においては非常に重要なカンファレンスの一つであり，医学生の教育，研修医の卒後教育や医療従事者の生涯教育にもおおいに役立つ．また，病理解剖によって全身臓器の肉眼所見および組織所見を観察でき，病理医にとっても遺体から人体の構造をあらためて学ぶきわめて貴重な機会となる．

　病理解剖前に CT 検査による **死後画像診断** autopsy imaging(AI)が行われることもあり，また病理解剖の承諾が得られない際に AI を行って死因解明に役立てることもある．

索　引

*主要掲載頁は**太字**で示した. 斜体は画像・イラスト掲載頁.

和文索引

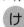

欧文索引

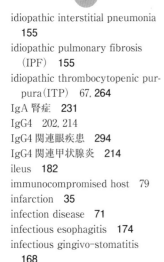

わかりやすい病理学（改訂第7版）

1989 年 4 月10日	第 1 版第 1 刷発行	監修者 恒吉正澄
2008 年12月20日	第 5 版第 1 刷発行	編集者 小田義直，相島慎一
2016 年 3 月31日	第 6 版第 1 刷発行	発行者 小立健太
2020 年 2 月10日	第 6 版第 5 刷発行	発行所 株式会社 南 江 堂
2021 年 3 月10日	第 7 版第 1 刷発行	〒113-8410 東京都文京区本郷三丁目42番 6 号
2023 年 3 月10日	第 7 版第 2 刷発行	☎（出版）03-3811-7236（営業）03-3811-7239

ホームページ　https://www.nankodo.co.jp/
印刷 三報社印刷／製本 ブックアート
装丁　野村里香（node）

Core Text of Pathology
© Nankodo Co., Ltd., 2021

定価は表紙に表示してあります.
落丁・乱丁の場合はお取り替えいたします.
ご意見・お問い合わせはホームページまでお寄せください.

Printed and Bound in Japan
ISBN978-4-524-22654-2